U0308385

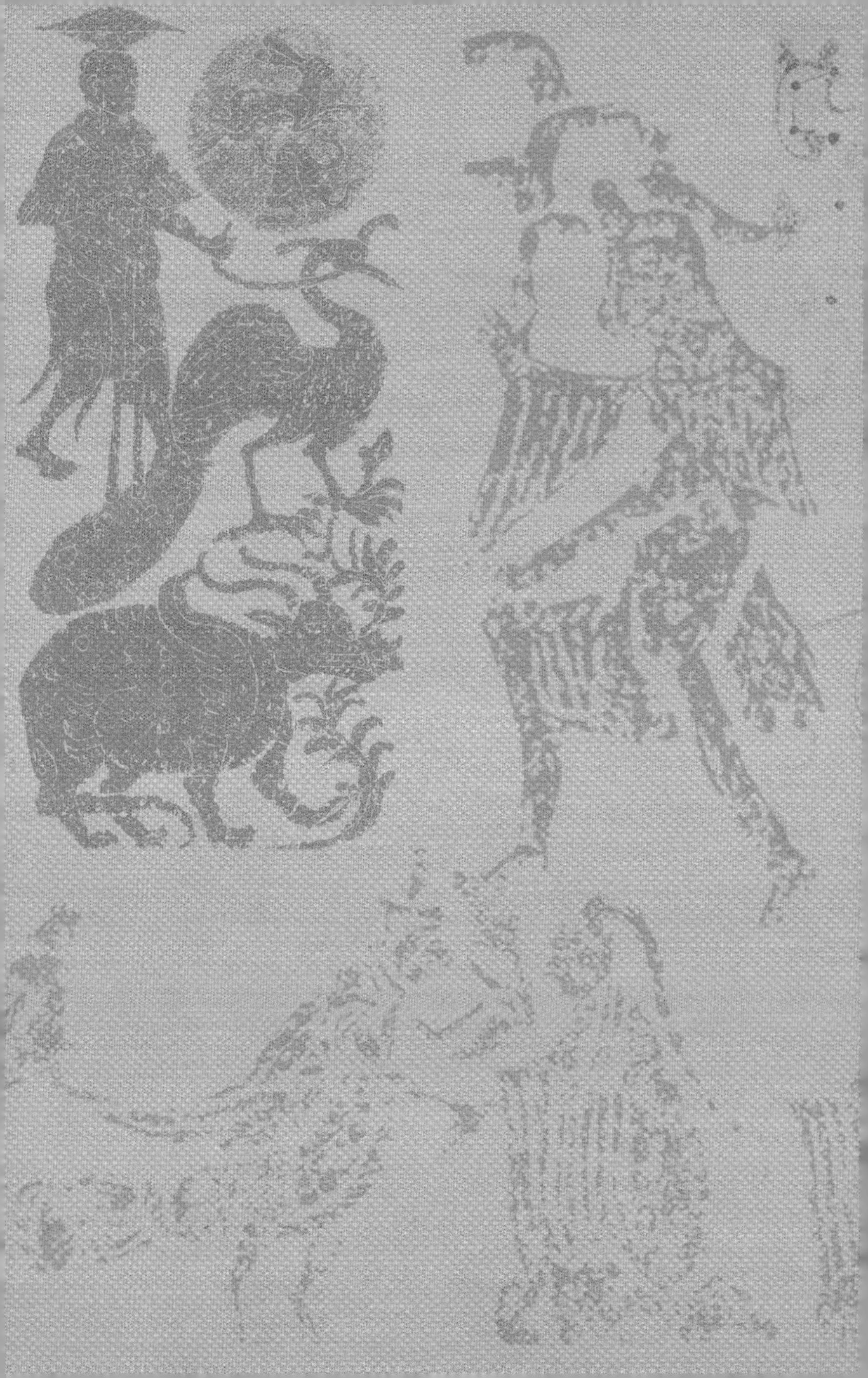

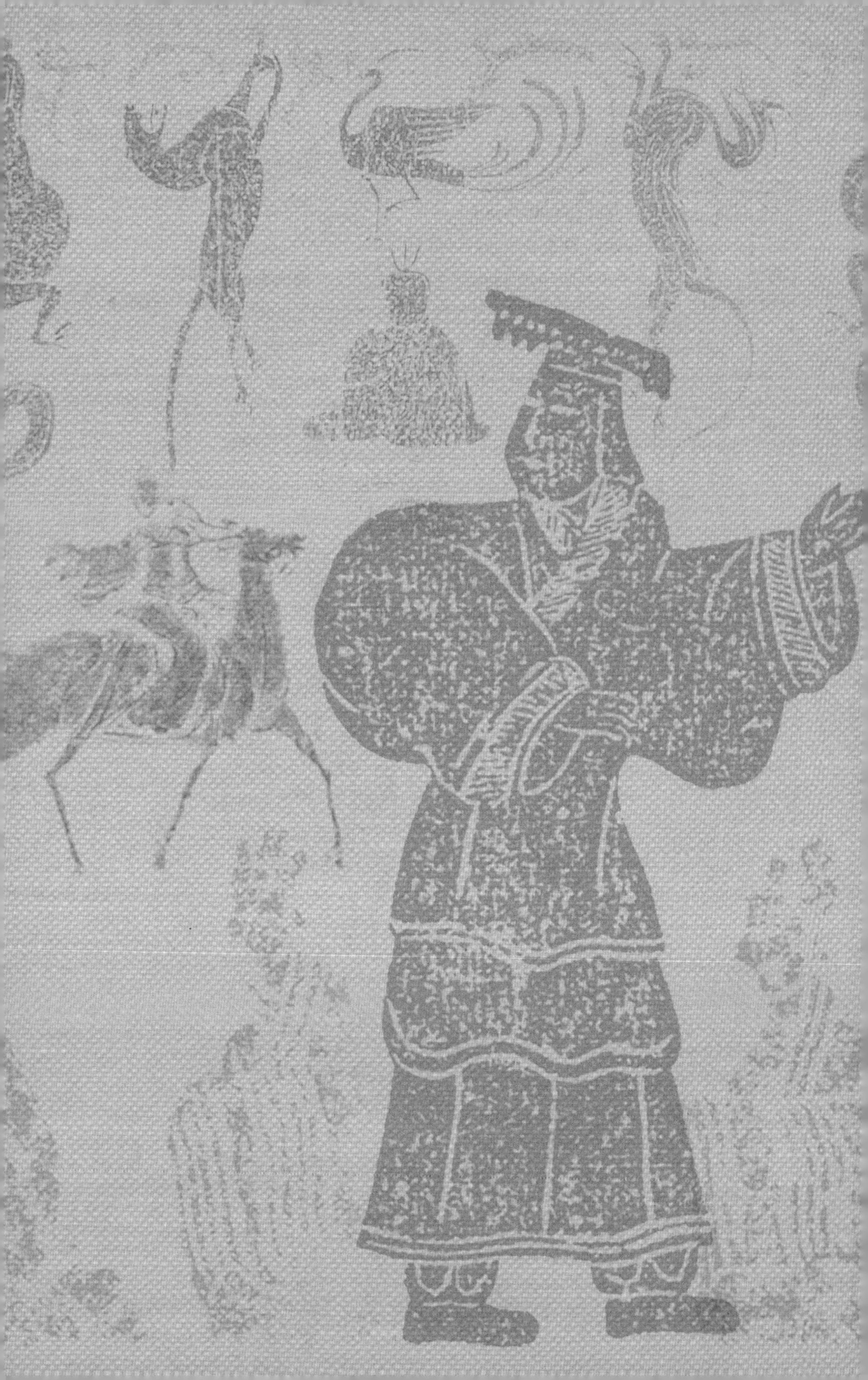

中国古医籍整理丛书

疮疡经验全书

原题宋·窦汉卿　辑著
明·窦梦麟　增辑
任玉兰　王一童　孙天晓
陈芷涵　何永刚　谢　晋　校注

全国百佳图书出版单位
中国中医药出版社
·北　京·

图书在版编目（CIP）数据

疮疡经验全书/(宋)窦汉卿辑著；任玉兰等校注．—
北京：中国中医药出版社，2021.9(2024.9重印)
(中国古医籍整理丛书)
ISBN 978-7-5132-7001-4

Ⅰ.①疮…　Ⅱ.①窦…　②任…　Ⅲ.①疮疡诊法
Ⅳ.①R26

中国版本图书馆CIP数据核字（2021）第101383号

中国中医药出版社出版
北京经济技术开发区科创十三街31号院二区8号楼
邮政编码　100176
传真　010-64405721
北京盛通印刷股份有限公司印刷
各地新华书店经销

开本 710×1000　1/16　印张 31.25　字数 349 千字
2021年9月第1版　2024年9月第2次印刷
书号　ISBN 978-7-5132-7001-4

定价　98.00元
网址　www.cptcm.com

服务热线　010-64405720
购书热线　010-89535836
维权打假　010-64405753

微信服务号　zgzyycbs
微商城网址　https://kdt.im/LIdUGr
官方微博　http://e.weibo.com/cptcm
天猫旗舰店网址　https://zgzyycbs.tmall.com

如有印装质量问题请与本社出版部联系（010-64405510）

国家中医药管理局
中医药古籍保护与利用能力建设项目
组织工作委员会

主　任　委　员　王国强

副主任委员　王志勇　李大宁

执行主任委员　曹洪欣　苏钢强　王国辰　欧阳兵

执行副主任委员　李　昱　武　东　李秀明　张成博

委　　员

各省市项目组分管领导和主要专家

（山东省）武继彪　欧阳兵　张成博　贾青顺

（江苏省）吴勉华　周仲瑛　段金廒　胡　烈

（上海市）张怀琼　季　光　严世芸　段逸山

（福建省）阮诗玮　陈立典　李灿东　纪立金

（浙江省）徐伟伟　范永升　柴可群　盛增秀

（陕西省）黄立勋　呼　燕　魏少阳　苏荣彪

（河南省）夏祖昌　刘文第　韩新峰　许敬生

（辽宁省）杨关林　康廷国　石　岩　李德新

（四川省）杨殿兴　梁繁荣　余曙光　张　毅

各项目组负责人

王振国（山东省）　王旭东（江苏省）　张如青（上海市）

李灿东（福建省）　陈勇毅（浙江省）　焦振廉（陕西省）

蔡永敏（河南省）　鞠宝兆（辽宁省）　和中浚（四川省）

项目专家组

顾　问　马继兴　张灿玾　李经纬

组　长　余瀛鳌

成　员　李致忠　钱超尘　段逸山　严世芸　鲁兆麟
郑金生　林端宜　欧阳兵　高文柱　柳长华
王振国　王旭东　崔　蒙　严季澜　黄龙祥
陈勇毅　张志清

项目办公室（组织工作委员会办公室）

主　任　王振国　王思成

副主任　王振宇　刘群峰　陈榕虎　杨振宁　朱毓梅
刘更生　华中健

成　员　陈丽娜　邱　岳　王　庆　王　鹏　王春燕
郭瑞华　宋咏梅　周　扬　范　磊　张永泰
罗海鹰　王　爽　王　捷　贺晓路　熊智波

秘　书　张丰聪

前言

中医药古籍是传承中华优秀文化的重要载体，也是中医学传承数千年的知识宝库，凝聚着中华民族特有的精神价值、思维方法、生命理论和医疗经验，不仅对于传承中医学术具有重要的历史价值，更是现代中医药科技创新和学术进步的源头和根基。保护和利用好中医药古籍，是弘扬中国优秀传统文化、传承中医学术的必由之路，事关中医药事业发展全局。

1949 年以来，在政府的大力支持和推动下，开展了系统的中医药古籍整理研究。1958 年，国务院科学规划委员会古籍整理出版规划小组在北京成立，负责指导全国的古籍整理出版工作。1982 年，国务院古籍整理出版规划小组召开全国古籍整理出版规划会议，制定了《古籍整理出版规划（1982—1990）》，卫生部先后下达了两批 200 余种中医古籍整理任务，掀起了中医古籍整理研究的新高潮，对中医文化与学术的弘扬、传承和发展，发挥了极其重要的作用，产生了不可估量的深远影响。

2007 年《国务院办公厅关于进一步加强古籍保护工作的意见》明确提出进一步加强古籍整理、出版和研究利用，以及

“保护为主、抢救第一、合理利用、加强管理”的方针。2009年《国务院关于扶持和促进中医药事业发展的若干意见》指出，要“开展中医药古籍普查登记，建立综合信息数据库和珍贵古籍名录，加强整理、出版、研究和利用”。《中医药创新发展规划纲要（2006—2020）》强调继承与创新并重，推动中医药传承与创新发展。

2003～2010年，国家财政多次立项支持中国中医科学院开展针对性中医药古籍抢救保护工作，在中国中医科学院图书馆设立全国唯 一的行业古籍保护中心，影印抢救濒危珍本、孤本中医古籍1640余种；整理发布《中国中医古籍总目》；遴选351种孤本收入《中医古籍孤本大全》影印出版；开展了海外中医古籍目录调研和孤本回归工作，收集了11个国家和2个地区137个图书馆的240余种书目，基本摸清流失海外的中医古籍现状，确定国内失传的中医药古籍共有220种，复制出版海外所藏中医药古籍133种。2010年，国家财政部、国家中医药管理局设立“中医药古籍保护与利用能力建设项目”，资助整理400余种中医药古籍，并着眼于加强中医药古籍保护和研究机构建设，培养中医古籍整理研究的后备人才，全面提高中医药古籍保护与利用能力。

在此，国家中医药管理局成立了中医药古籍保护和利用专家组和项目办公室，专家组负责项目指导、咨询、质量把关，项目办公室负责实施过程的统筹协调。专家组成员对古籍整理研究具有丰富的经验，有的专家从事古籍整理研究长达70余年，深知中医药古籍整理研究的重要性、艰巨性与复杂性，履行职责认真务实。专家组从书目确定、版本选择、点校、注释等各方面，为项目实施提供了强有力的专业指导。老一辈专家的学术水平和智慧，是项目成功的重要保证。项目承担单位山东中医药大学、南京中医药大学、上海中医药大学、福建中医药大学、浙江省中医药研究院、陕西省中医药研究院、河南省中医药研究院、辽宁中医药大学、成都中医药大学及所在省市中医药管理部门精心组织，充分发挥区域间互补协作的优势，并得到承担项目出版工作的中国中医药出版社大力配合，全面推进中医药古籍保护与利用网络体系的构建和人才队伍建设，使一批有志于中医学术传承与古籍整理工作的人才凝聚在一起，研究队伍日益壮大，研究水平不断提高。

本着“抢救、保护、发掘、利用”的理念，该项目重点选择近60年未曾出版的重要古医籍，综合考虑所选古籍的保护价值、学术价值和实用价值。400余种中医药古籍涵盖了医经、基础理论、诊法、伤寒金匮、温病、本草、方书、内科、外科、女科、儿科、伤科、眼科、咽喉口齿、针灸推拿、养生、医案医话医论、医史、临证综合等门类，跨越唐、宋、金元、明以迄清末。全部古籍均按照项目办公室组织完成的行业标准《中医古籍整理规范》及《中医药古籍整理细则》进行整理校注，绝大多数中医药古籍是第一次校注出版，一批孤本、稿本、抄本更是首次整理面世。对一些重要学术问题的研究成果，则集中收录于各书的“校注说明”或“校注后记”中。

“既出书又出人”是本项目追求的目标。近年来，中医药古籍整理工作形势严峻，老一辈逐渐退出，新一代普遍存在整理研究古籍的经验不足、专业思想不坚定等问题，使中医古籍整理面临人才流失严重、青黄不接的局面。通过本项目实施，搭建平台，完善机制，培养队伍，提升能力，经过近5年的建设，锻炼了一批优秀人才，老中青三代齐聚一堂，有效地稳定了研究队伍，为中医药古籍整理工作的开展和中医文化与学术的传承提供必备的知识和人才储备。

本项目的实施与《中国古医籍整理丛书》的出版，对于加强中医药古籍文献研究队伍建设、建立古籍研究平台，提高古籍整理水平均具有积极的推动作用，对弘扬我国优秀传统文化，推进中医药继承创新，进一步发挥中医药服务民众的养生保健与防病治病作用将产生深远影响。

第九届、第十届全国人大常委会副委员长许嘉璐先生，国家卫生计生委副主任、国家中医药管理局局长、中华中医药学会会长王国强先生，我国著名医史文献专家、中国中医科学院马继兴先生在百忙之中为丛书作序，我们深表敬意和感谢。

由于参与校注整理工作的人员较多，水平不一，诸多方面尚未臻完善，希望专家、读者不吝赐教。

国家中医药管理局中医药古籍保护与利用能力建设项目办公室

二〇一四年十二月

许 序

“中医”之名立，迄今不逾百年，所以冠以“中”字者，以别于“洋”与“西”也。慎思之，明辨之，斯名之出，无奈耳，或亦时人不甘泯没而特标其犹在之举也。

前此，祖传医术（今世方称为“学”）绵延数千载，救民无数；华夏屡遭时疫，皆仰之以度困厄。中华民族之未如印第安遭染殖民者所携疾病而族灭者，中医之功也。

医兴则国兴，国强则医强。百年运衰，岂但国土肢解，五千年文明亦不得全，非遭泯灭，即蒙冤扭曲。西方医学以其捷便速效，始则为传教之利器，继则以“科学”之冕畅行于中华。中医虽为内外所夹击，斥之为蒙昧，为伪医，然四亿同胞衣食不保，得获西医之益者甚寡，中医犹为人民之所赖。虽然，中国医学日益陵替，乃不可免，势使之然也。呜呼！覆巢之下安有完卵？

嗣后，国家新生，中医旋即得以重振，与西医并举，探寻结合之路。今也，中华诸多文化，自民俗、礼仪、工艺、戏曲、历史、文学，以至伦理、信仰，皆渐复起，中国医学之兴乃属必然。

迄今中医犹为国家医疗系统之辅，城市尤甚。何哉？盖一则西医赖声、光、电技术而于20世纪发展极速，中医则难见其进。二则国人惊羡西医之“立竿见影”，遂以为其事事胜于中医。然西医已自觉将入绝境：其若干医法正负效应相若，甚或负远逾于正；研究医理者，渐知人乃一整体，心、身非如中世纪所认定为二对立物，且人体亦非宇宙之中心，仅为其一小单位，与宇宙万象万物息息相关。认识至此，其已向中国医学之理念“靠拢”矣，虽彼未必知中国医学何如也。唯其不知中国医理何如，纯由其实践而有所悟，益以证中国之认识人体不为伪，亦不为玄虚。然国人知此趋向者，几人？

国医欲再现宋明清高峰，成国中主流医学，则一须继承，一须创新。继承则必深研原典，激清汰浊，复吸纳西医及我藏、蒙、维、回、苗、彝诸民族医术之精华；创新之道，在于今之科技，既用其器，亦参照其道，反思己之医理，审问之，笃行之，深化之，普及之，于普及中认知人体及环境古今之异，以建成当代国医理论。欲达于斯境，或需百年欤？予恐西医既已醒悟，若加力吸收中医精粹，促中医西医深度结合，形成21世纪之新医学，届时“制高点”将在何方？国人于此转折之机，能不忧虑而奋力乎？

予所谓深研之原典，非指一二习见之书、千古权威之作；就医界整体言之，所传所承自应为医籍之全部。盖后世名医所著，乃其秉诸前人所述，总结终生行医用药经验所得，自当已成今世、后世之要籍。

盛世修典，信然。盖典籍得修，方可言传言承。虽前此50余载已启医籍整理、出版之役，惜旋即中辍。阅20载再兴整理、出版之潮，世所罕见之要籍千余部陆续问世，洋洋大观。

今复有“中医药古籍保护与利用能力建设”之工程，集九省市专家，历经五载，董理出版自唐迄清医籍，都400余种，凡中医之基础医理、伤寒、温病及各科诊治、医案医话、推拿本草，俱涵盖之。

嘻！璐既知此，能不胜其悦乎？汇集刻印医籍，自古有之，然孰与今世之盛且精也！自今而后，中国医家及患者，得览斯典，当于前人益敬而畏之矣。中华民族之屡经灾难而益蕃，乃至未来之永续，端赖之也，自今以往岂可不后出转精乎？典籍既蜂出矣，余则有望于来者。

谨序。

第九届、十届全国人大常委会副委员长

许嘉璐

二〇一四年冬

王 序

中医学是中华民族在长期生产生活实践中，在与疾病作斗争中逐步形成并不断丰富发展的医学科学，是中国古代科学的瑰宝，为中华民族的繁衍昌盛作出了巨大贡献，对世界文明进步产生了积极影响。时至今日，中医学作为我国医学的特色和重要医药卫生资源，与西医学相互补充、相互促进、协调发展，共同担负着维护和促进人民健康的任务，已成为我国医药卫生事业的重要特征和显著优势。

中医药古籍在存世的中华古籍中占有相当重要的比重，不仅是中医学术传承数千年最为重要的知识载体，也是中医为中华民族繁衍昌盛发挥重要作用的历史见证。中医药典籍不仅承载着中医的学术经验，而且蕴含着中华民族优秀的思想文化，凝聚着中华民族的聪明智慧，是祖先留给我们的宝贵物质财富和精神财富。加强对中医药古籍的保护与利用，既是中医学发展的需要，也是传承中华文化的迫切要求，更是历史赋予我们的责任。

2010年，国家中医药管理局启动了中医药古籍保护与利用能力建设项目。这既是传承中医药的重要工程，也是弘扬优秀民族文化的重要举措，不仅能够全面推进中医药的有效继承和创新发展，为维护人民健康作出贡献，也能够彰显中华民族的璀璨文化，为实现中华民族伟大复兴的中国梦作出贡献。

相信这项工作一定能造福当今，嘉惠后世，福泽绵长。

国家卫生和计划生育委员会副主任

国家中医药管理局局长

中华中医药学会会长

王国强

二〇一四年十二月

马 序

新中国成立以来，党和国家高度重视中医药事业发展，重视古籍的保护、整理和研究工作。自1958年始，国务院先后成立了三届古籍整理出版规划小组，分别由齐燕铭、李一氓、匡亚明担任组长，主持制定了《整理和出版古籍十年规划(1962—1972)》《古籍整理出版规划（1982—1990)》《中国古籍整理出版十年规划和“八五”计划（1991—2000)》等，而第三次规划中医药古籍整理即纳入其中。1982年9月，卫生部下发《1982—1990年中医古籍整理出版规划》，1983年1月，中医古籍整理出版办公室正式成立，保证了中医古籍整理出版规划的实施。2002年2月，《国家古籍整理出版“十五”(2001—2005）重点规划》经新闻出版署和全国古籍整理出版规划领导小组批准，颁布实施。其后，又陆续制定了国家古籍整理出版“十一五”和“十二五”重点规划。国家财政多次立项支持中国中医科学院开展针对性中医药古籍抢救保护工作，文化部在中国中医科学院图书馆专门设立全国唯一的行业古籍保护中心，国家先后投入中医药古籍保护专项经费超过3000万元，影印抢救濒危珍、善、孤本中医古籍1640余种，开展了海外中医古籍目录调研和孤本回归工作。2010年，国家财政部、国家中医药管理局安排国家公共卫生专项资金，设立了“中医药古籍保护与利用能力建设项目”，这是继1982～1986年第一批、第二批重要中医药古籍整理之后的又一次大规模古籍整理工程，重点整理新中国成立后未曾出版的重要古籍，目标是形成并普及规范的通行本、传世本。

为保证项目的顺利实施，项目组特别成立了专家组，承担咨询和技术指导，以及古籍出版之前的审定工作。专家组中的许多成员虽逾古稀之年，但老骥伏枥，孜孜不倦，不仅对项目进行宏观指导和质量把关，更重要的是通过古籍整理，以老带新，言传身教，培养一批中医药古籍整理研究的后备人才，促进了中医药古籍保护和研究机构建设，全面提升了我国中医药古籍保护与利用能力。

作为项目组顾问之一，我深感中医药古籍保护、抢救与整理工作的重要性和紧迫性，也深知传承中医药古籍整理经验任重而道远。令人欣慰的是，在项目实施过程中，我看到了老中青三代的紧密衔接，看到了大家的坚持和努力，看到了年轻一代的成长。相信中医药古籍整理工作的将来会越来越好，中医药学的发展会越来越好。

欣喜之余，以是为序。

中国中医科学院研究员

马继兴

二〇一四年十二月

校注说明

《疮疡经验全书》，原题宋代窦汉卿辑著，实为明代窦梦麟据家传本增辑而成。初刊时十二卷，重刊时增辑为十三卷，后又合编为六卷。窦梦麟，字伯生，号仲泉，窦燕山之十七世孙，江苏锡山（今江苏无锡）人，生活于明正德、隆庆年间，曾为冠带医士。

《疮疡经验全书》初刊于明隆庆三年（1569），据本书序跋和《锡山窦氏宗谱》所言，系窦梦麟据“先太师所著外科全书”之“家藏善本”，“补其缺略”“正其讹舛”而成。是书卷一至卷七当为窦氏家传藏本内容，采用“绘形成图，因症立方”形式，按发病部位及类别逐一阐述外科诸疮疡病证的证治，共816条，其中：卷一述咽喉口舌诸疮之图、论、方；卷二述头面痈疽之图、论、方；卷三述胸腹腰肋痈疽之图、论、方；卷四述手臂和背脊痈疽疔疮之图、论、方；卷五述肩背和臀腿痈疽之图、论、方；卷六述腿膝足痈疽瘤之图、论、方；卷七述大麻风毒、眉疳疮、鼻痔之图、论、方。卷八至卷十二为辑编内容，其中：卷八述小儿痘疮形症与治法，内容多抄录自明代魏直之《博爱心鉴》；卷九为外治诸法及汤散膏丹辑编；卷十为药物修治、脉法、五脏图说及决生死法等，内容多抄录自《华佗先生玄门脉诀内照图》；卷十一、十二列怪症、杂症验方及医案。清康熙五十六年（1717）浩然楼刻本在十二卷之后又增录明代陈司成之《霉疮秘录》，合为十三卷，流传甚广；后又有浩然阁刻本、同文堂刻本、崇顺堂刻本等将十三卷本合编为六卷本刊行。

本书内容丰富，所载内容除外科疮疡病症外，尚论述口齿咽喉、儿科痘疮等病症，并涉及诊断学及内景解剖等内容。全书对病症诊治的诠释大部分采用“图说”形式，即先绘出病症图例，再配以文字解说，对所论病症的病因病机、症状特点、治疗方药及预后均有所论述，具有图文并茂，简明扼要，切合临床的特点，对后世中医外科的发展产生了较大影响。

是书流传广泛，现存版本有29种。十二卷本有明隆庆三年（1569）三衢大西堂刻本；十三卷本有清康熙五十六年（1756）浩然楼刻本、乾隆十五年（1750）五云楼刻本、清同治元年（1862）经元堂刻本等；六卷本有清乾隆己未年（1739）蔚文堂刻本、清乾隆丁亥年（1767）养元堂刻本等。此次点校以明隆庆三年（1569）三衢大西堂刻本（亦称“五桂堂本”）为底本，以清康熙五十六年（1717）浩然楼刻本（简称“浩本”）为主校本，以清乾隆四年（1739）蔚文堂刻本（简称“蔚本”）为参校本，以国家图书馆藏明刻本《补要小儿痘疹方论别集博爱心鉴》《新刊华佗先生玄门脉诀内照图》及明崇祯刻本《霉疮秘录》为他校本。旁校则以《疡医大全》《疡科荟萃》《改良外科图说》等通行本为主。

现将校勘整理的有关问题说明如下：

1. 凡底本中的繁体字，均改为规范简化字。为适应横排版的需要，原书表示文字前后之“左”“右”改为“上”“下”；原书图表中文字改为自左向右排版。

2. 采用现代标点方法，对原书进行标点。

3. 凡底本中俗写字、异体字、古今字均以现行规范字律齐，不出校。如“煆”与“煅”，“徵”与“微”，“煖”与“暖”，“栢”与“柏”，“已”与“以”，“藏府”与“脏腑”，

“觔”与“斤”，“柤”与“渣”，“甦”与“苏”。

4. 凡底本中明显误字，予以径改，不出校。如“炙”作“灸”，“已”作“巳”等。若底本与校本互异，义均可通，底本义胜者，一律不出校记。凡底本与校本互异，义均可通，校本义胜者，则出异文校记。凡底本与校本互异，难以判定何者义胜，不改底本并出校记。

5. 凡底本中名称不统一者，均以通行称谓律齐，不出校。如“敷药”“付药”“傅药”统一作“敷药”，“班疹”“斑痧”统一作“斑疹”，“舌胎”“舌苔”统一作“舌苔”。

6. 凡底本中药名与现通行名称不一者，均依现通行名称律齐，不出校。如“射香”改作“麝香”，“山查”改作“山楂”，“白芨”改作“白及”，“班猫”改作“斑蝥”，“朋砂”改作“硼砂”，“礬”改作“矾”，“兜苓”改作“兜铃”。通假字一律保留，并于首见处出注说明。

7. 凡底本中表示段落间隔的“一”“○”符号，均予删除，并依其标识分段。

8. 底本目录分卷编排，置于各卷卷首，且各卷目录与原文正文标题无法一一对应，今据正文重新整理，合编为一，列于正文之首。

任玉兰

2021年3月

重校窦氏图注疮疡经验全书序[①]

余读迁[②]《史记》载秦越人[③]、淳于意[④]、俞跗[⑤]之徒，其治人疾病，皆能观察体脉，辄洞脏腑，决死生至不爽[⑥]毫末，如与齐桓公、魏太子，所辨治多验弗诬。盖其伎[⑦]神妙得之于心，而又持其机权，以识其阴阳寒热之辩，经络肠胃腠理之殊，而后施夫刀圭方药，若烛照而数计者，是以业是者，未易及也。然非太史公为之记叙，其何以声施后世而千载诵法之哉？宋有窦汉卿[⑧]者，以疡医行于庆历[⑨]、祥符[⑩]之间，诏治太子疾，召入仁智殿[⑪]下讯之。未几太子病愈，辄嘉劳之，封为太师，以

---

① 重校窦氏图注疮疡经验全书序：干祖望先生认为该序乃“伪作”。浩本载有该序，蔚本未载。

② 迁：司马迁。西汉时期著名的史学家。

③ 秦越人：战国名医扁鹊。

④ 淳于意：原作“淳于髡（kūn 昆）”，据浩本改。《史记·扁鹊仓公列传》载汉时名医仓公名淳于意，而淳于髡为战国时人。

⑤ 俞跗（yúfū 于夫）：传说中黄帝时名医。

⑥ 爽：差错。

⑦ 伎：通“技”，才智，技艺。《淮南子·主术》：“工无二伎，士不兼官。”

⑧ 窦汉卿：窦杰（1196—1280），字汉卿，后改名默，字子声，金元时广平肥乡（今河北肥乡）人。其从名医王翁、李浩学针灸术，曾任元世祖时昭文馆大学士、太师等职，死后赠太师，谥文正，故后人又称“窦太师”，著有《针经指南》和《流注指要赋》等书。此序称窦氏为宋人，精于外科，尚无史可证。查窦梦麟族谱，其实为窦禹钧（即《三字经》所载窦燕山）的第十七世孙，而窦汉卿非其族人，更非其祖父。

⑨ 庆历：宋仁宗年号，1041—1048 年。

⑩ 祥符：宋真宗年号，1008—1016 年。

⑪ 仁智殿：皇宫殿名。

国老称。遂命制诸方以弘济寰海①外内，一时神其术者，咸知有窦氏疡医矣。然其书之传于世者，分拆②种种，绘图定方，具有法度，信利人之妙术，济世之弘轨也。我明以来，家有传焉，其方多验，裔孙③楠④，续授太医院医士，其子梦麟⑤，术业益工，声称籍甚，乃缉遗书，重增经验诸方，梓以行世。盖得其一技之良，有功于人，庶几绳⑥祖父之万一矣。溯汉卿为合肥人，尝游江湖遇一至人，而其术益神，则医业之精，信非偶然者矣。梦麟，号仲泉，今家常之无锡，与华太学复阳⑦游。复阳为秋官⑧补庵公⑨之子，比⑩来京师，备能道之，欲乞一言为序。余知窦氏之医如卢扁⑪，而深愧吾言之不能如迁《史》，令其信今而鸣后也，聊书以归之。

隆庆三年龙集己巳菊月望日赐进士及第翰林院国史修撰分校《永乐大典》纂修《世宗实录》兼理诰敕经筵讲官吴郡申时行⑫书

---

① 寰（huán 环）海：全国。

② 分拆：浩本、蔚本作“分析”。

③ 裔孙：远代子孙。

④ 楠：窦楠。明代江苏无锡名医，窦燕山之十六世孙，窦梦麟之父。曾征为太医院医士而不就。

⑤ 梦麟：窦梦麟。明代江苏无锡名医，窦楠之次子。

⑥ 绳：通“承”，继承。《诗·大雅·下武》：“昭兹来许，绳其祖武。”朱熹注：“绳，继。”

⑦ 复阳：华复阳，华云之子。

⑧ 秋官：官名，掌管司刑法。

⑨ 补庵公：华云，江苏无锡人，号补庵。明代嘉靖二十年进士，官至刑部郎中。

⑩ 比：一起。

⑪ 卢扁：扁鹊。因家在卢国（今山东济南长清），故名。

⑫ 申时行：明代大臣，长洲（今江苏吴县）人。嘉靖四十一年状元，官至吏部尚书、首相。

目　录①

① 目录：原无此总目，浩本、蔚本有简要总目，今据原本各卷分目汇辑，以便检索。

卷二

卷三

卷四

卷五

卷六

卷七

卷八　附世传秘方

卷九 附世传秘方

卷十　附世传秘方

卷十一　附世传秘方

卷十二　附世传秘方

卷一

咽喉说一

呼者因阳出，吸者随阴入。呼吸之间，肺经主之。喉咙以下，言六脏为手足之阴。咽门以下，言六腑为手足之阳。盖诸脏属阴为里，诸腑属阳为表。以脏者，藏也，藏诸神流通也；腑者，府库，主出纳水谷糟粕，转输之谓也。自喉咙以下六脏，喉应天气乃肺之系也，以肺属金，乾为天，乾金也。故天气之道，其中空长可以通气息，但喉咙与咽并行，其实两异，而人多惑之。盖喉咙为息道，咽中下水谷，其喉下接肺之气。一云喉中三窍者，非果喉中具三窍，则水谷与气各从一窍而俱下肺中，肺下无窍，何由传送水谷入于下焦？黄帝书云：肺为诸脏之华盖，藏真高之气于肺经也，故清阳出上窍，浊阴出下窍。若世人不知保养，风寒暑湿燥热六气，喜怒忧思悲恐惊之七情，役冒非理，百病生焉，病疡既成，须寻所自。若喉痹、乳蛾、缠喉风、喉疮、喉闭、风毒、热毒等症，当刺则刺，不可乱医，当吐则吐，不可妄治。此等症，系性命之根本，生死立见，不识其标本而攻之，失其法则禍①不旋踵矣。

又咽喉说二

丹溪云：咽喉者，一身总要，与胃相授，呼吸之所从出。若胞膈蕴积热毒，致生风痰，壅滞不散，发而为咽喉之病。喉

① 禍（gù固）：用同“祸”。浩本、蔚本作“祸”。

内生疮，或状如肉，赤肉为肿，窒塞不通，吐咽不下，甚则生出重舌。大法先去风痰以通咽膈，然后解其热毒，迟则有不救之患。又有热毒冲于上腭而生疮，谓之悬痈。及腑寒亦能令人咽闭，吞吐不利，宜用解施法。或曰：治法视火微甚，微则正治，甚则反治。探痰出血，随所施治，或于手大指少商穴出血，行气冲达于外者，必外敷以药。予尝以鹅翎蘸米醋缴喉中，摘去痰涎，盖酸能收痰又能消积血。乳蛾而不散者，以小刀就蛾上出血，皆用马牙硝[1]吹点咽喉，以退火邪。服射干、青黛、甘草、桔梗、黄芩、山栀、大黄、白矾、牛蒡子之类，随症佐利为方，以散上焦之热。外所敷药如生地、伏龙肝[2]、韭根皆可用。若咽喉生疮或白，或赤者多血，大率多是痰热，先以桐油吐之，后用甘草汤，解桐油之气。

咽喉说

咽喉一科，昔先太师公立论于前矣，予岂敢复言乎？独坐细思，又不容已也。咽喉之症，司性命，出纳气，饮之所，深为至重，然饮食精气之要路。肺与大肠，表里之别，脏腑上通咽喉，下由大肠出入之门户。肺为华盖，发荫五脏，死生之玄门也。入谷则昌，绝谷则亡，朝生暮死，暮生朝死，须臾之间，变症不一。惟肺主金，金主气而生津液，灌溉一身，流润百骸。金能生水，生生不已，循环无端，顺则五脏华敷，百关通畅，此所谓养身之道也。阳明燥金，以致火克而生疾[3]矣。咽喉之症，从热而系乎太阳之标，故推而治之，可以解热除毒，祛风

① 马牙硝：芒硝。
② 伏龙肝：灶心土。
③ 疾：浩本、蔚本作“痰”。

顺气，则自然平金也。丹溪先生以米醋搅口中以出痰，酸以收之之义也。愚见以为太酸则燥，先用黄齑①汁加玄明粉少许，灌喉中以吊其痰，次用醋水，仍前加玄明粉灌之，后用蜜汤润之，渐渐探吐其痰，则咽喉开利矣，复以冰片散滋之，无有不效。若缠喉风用前三味不能探吐其痰，宜用生桐油灌之，鹅翎搅之，再用蜜汤润之，急服牛黄清心丸或豁痰丸以坠其痰，旋以二陈汤加减服之，无不愈者。若喉中声出如雷，呛食眼张，天柱②倒陷，面黑唇焦，鼻无气息，目睛突出，汗出如珠，卢扁复出，不能生矣。然既患咽喉口舌之症，延及颈项头面，发肿，红如火光，药不能疗，急用磁锋砭去恶血，用鸡子清调乳香末润之，立瘥。再用芭蕉根汁润之，以解其毒。若口舌肿大紫黑，急用针点去血，随吹末药，甚效。予久以此法行之，颇活众多，故以此理论而发明之，再俟高明校裁，勿罪迂谬，幸甚！锡山裔孙梦麟识。

新增一应咽喉口舌等症神效方目见勒财下药者，多致枉死，有力之家，宜修合施人，以积子孙。

黄芩生　黄连生　山栀仁炒黑，各碾细末，三钱　青梅干煅存性　青黛水飞，去渣，晒干，各五钱　雄黄　鸡内金各一钱　人中白③五钱　白硼砂　牛胆硝各三钱　枯白矾二钱

以上各为细末，和匀，加真麝香三分，真冰片六分，再碾，和入小瓷礶内，以乌金纸塞紧礶口。每用芦管超药，吹入患上，一日夜吹十余次，徐徐流出痰涎，渐愈。如有腐臭，急用蚌水

① 齑（jī 肌）：指细切后用盐酱等浸渍的蔬菜、酱菜之类。

② 柱：原作“枉”，据浩本、蔚本改。

③ 人中白：又称人尿白、尿白碱。为人尿自然沉结的固体物，旧时多用尿具内的灰白色沉淀物。

灌净，或用猪牙草、扁柏子和捣，加水去渣灌净。前药五钱，加牛黄二分，铜青①、熊胆、珍珠各五分，儿茶八分。

制梅法

大青梅一斤，去核，入白矾、食盐各五钱，拌和，再加蜒蛐②，不拘多少，层层间之。一日夜，取梅③晒干收尽汁，再晒干，煅灰存性，临用加入

制胆硝法

冬月入朴硝在黑牛胆内，挂在风处一百二十日，去皮用之。夏月宜服冷香薷，其灌口用雪里红④捣汁灌之，随地生多。

缠喉风说

夫缠喉风属痰热，咽喉里外皆肿者，是也。外面无肿者，必身发热、面赤，此乃热毒之气极也；外面有肿者，身亦发热，邪火发外之原也；或牙关不强，外面不肿但喉中红者，曰暴感，热在心；如左边病退传右边，此余毒未尽故也。咽喉有数症，有积热、有风热、有客热、有病后余毒未除，变化双乳蛾者。且如病中喉间有肿红色数日，其光似镜者，此积热也；且如喉中有肿，其色微白，其形若臂者，此风毒喉痹也，此热毒因而感风，相搏而发故也；或咽中有肿，其色带紫色者，此乃客热，谓其人暴感热毒之气，壅塞喉间。须用木通、玄参、生地、黄芩、黄连、山栀仁，泻心经之火为要。或有传变木舌者，皆心热蕴积于胸中，故口中痰臭，服剂以凉膈为要，搽药以冰片散佐之，或用小靡刀点之，以出紫血。或风毒喉痹，内外俱肿，

① 铜青：铜锈。
② 蜒蛐：蜒蚰、蛞蝓。俗称鼻涕虫。
③ 梅：原作“每”，据浩本、蔚本改。
④ 雪里红：又称雪里蕻。芥菜的一种，其茎和叶为普通蔬菜。

其故何也？风毒之气结于喉间，则壅塞喉间，乃风毒与痰相搏故也。《素问》云：无风则不动痰，无痰则不受风。风痰相搏，结塞咽喉，其外症咽喉形如鸡子大，其色微白，外面腮上有肿，其形似疮，身发寒热，牙关紧强，语声不出者是也。先用齑汁加玄明粉或蜜汤探取其痰，急服荆防消毒散。牙间肿处紫黑，用小刀点破，即用冰片散吹之，无不效验。

喉舌诸症或说[1]

或莲花重舌者，其蕴热乘风而发，心火炎上之义，治法同前。

或病人瘥后，口中臭，腹中绞痛者何？皆因热毒积于脾家，急用苏子降气汤服之。

苏子　前胡　厚朴　甘草　陈皮　半夏　黄芪　人参　五加皮　干姜　肉桂　桔梗　当归　羌活　麦门冬　连翘

或病人瘥后，喉中干痛者何？皆肾水枯涸，心火冲上，耗散津液。先用麦门冬、五味、人参、杏仁、天门冬、甘草、天花粉、生地、当归、桔梗、山栀仁之类，噙以双清丸。

薄荷　杏仁　桔梗　玄参　砂仁　甘草

上炼蜜丸。

或病人瘥后，气短及声不出者，皆肺气不行，降气汤多加前胡，临服加姜汁以佐之。若病后声哑不言，此乃肺经受刑，百无一生。

或风热喉闭内外俱肿者，谓其人久积热毒，因而感风，风热相搏，发出外来，则壅喉间，其人面赤腮肿，身发寒热，喉

① 喉舌诸症或说：原文无，据目录补。

中有块如拳，外血鲜红。先用玉字药蜜调点之，次用荆防消毒饮加减治之。

或牙关紧强，不得开者，此皆风痰相搏，壅塞咽喉。先用木针排开，或黄齑菜汁，或温蜜汤，或醋水，俱下玄明粉灌喉，再用鹅翎搅之，吐出痰涎几碗。外用五倍末醋调敷之，急服荆防二陈汤，口吹冰片散。

或喉中有疮，其色带黄，探痰同前，用小刀点疮上出脓后，即吹冰片散，宜用服鼠黏子①解毒汤。

或风热喉闭，其因皆由病人久积热毒，因而感风，风热相搏，故而发外，治法同前。

或虚阳上攻，由于久病元气虚弱，邪火上行，咽喉肿痛，上下不升降，水火不既济，心火冲喉，故肿痛而闭塞。其形若何？语声不出，牙关紧急，痰涎满口，手足厥冷，头目昏眩者是也，治法如前。

或厥重不省人事，目张直视，可用茱萸研烂，醋调涂脚心，然后用降气汤治之。气喘加前胡、乌药；气短加沉香、人参。待手足温，饮薄粥以敛元气，入谷则昌②，绝谷则亡，此之谓也。

或腮颔浮肿，外面赤者，此必感于风毒。急用紫苏、枫叶、柏枝煎汤洗之，外用荆防羌活汤以祛其风，或十宣散。

或病人手足厥冷，口唇摇动者，宜用小续命汤，姜枣煎，热服。

或病传右畔者，余毒未除，急服牛蒡子汤、降气汤加减

① 鼠黏子：牛蒡子。

② 昌：原作“吕”，据浩本、蔚本改。

治之。

或舌上有白苔结硬，必作木舌，用前法治之。

或舌下生小舌，名重舌。况舌乃心之苗，心火炎上，故生之。用小刀点紫黑处，吹冰片散，服甘桔汤加山栀仁、连翘之属。

或病后夜间不得睡，津液少者，杏苏膏或人参酸枣仁汤治之。

或虚阳上攻，上下不升降，水火不既济，腰冷不知痛痒，口中痰多，唇黑者，不治。

或前证，口中红活，吐得血，又有痰涎息而青[①]者，不治。

或前证，手足冷者，声音不响，喉中无肿，干痛者，不治。

或前证，手足冷不能自收，颈低不能自举，眼晕暗者，不治。

或舌卷大，不得吞咽，皆由热毒冲上，急用紫雪加脑、麝，掺舌上，再用冰片散吹之。

或咽喉有肿，复生重舌，此两经受病，俱有邪也。心邪发于舌下，谓邪出于喉咙。盖因喉间之邪，触起于心经之邪，则其病俱发。外症头疼项强，身发潮热者是也。探痰法同前，再用紫雪、冰片散等治之。

或舌症白苔坚硬，药味不得入者，揩拭洁净，用竹片刮舌，然后用药。

或热毒攻于舌，则舌生疮。客风吹干津液，则舌硬也。王叔和云：三部俱数，心家热，舌上生疮，唇破裂，治法同前。

或上腭生疮，其因乃上焦积热，脾之气行也。然上腭属脾，

---

① 青：浩本、蔚本作“清”。

故脾经受热，则上腭生疮也，务须服清上膈、去风痰之剂。

或咽喉有肿，兼舌上生疮，此心经受热也。邪热存心，日久则为喉闭，余毒干心，则舌生疮也。须用冰片散、玄参升麻汤加减治之。其形如杨梅，故谓之重腭。

或酒毒喉闭，酒毒蒸于心脾二经，则壅咽喉，其人面赤而目睛上视者是也。取痰法如前，再用冰片散吹之，清凉散饮之。

或口中卒然有肿，转胀转大，此名飞疡也，渐至杀人。用小刀点出血，鼠黏子解毒①加红花、牡丹皮。恶心腹胀满者，难生。

大凡男、妇治法，一般惟女人喉中有肿而色红者，此月经不调也，经不能行则壅塞于上，故咽肿痛也，盖由荣卫不和。但男子以气为主，女人以血为主，男、妇各随其气血之分调治，宜调荣汤可也。如病势重，其色微白，脚冷者，此虚阳上攻，宜服降气汤，探痰吹药同前。妇人有孕，心头痛者，不治。

或牙关紧强不得开，心头闷乱气绝者，可用皂角末吹喉中。

或妇人产前，咽喉痛而脉浮者，不治。面赤而目睛上视者，不治。面黑，头汗出者，不治。心胸紧满，吐痰不出者，勿治。自利，不治。气促，四肢厥冷，勿治。心中怔忡，胸前红甚，舌卷面赤，目上视者，不治。血气攻心欲绝，面红，勿治。自利，喘，不治。手足厥冷，不治。潮热往来，时发谵语，不治。胸腹胀急，不治。喉中或雷声，或抢②食，不治。

或妇人伤寒，身发潮热，咽痛者，此经行上也。《活人书》云：妇人伤寒，经水适来，昼则明明，暮则谵语，如见鬼神状，

① 鼠黏子解毒：此下疑脱“汤”。
② 抢：同“呛”。

此乃热入血室，无犯胃气及上二焦，不可下也，小柴胡汤主之。今咽喉痛而潮热往来，面赤唇红者，此热邪上壅也，不用小柴胡汤，宜用竹叶石膏汤清上膈、除心烦，所以为妙。次用四物汤。

或伤寒病四五日，发热，鼻干口燥。咽喉[1]者，阳明自病也。阳明属胃，汗多则胃汁干，故津液不能潮咽而干痛也，宜用人参败毒散主之。

或伤寒三五日，咽喉中有肿，其色鲜红，痰涎自出，头痛项强，须知属太阳经邪气入于经络，触动心间，但积热之毒攻咽，则咽喉肿痛，甘桔汤内加牛蒡子、玄参、生连之味，吹药同前。

或伤寒八九日以上，身无潮热，腹痛自利，而咽喉痛者，此太阳经受病也。伤寒得汗已，不解，转入太阴，腹满时痛，自利而咽喉肿痛，其色微白，此症可治。如手足厥冷，自利不止者，用真武汤主之。所谓真武者，能补下元，助阳正气，以手足和暖为妙。经云：但要口中红活有痰，可治，宜随症加减用药。若口中黑，则血已枯干。声哑，目上视，汗出者，不能治矣，切宜仔细看症。

或伤寒八九日以上，得汗已，不散，喉咙痛，舌干唇燥者，此少阴经自病也。太阴经受病，得汗后未解，传入少阴经。少阴经属肾[2]，汗多则肾汁干，其肾水不能潮润咽喉，故其病也。如自利，腹中痛，手足厥冷，咽中肿痛不可吞咽，如无涎唾及舌上干者，不治。

---

① 喉：诸本同。当作“痛”。

② 肾：原作“胃”，据蔚本及上下文义改。

或病人八九日以上，身微温，无他症，但喉中痛而无肿，声哑者，不治。

或伤寒十余日以上，得汗已，病解，无潮热，脉平静而咽喉痛者，此余毒上攻也，宜用黏子解毒汤。

或阴毒伤寒，身体重，背强，眼痛不堪任，小腹急痛，口青黑，毒气冲心，四肢厥冷，恶心吐逆，咽喉不利，脉沉细。若能速灸脐轮下，六日之内痊愈，否则难生。

若伤寒十余日以上，病后烦满，咽喉痛，舌卷而卵缩者，不治。

若十余日以上，病不解，传变咽喉痛，外症唇青舌卷者，此病属厥阴经受病也，难治；咽喉干痛无痰，不治；咽喉痛而唇卷，不治；咽喉痛而头汗出，不治；口中黑者，难治；鼻中塞者，不治。

或口中干，夜间潮热，不得睡卧，时发谵语，举足妄动者，用十味人参散主之。地松汁亦妙。谷精草碾末吹之。小青草汁亦妙。雄黄、玄明粉、白矾为末吹之，吐痰。梦麟校正。

急喉图

双乳蛾

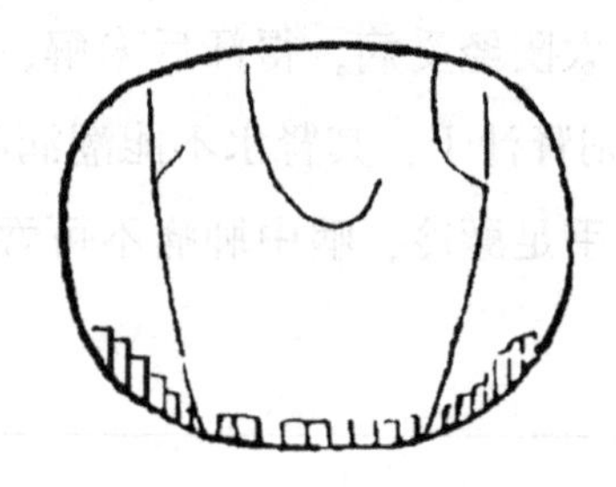

左咽软，主吞咽。咽门分两路，其受病不同。右喉主出声。

经云：喉能厚①气，咽能咽物，故喉中病，总而言之，故为之咽喉。医者可别而治之，其症种种各类，其状各各不同，切宜仔细详审，此即双乳蛾也。

单乳蛾

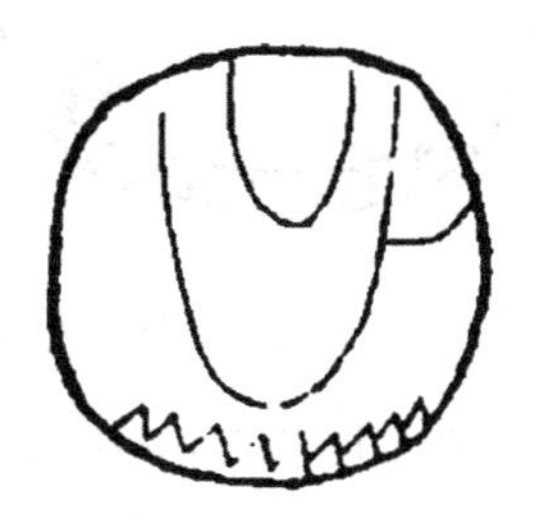

左畔虚阳上攻，其肿微红者，若肺气。外症手足厥冷，痰涎自出，头重目昏，急用萹菜酸汁加玄明粉灌之，旋去痰涎，即吹冰片散，再服苏子降气汤、二陈汤、甘桔汤。如厥重不省人事，气欲绝者，急以茱萸研烂，酸醋调涂脚心。

风热喉症

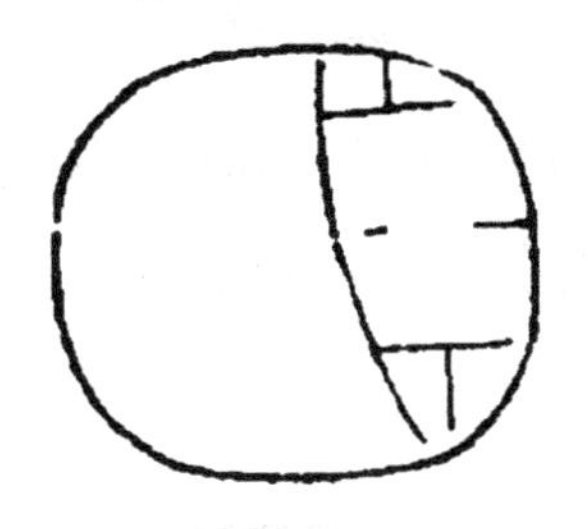

此症之起，由于忧思劳碌太过，或对风言语，风入肺经作痰，务多去痰为要。其色鲜红，久而紫赤，急用小铫刀点之，或用芦刀点之，血微出，火已泻矣，再服煎剂并冰片散吹之，甚效。凡紫赤色者，变成淡红色，愈之渐也。

---

① 厚：浩本、蔚本均作“吸”。

牙痈

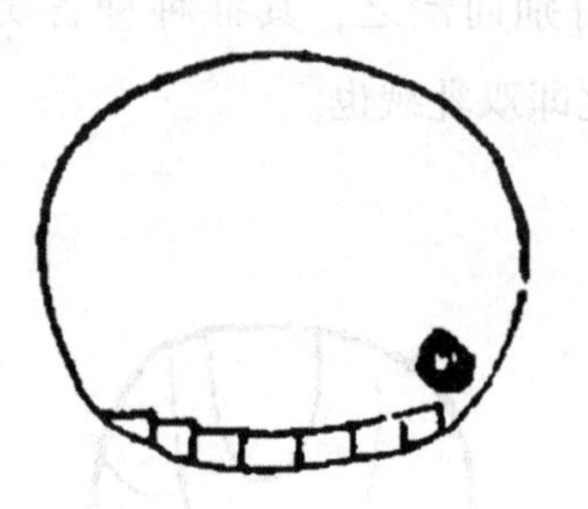

牙边生痈者，如豆大，此脾胃二经火也，宜用小刀点破之，搽以冰片散，再服清胃汤、甘桔汤，无不愈矣。

舌微黄

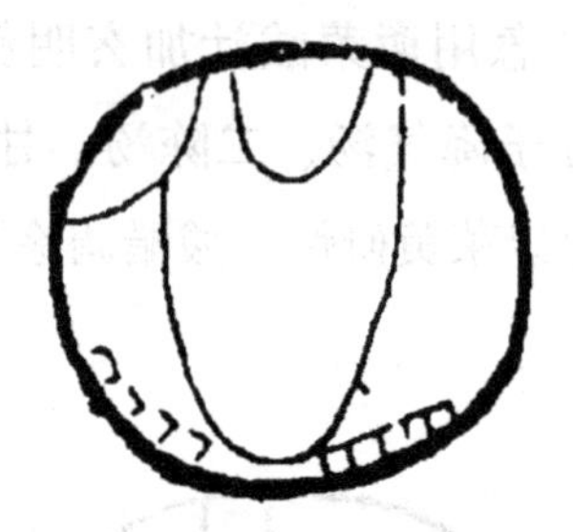

右畔虚阳上攻，其色微黄，其形若蚕茧，故谓之乳蛾。其症亦手足厥冷，治法同前。倘腰痛，加干姜、赤芍药。

酒毒喉痹

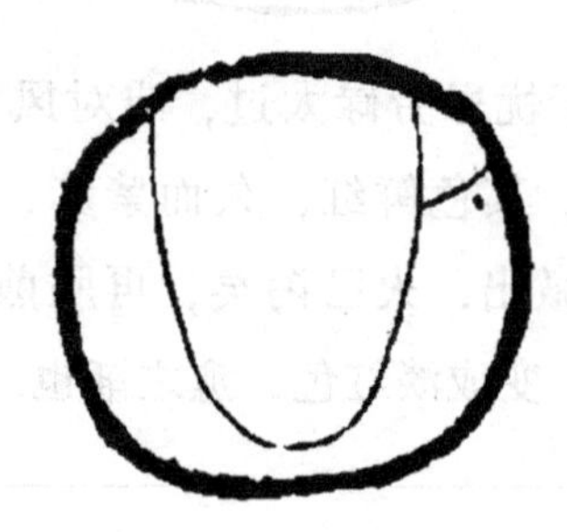

其形若鸡子，其肿鲜红，其光如镜。外症发热恶寒，头痛颈强，此上焦积热，心脾受之。盖心脾二经主上焦，宜服黏子解毒汤，治法同前。

风毒喉痹

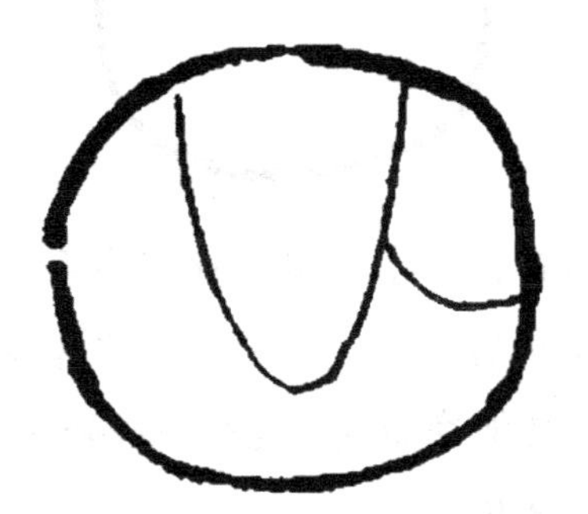

外赤肿，内肿微红带白色，其形似蒸饼，连腮肿痛。外症身恶寒而无热，腮颔浮肿，牙关紧强，此乃风痰相搏，结塞喉间。治法必以去痰为要，吹药吹之。若外面肿红，用围药敷之，中留一大孔，再润之，以助药力。

风热喉痹

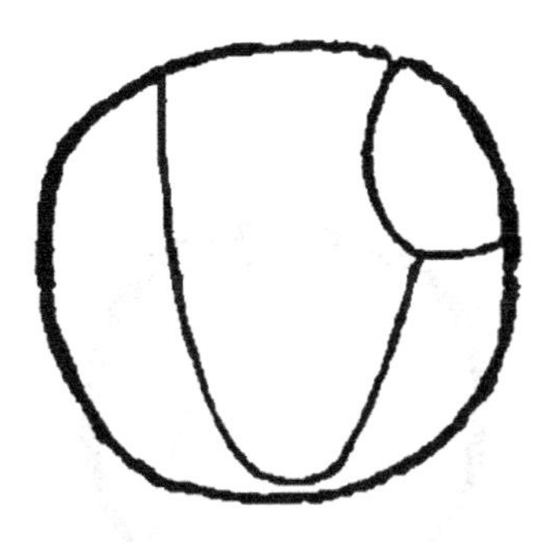

其肿红而微紫，其形如拳，其人面赤而目上视。外症壮热恶寒，俨若伤寒，此病人久积热毒，因而感风所致。如病人声音不响，宜用润肺之药治之。

上腭生疮

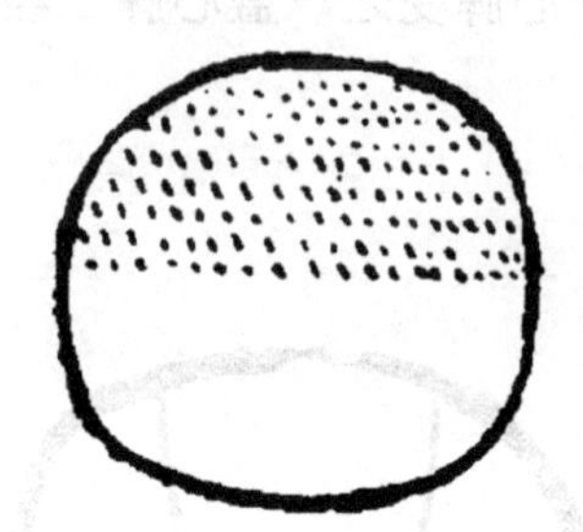

上腭生疮如黄粟，口中腥臭。外症为手怕冷，脚怯寒，此脾经积热也。上腭属脾，脾气通于口，故脾经受热，则上腭生疮也。先用蚌水布蘸缴净患处，先服清脾降火汤，再吹冰片散，无不效。又宜戒酒戒色。

附取蚌水法

用蚌洗净，打碎取水，另用湿绵布滤清。若用夏布，则夏布孔遇水即疏滑，则蚌中马蝗虫①竟在水碗矣，偶入口中，将何处之。其绵布孔遇水即紧密，则蝗不能下，故用之。口喉之症，属太阳之火，然蚌乃河中之物，属太阴之精，故借水以济火耳。

又酒毒喉痹图

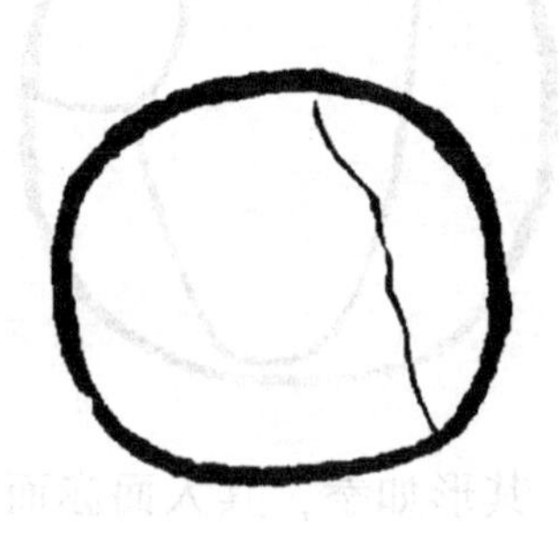

① 马蝗虫：水蛭。

其肿黄，其血黑，其形若臂，其肿若坎。外症面赤，目睛上视，此乃热毒伤于心脾，气通于口，循环上下，故咽喉痛。治法先取其痰，次用冰片散干吹，鼠黏子汤多加干姜、天花粉、生黄连、山栀仁、连翘、玄参、桔梗、枳壳。

重舌症

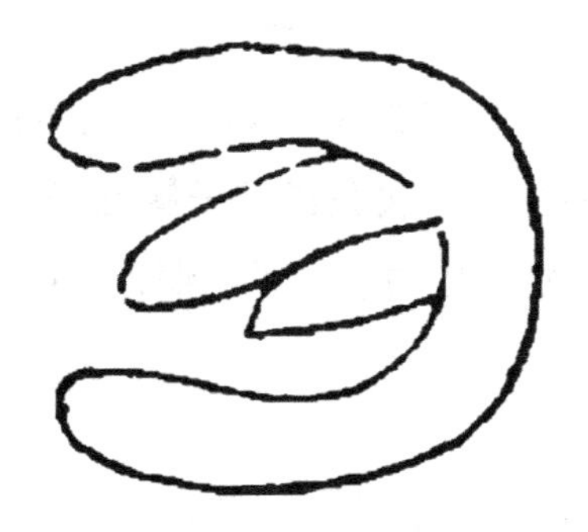

其舌下生一小舌，其舌鲜红。其外症颏下浮肿，有硬核，此心经受热，毒气出于舌下。先用紫雪掺上，流出热涎，急服甘桔汤加姜、灯心，煎服。

重腭症

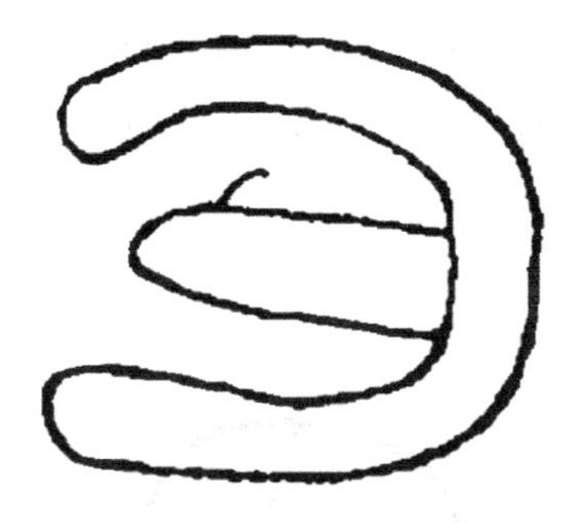

舌上生一疮，其状若杨梅。外症无寒并热，但作事烦心，先以甘桔汤多加山栀，后服黄连解毒汤，再吹冰片散，不宜用刀。

口疮

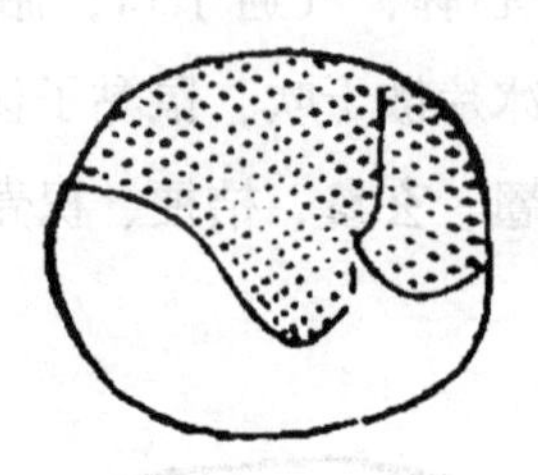

舌生疮如黄粟。外症怯寒而口张。先用蚌水，或田螺水，或苦茶嗽净，然后搽药，次服鼠黏子解毒汤加山栀、黄连。口臭，冰片吹药，内加人中白、枯矾、铜青、黄连末。

莲花舌

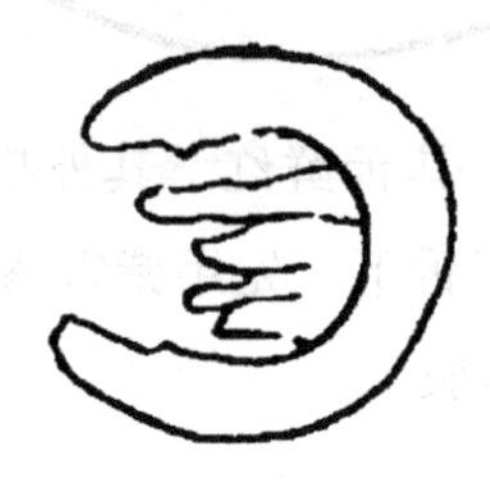

舌下生三小舌，其类如莲花状，但舌乃心之苗，心火上炎，或思虑太过，或火气所伤，或酒后当风取凉，以致风痰相博而成此症，急用清凉解毒汤加减服之，再吹冰片散。如肿不散，次用小刀针出紫血为妙。

阴毒喉痹

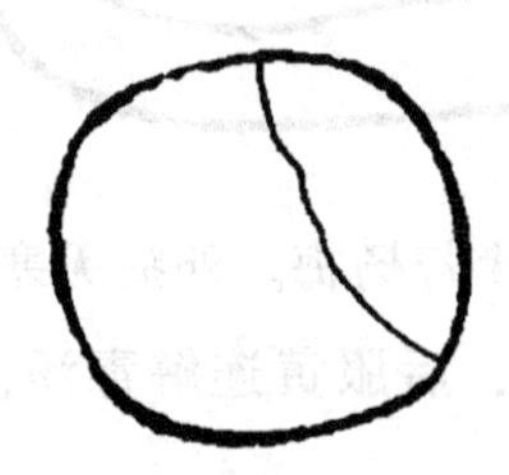

肿如紫李见黑色，其色光，血红，可治。阴毒，血黑不治。外症恶寒，其身瞤动振，腰痛脚冷，此冬月感阴温，火邪相干也。其血微红及肿处软，喉中有痰，可治。血红黑甚，肿硬，喉干，难治。先服五福化毒丹，次以苏子降气汤，再吹冰片散，一月之内戒酒。

缠喉风外症

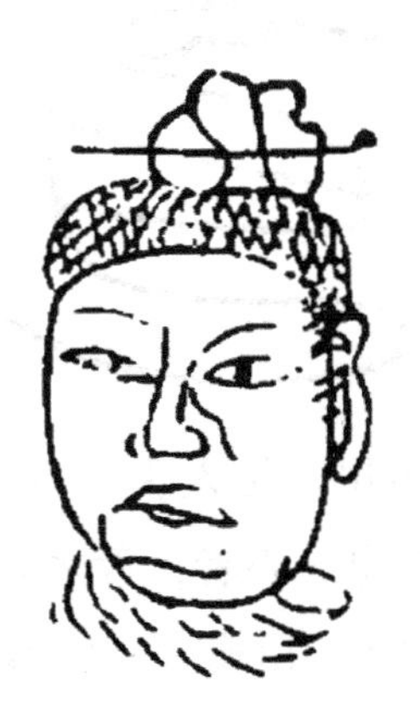

此症外面症如蛇缠颈，身发潮热，头目大痛，其症其肿紫糖色，依总论治之。前吹药内加雄黄、脑、麝，服荆防、黏子、二陈汤，急用鹅毛蘸灯窝浊油，搅去痰涎三四碗，方活。如痰不能去，难生矣。须要避风。

积热喉痛

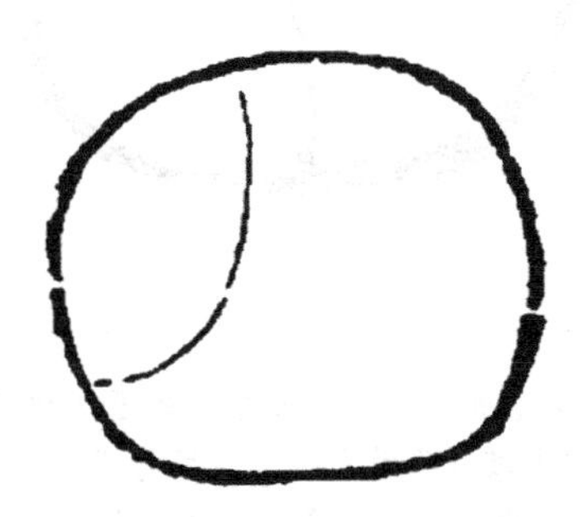

其肿如黄糖李，微黄，上面红丝。外症项上痛，齿疼，此胃经受热，胃气通于喉咙，故患喉痈。探痰法同前，吹药冰片散加玄明粉，煎药加当归、黄芪，倍片芩。

木舌症

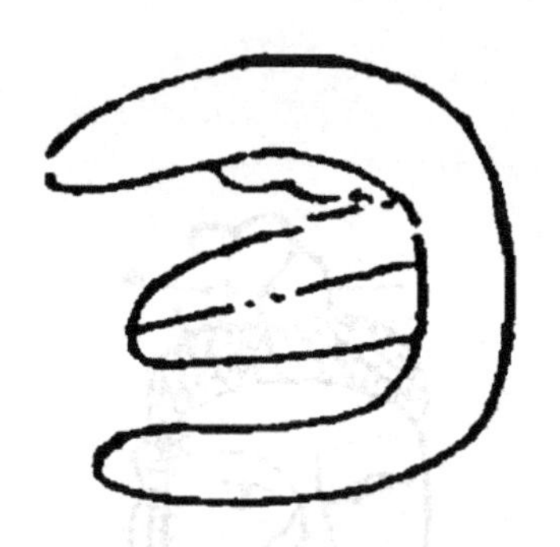

其木舌，硬如穿山甲，见人舌做一拳。外症增寒[①]壮热，语言蹇涩，此心经受热也。心者，舌之本，因心而病，治法以小刀点紫黑处。煎药内多加山栀。山栀，泻火之要品也。

缠喉风内症[②]

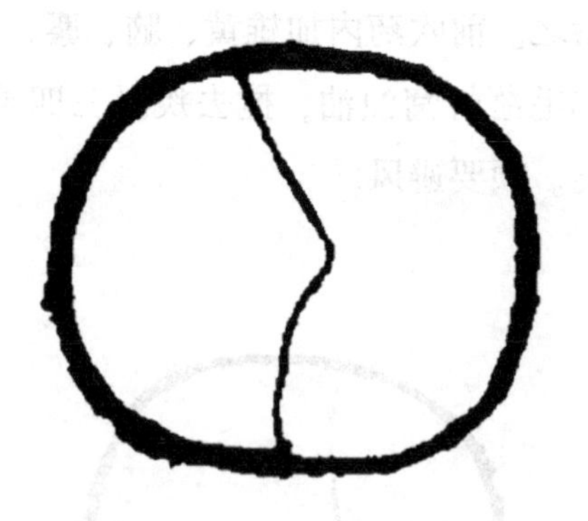

① 增寒：恶寒。增，通“憎”，厌恶。马王堆汉墓帛书《战国纵横家书·朱已谓魏王章》：“夫增韩不爱安陵氏，可也。”

② 缠喉风内症：该病症图片与浩本、蔚本不一致，疑误。

其肿红线白色，肿塞不见咽下。外症身发寒热，头痛。

虚牙①

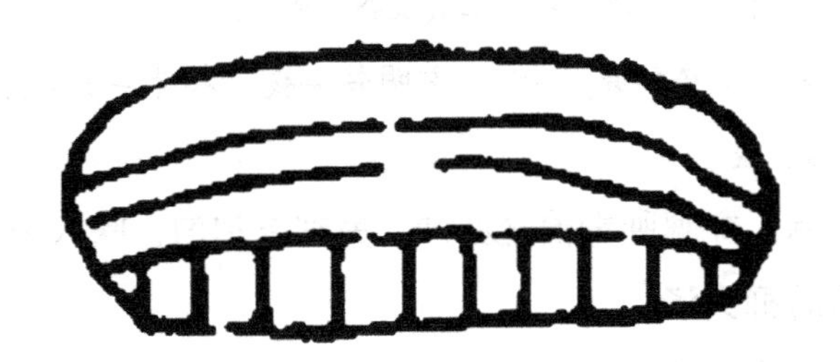

此症齿属肾经，或风乘虚而入发肿，或饮酒太过而肿，或血虚而肿，或剔伤而肿，或房劳阴虚而肿。治法宜以意详症，消息而治。

川乌　藁本　独活　荆芥　香附　当归　皂角　细辛　川椒

水、醋各半煎，乘热噙嗽②。另服清胃汤、玉池散。

牙宣

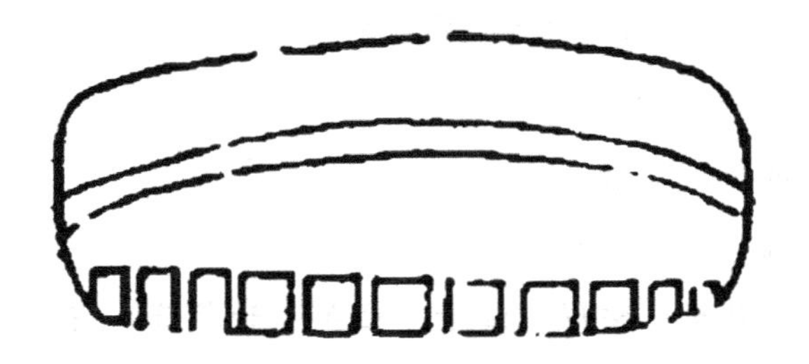

牙宣，谓脾胃中热涌而宣露也。亦谓之龈宣。

此症牙齿缝中出血，上属脾，下属胃，吐血痰至斗深，难

① 虚牙：该病症图片与浩本、蔚本不一致，疑误。

② 嗽：同“漱”，漱口。《集韵·宥韵》：“漱，《说文》‘荡口也’。”下同。

疗者。急宜速治，迟则难生。先用蚌水灌净，然后吹药。

冰片三分　麝香二分　大红绒灰一钱　珍珠一钱　黄连末一钱五分　硼砂一钱　牛黄一钱　雄黄五分　靛花①一钱　鹿角灰二钱　五倍子三分　人中白煅，一钱　玄明粉一钱　柏末一钱，蜜炙褐色　鸡内金一钱，煅

上药品，穿腮肿毒治之亦妙。另细末和匀，吹入患处。

服清脾抑火汤

犀角　生地黄　当归　芍药　青皮　鼠黏子　连翘　牡丹皮　红花　天花粉　桔梗　黄连　防风　黄芩　薄荷　石菖蒲

琥珀犀角膏　咽喉舌上生疮。

琥珀　犀角各一钱　辰砂　茯神各一两　冰片一钱　辽参　酸枣仁二钱，微炒，去皮

上将人参、犀角、茯神为末，入余药，令匀，以蜜搜为膏子，用瓷器收贮，每服一弹大，麦门冬汤化下，日进三次。

清胃汤

当归梢一钱　升麻二钱　黄连酒炒，一钱　牡丹皮二钱五分　生地黄一钱，酒洗

水一钟半，煎服。

玉池散

藁本　升麻　防风　细辛　白芷　甘草节　当归　槐花　川芎　独活　黑豆

水二钟，姜三片，煎，食远服。

---

① 靛花：青黛。

哑瘴喉风

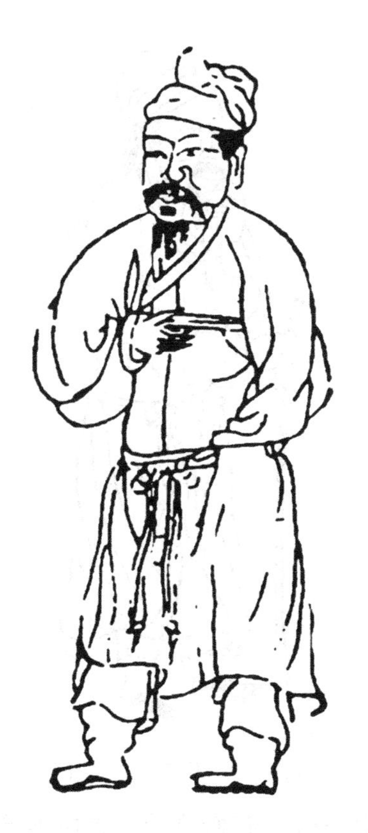

此哑瘴者，风痰犯于咽膈之间，以此口不能言，牙关不开，急用蟾酥磨水滴入鼻孔，即开。随用桐油滴入喉中，仍将鹅毛搅喉间，风痰出尽。再用甘草汤解桐油之气，即用冰片散吹之，更服荆防败毒散，连进三服。

如若面紫、舌青、唇黑、鼻流冷涕、爪甲俱青、目中多泪，不可治。

弄舌喉风

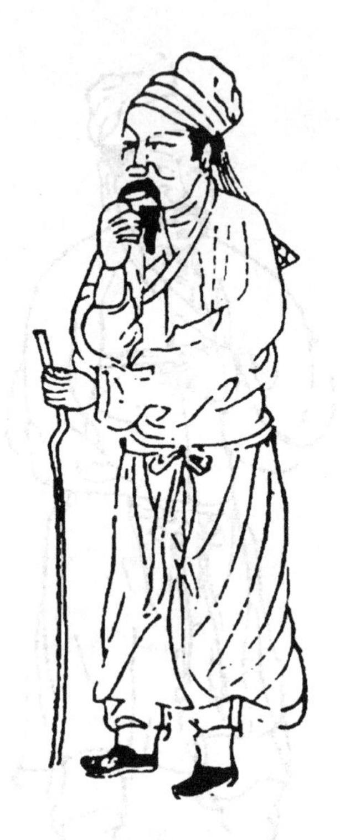

此症哑不能言，舌出，常将手拿。急将两手大指侧爪甲缝，用三棱针，每指刺三针，有血可治，无血不治。若针少商穴亦妙。用铜匙排开口，用胆硝丹吹入喉中。灯窝内油脚，再用鹅翎蘸搅出痰涎，仍服雄黄化毒丸七丸，茶清送下，后服疏风甘桔汤，再用冰片散频吹之。其方具后。

当归梢　枳壳　桔梗　茯苓　黄芩　人参　山栀　黄连　荆芥　防风　玄参　甘草　连翘　缩砂　天花粉　陈皮　干葛　川芎

水二钟，煎服。

吹药，名**冰片散**。

冰片一钱，真者　硼砂五钱　雄黄二钱　蜜炙柏细末，二钱　钞

三张煅灰　鹿角霜一两　枯矾一钱　粉草末一钱　靛花二钱　黄连末二钱　玄明粉二钱　鸡内金烧存性，一钱，即鸡肶内黄皮

口中气臭，加人中白煅，三钱，铜青煅，不宜过五分。

紫雪

青矾[1]不拘多少，火煅通红，取出放地上出火毒　冰片　麝香各少许　硼砂　玄明粉

上为末，放舌下或喉间。

一字散

用明矾一两，火上熬滚，随下巴豆仁二十一粒，即取出待冷，取出巴豆仁研末，干吹，名曰玉钥匙。

杏酥膏

甘草三钱　朱砂二钱　桔梗二钱　硼砂一钱　麝香少许　白芍药二钱　杏仁三钱，去皮

俱为末，上炼蜜丸，噙化。

化毒丹

人参二钱　茯苓五钱　靛花五钱，一半为衣　麝香无亦可　玄参一两　桔梗二两　甘草一两二钱　薄荷一两二钱　牙硝五钱

上为末，蜜丸。

十味人参散

人参　茯苓　甘草　当归　桔梗　紫苏　羌活　白附子　天花粉　黄芩

姜、枣煎。

乌药顺气散

乌药　沉香　人参　枳壳　陈皮　甘草

---

① 青矾：绿矾。

姜煎服。

苏子降气汤

前胡　苏子真者　半夏姜汁拌，晒　陈皮　肉桂二分　厚朴　甘草　桔梗　黄芩　防风　枳壳余皆一钱

姜三片，煎服。

清火降气汤　治双乳蛾。

苏子如无，叶代　前胡　厚朴　甘草　陈皮　半夏用陈菜油炒　黄芪　人参　五加皮　干姜　肉桂　桔梗　当归　羌活　天花粉　玄参

二陈汤

陈皮　半夏　茯苓　甘草　玄参　升麻　桔梗　天花粉　牛蒡子研　连翘　当归　生地黄　赤芍药　黄连　白术　黄芩　青皮　紫苏梗　山栀仁

甘桔汤

甘草二钱，生　桔梗二钱　花粉一钱　鼠黏子一钱　连翘　山栀仁一钱　生黄连一钱　生地黄一钱

鼠黏子解毒汤

鼠黏子　甘草　升麻　生地黄　天花粉　连翘　白术　黄芩　黄连　山栀仁　桔梗　青皮　防风　玄参

清脾降火汤

牡丹皮　青皮　当归　生地黄　黄连　黄芩　桔梗　白芍药　薄荷　防风　茯苓　台术　泽泻　猪苓　山栀仁　麦门冬　玄参

八正散

大黄　瞿麦　木通　甘草　滑石　车前子　山栀　萹蓄

黄连解毒汤

黄连　鼠黏子　桔梗　天花粉　连翘　当归　生地黄　白

芍药　牡丹皮　青皮　枳壳　前胡　小柴胡　干葛　玄参　金银花

雄黄解毒丸

雄黄一两，水飞　郁金一两，如无，蝉肚姜黄　甘草节一两　巴豆仁三十五粒　绿豆粉一两

上为末，醋糊为丸，豆大，每七丸，茶清下，吐出痰涎，立惺。未吐，再服七丸。如人死者，心尚热，研末灌之。

牛黄清心丸

牛胆南星一两　麝香五分　珍珠五分　冰片五分　黄连末二钱　防风末一钱　荆芥末一钱　五倍末一钱　桔梗末一钱　玄参一钱　茯神一钱　当归一钱　雄黄二钱　轻粉三分　天竺黄一钱　犀角末一钱

上为细末，和匀，甘草膏为丸，如龙眼大，辰砂为衣，日中晒干入瓷瓶中，塞紧瓶口，勿令出气，临服用薄荷汤磨服一丸。

围药，名**铁箍散**。

多年陈小粉炒黑，四两　五倍子末二两　龟板火煅存性，一两

上三味为细末，醋、蜜调敷，常用余醋润之，以助药力。

又方，名**善消散**。

白及一两五钱　雄黄五钱，另末　大黄八钱　黄柏五钱　山慈菇五钱

上为末，葱一把，捣烂，加蜜少许，再捣取汁，调匀搽四向，空中出毒气，如前润之。

玉枢丹即紫金锭

五倍三两，淡红黄色者，槌碎洗净　山慈菇二两，去心　麝香三钱，真　续随子去壳研细，以纸包压去油，一两　红芽大戟洗净，一两五钱

上各另末，和匀，旋下糯米粥，在木柏中捣千余下，分作四十锭，于端阳、重阳、七夕修合，辰日亦可，焚香在净室中，勿令妇人、孝服、不完形人及鸡犬之类见之，须要至诚，否则无效。日中晒干，贮瓶中，塞口，勿令出味。如遇喉闭、痈疽、疔癀、蛇咬，水磨服之，涂患处尤妙。

万灵丹

木香　乳香　没药各三钱　血竭二钱　蟾酥五钱　紫石英二钱　雄黄二钱　犀角一钱　冰片五分　麝香一钱

上为细末，糯米粥和匀，捣千下成条，每条五分。如遇前症，以津液磨，搽水亦可。

追疔飞龙夺命丹

辰砂　雄黄　蟾酥　蜈蚣炙　枯矾各一钱　轻粉二分　麝香五分　冰片二分

上为末，蜒蛐捣膏为丸，如豆大，辰砂为衣。如遇疔疮恶症，用葱白二根，同此丹五丸嚼烂，热酒送下，以衣覆患处，出汗为妙，其酒随量饮之。

大小人口内臭疳药

枯矾煅极过，三钱　人中白即多年马桶内尿积一钱，火煅　鸡内金炙，一钱　铜青一钱　麝香二分　冰片一分　阿魏一分

上为末，先用米泔缴净患处，将此药干吹。蚌水缴尤妙。

平舌熏法

一人舌长三寸不能入口，用巴豆仁三粒，用竹纸包，打去豆仁，将此油纸撚①成条，火点熏之，其舌闻烟即时缩上。急服清脾降火汤，再吹冰片散。

---

① 撚：搓揉，搓捻。

完舌围药

一人无故舌缩不能言，用芥菜子碾末，醋调，敷颈项下，即时能言。服清脾降火等汤，再用紫雪、冰片散吹之。

又一人舌忽胀大满口，以百草霜搽之，即服黏子解毒汤，多加黄连、连翘、紫苏梗，或服黄连解毒汤，并服牛黄清心丸。如无百草霜，以冰片散代之，用铫刀刺之。

喉肿

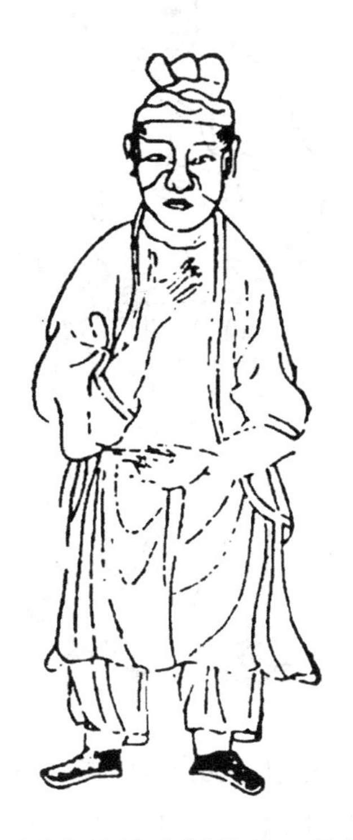

此毒起于脾经，因食煎煿油腻等物，及饮酒太过而行房事，以致毒气不能流行，聚结于喉根，若不速治，溃毒闭急即死。治法先用醋水齑汁搅去痰涎，即用吹喉药，吹数次后，服八正顺气散。

厚朴　砂仁　半夏　陈皮　茯苓　青皮　桔梗　芍药　枳

壳　木香　玄参　鼠黏子　山栀仁

上剉，水三钟，姜三片，煎服。

喉节

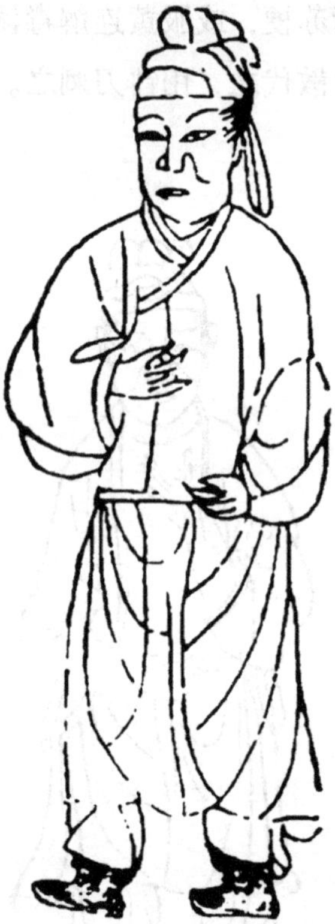

此症生于鸠尾[1]之中，初起如梅核在喉膈之间，吐不出，咽不下，至三日，渐上喉节之间，名为喉节。其疾须用刺破，后用胆硝丹吹入喉中，再用雄黄化毒丸吞下七丸，仍用四七气汤，连进五服，再用冰片散吹之。

① 鸠尾：胸骨剑突，又名蔽心骨。

四七气汤

甘草　桔梗　枳壳　天花粉　鼠黏子　山栀仁　生地黄　玄参　陈皮　连翘　茯苓　紫苏

上㕮咀，水二钟，姜三片，煎服。

缠喉风

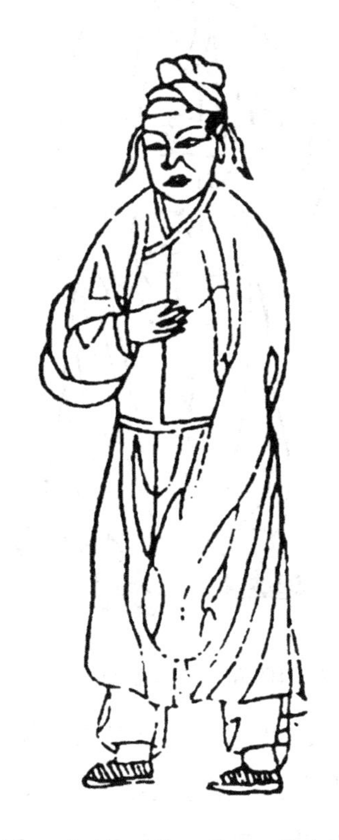

此病因肾经有热，内枯不能上润，致令心火盛，故发此症。服败毒散，具探吐法在前。

羌活　防风　桔梗　黄芪　黄芩　白芷　甘草　陈皮　柴胡　芍药　前胡　鼠黏子　玄参

仍用吹喉药吹三五次，又用白地松根醋捣汁。漱出风痰如喉开雷响者，不可治，切宜仔细。

气痛喉闭

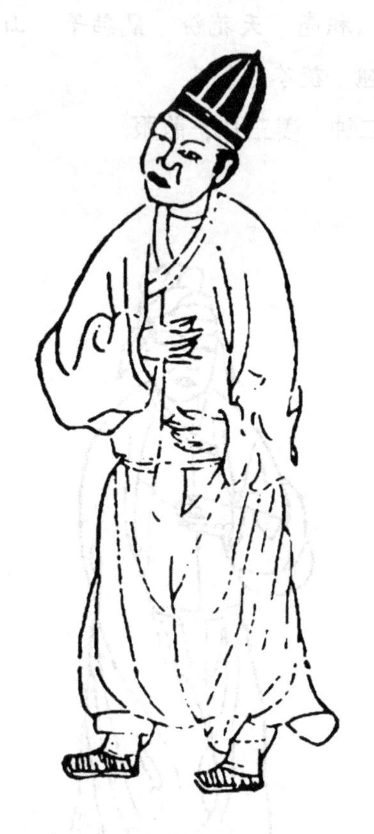

此症为因聚毒塞于喉间，痰涎稠实，发寒热者，仍分上中下三关。毒在下关者，难治。上中二关，用吹喉药吹数次，茶汤送下雄黄化毒丸七丸，然后服参苓顺气散。

人参　茯苓　乌药　苍术　紫苏　白术　粉草　陈皮　鼠黏子　枳壳　玄参　山栀仁　桔梗　天花粉

呛食喉风

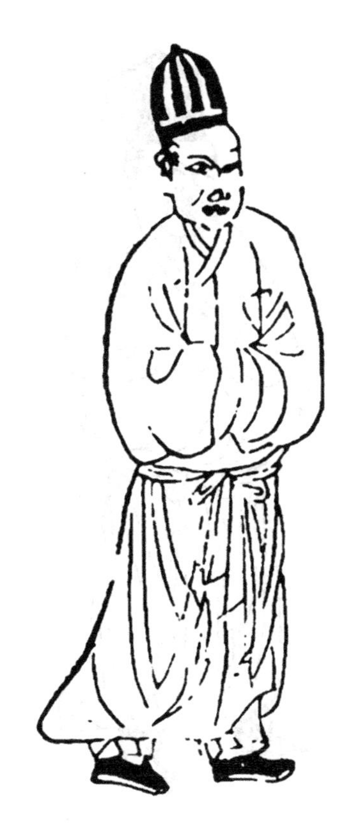

此症因热毒在于心经，咽喉燥而无痰。若呛食者，不可治。用川桔散。

川芎　防风　桔梗　鼠黏子　山栀仁　白芷　玄参　天花粉　枳壳　黄芩　乌药　甘草　陈皮

连须葱一根，灯心七寸，同煎至七分，食后服。如落心肺间刺痛者，仍用当归连翘散加大黄利下；如久不治变为飞丝劳毒，能伤人命。

喉痈

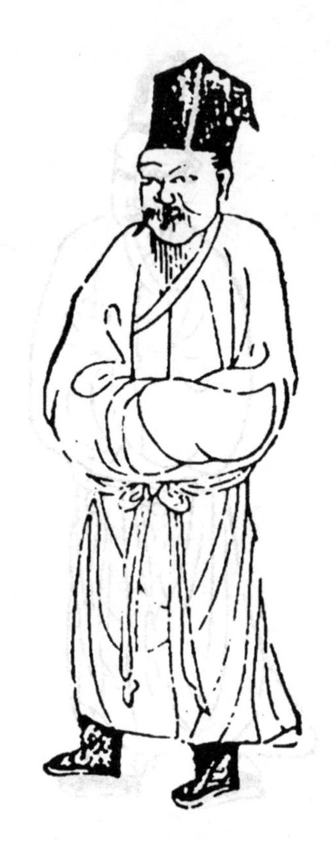

此毒因喜怒忧思悲恐惊以伤七情，郁结成痈，毒生喉间。若不速治，恐毒气内攻，喉骨若出，必致口内出脓，虽不伤命，即成冷瘘，终身之痼疾也。治方于后。

十奇散

治喉节初起有脓，即散破，用内补散，外用金丝膏贴之，吹药同前。

脚根喉风

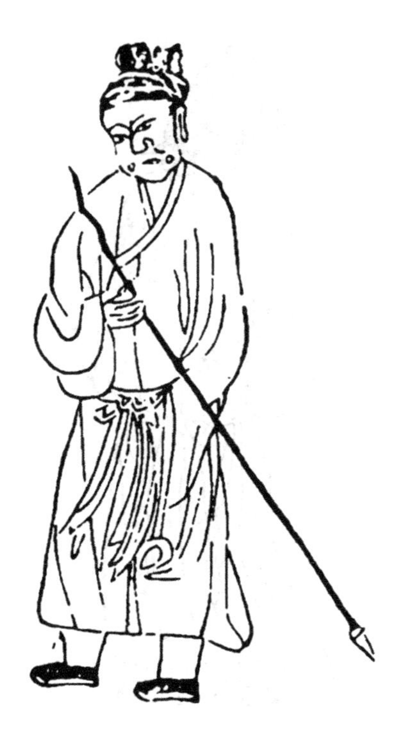

此症脚根发起至于喉间，或一年发一次，半年发一次，切忌热物，不得伤于怒气。其病一日行一穴，至七日行七穴。虽然不妨，只是要发，用吹喉药，仍服败毒散。如腥恶发泡者，死。

喉闭

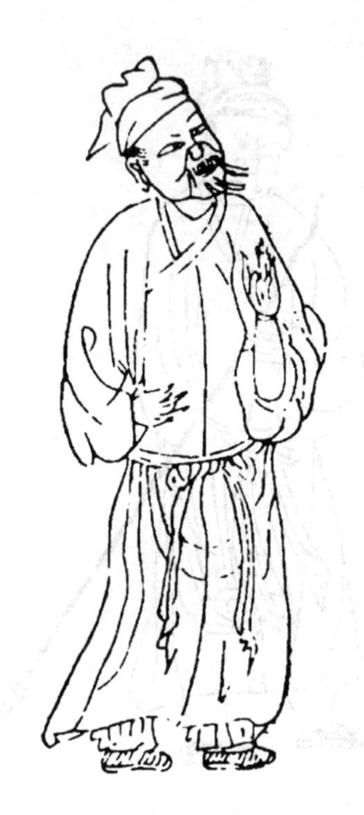

此症因外感寒邪内伤热物，或大寒后便入热汤洗，故将寒气逼入脾经，冷气阻于中脘，邪气热客于心经，故生此疾。急用三棱针刺手腕中紫筋上或少商穴出血。却将雄黄化毒丸冷茶磨化灌之，仍将冰片散吹入喉中，待漱出风涎稠痰为愈。更服八正顺气散。

陈皮　砂仁　枳壳　桔梗　甘草　当归　川芎　人参　鼠黏子　玄参　白芍药

水二钟，煎八分，后服玉枢丹。

喉瘤

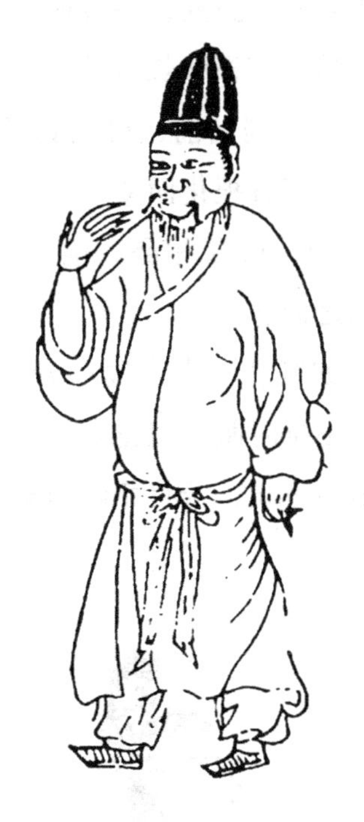

喉瘤生于喉间两旁，或单或双，形如圆眼大，血丝相裹如瘤，故名之。此症肺经受热，多语损气，或怒中高喊，或诵读太急，或多饮烧酽酒①，或多啖②炙煿物，犯之即痛，不犯不痛，须要敛神晏息以药攻之则此症脱落矣，不可用刀点破。

益气疏风汤

升麻　甘草　当归　川芎　生地黄　白芍药　桔梗　天花粉　黄芩　麦门冬　前胡　青皮　干葛　紫苏　连翘　白蒺藜　防风

麝香散　日夜吹之。

---

① 酽酒：醇酒。

② 啖（dàn 淡）：同“啖”，嚼食。

真麝香二钱　冰片三分　黄连末一钱

上研末和匀，芦管吹入患处，一日夜五六次。

又一人口内生肉球，有根线长五寸余，吐球出，方可饮食，以手轻捻，痛彻至心。煎剂同前，再用真麝香二钱，分二次水调服之，或用麝香散，三日根化而愈。

又一人咽喉间生肉，层层相叠，渐渐肿起，有孔出臭气。用臭狗橘叶煎，频服之而愈。

一人舌上忽出血如簪孔，赤小豆一升，杵碎，水三碗，和捣取汁，每服一盏，不拘时服。槐花末掺上尤良。

一人齿龈边津液血不止，苦竹茹四两醋煮，含嗽吐之。

悬痈

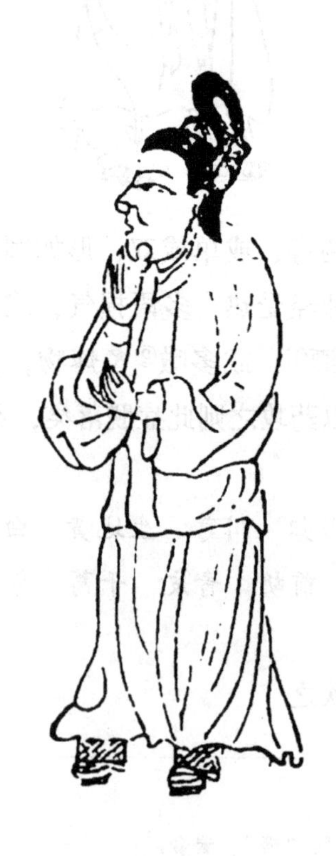

此毒生于上腭，形如紫李，坠下抵舌，其人口不能言，舌不能伸，头不能低，仰面而立，鼻中时出红涕。若不速治，毒入于脑即死，治方于后。

用铜匙挑开口，竹批针破痈头，用盐汤搅净，血出尽，用冰片散吹入患处，闭口以待药化，自然咽下，连吹三五次，仍服荆防败毒散，再服雄黄化毒丸三丸，冷茶清下。此症形虽注外，其实生口中上腭。

锁喉疮

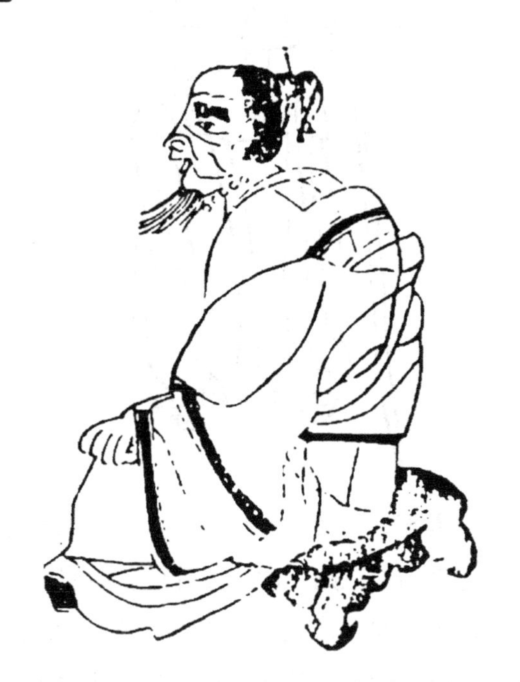

锁喉疮者，心经毒气、小肠邪风发于听会之端，注于悬膺之侧，初生如瘰疬，不能饮食，闭塞难通，渐次肿破化脓，早治得生。宜服当归连翘散之类，内用冰片散、牛黄清心丸之类治之。

蜒蝣不拘，以麝香、冰片和捣，搽之。

伤寒喉闭

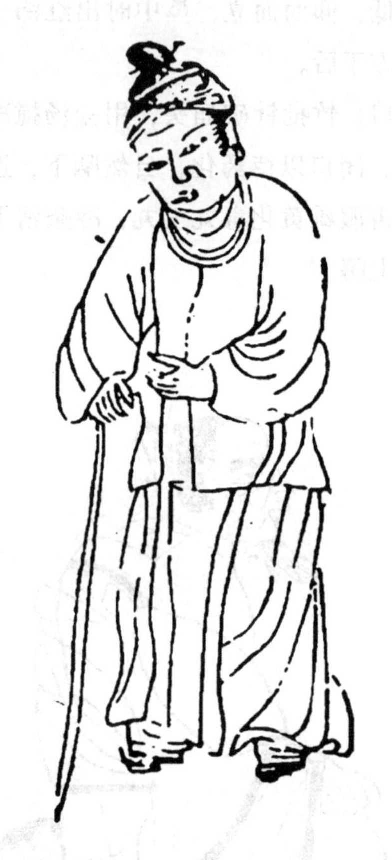

此症伤寒遗毒不散，致八九日后喉闭，皆因热毒入于心经、脾经。急服四七气汤二三贴，次用冰片散，后服黼毒流气饮。

白芷　防风　陈皮　连翘　人参　香附　川芎　当归　玄参　天花粉　枳壳　甘草　桔梗　小柴胡　鼠黏子　山栀仁

一人伤寒，舌出寸余，连日不收，用梅花、冰片掺舌上，即收。重者用五钱而愈。

双蛾风

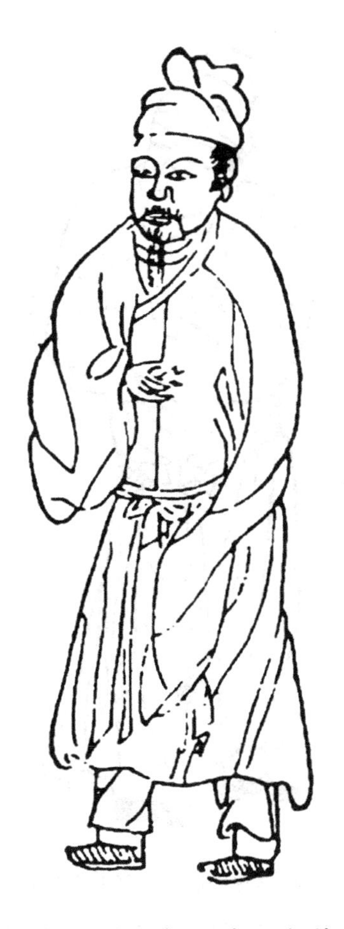

此症有两枚在喉间两边，如豆大，急将黄齑汁、蜜少许、玄明粉，漱出风痰，仍服当归连翘散、雄黄化毒丸七丸，茶清送下，次用冰片散吹入数次，立效。后服当归连翘散。

当归　生地黄　连翘　前胡　甘草　枳壳　桔梗　黄芩　鼠黏子　玄参　天花粉　白芍药

水二钟，灯心煎服。

口紧

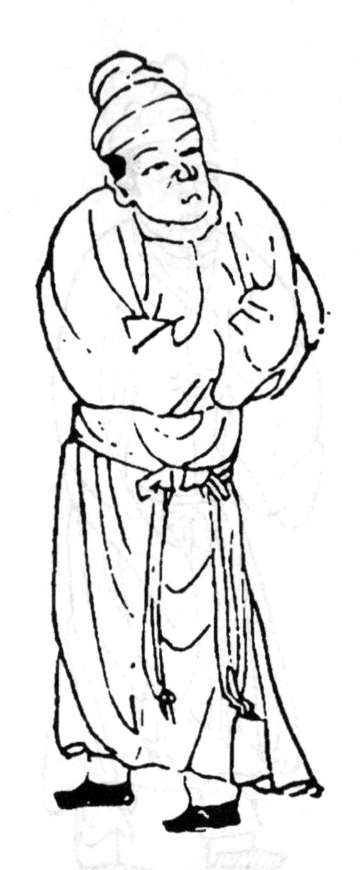

一名月阙疮，一名雁来风，一名虫蚀疮。

此症急用马齿苋汁洗紧唇，仍用黄齑汁灌去风痰，再用冰片散吹之，然后服防风通圣散。

防风　大黄　朴硝　川芎　甘草　当归　黄芩　滑石　石膏　薄荷　山栀　麻黄　荆芥　桔梗　白术　连翘　白芍

如毒气归心，胸前胀满，上气频促，下部洞泄不止，必死难治。

木舌乳蛾

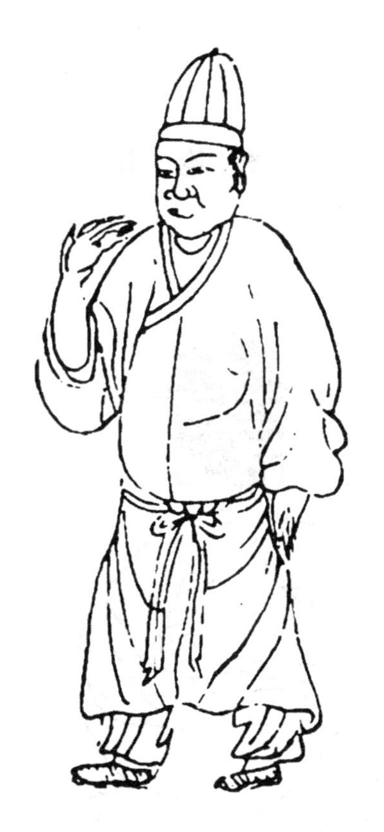

此症为因心经热毒，或因酒后温床厚被，以致热气攻于心经，故生单蛾及舌胀而紫，吐出风痰。急用三棱针，刺舌下金津、玉液二穴，及刺乳蛾，俱破出血痰。却用胆硝丹吹入喉中，仍用荆防败毒散、雄黄化毒丸，用茶汤清送下，吹药同前。

一妇人木舌胀满口，诸药罔效，以铧针砭之五七次，肿减，三日方平，血出盈斗，服药同前。

卷二

图论方

发脑

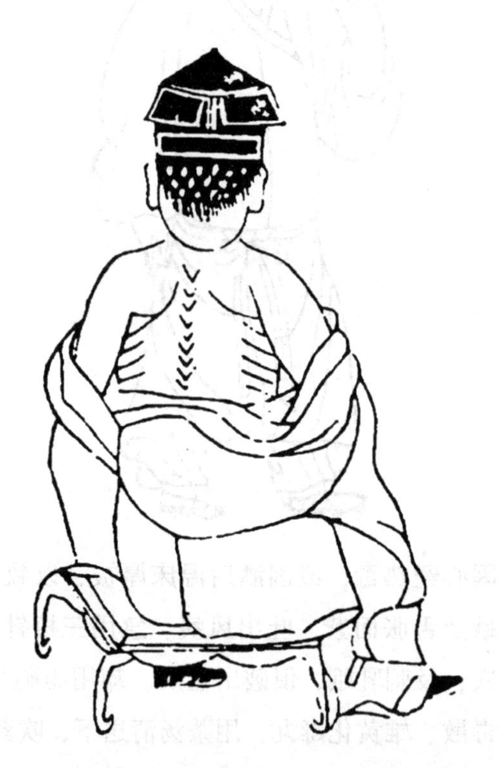

此发脑者，伏阳结滞，邪毒上壅，或生玉枕之端，或在风池之穴，或多或少，大小不同，形如硬疖，渐至溃烂，遍生发中，痛如刀剜，赤肿无脓，逆则黄水出，顺有白脓来。治法以当归、川芎、人参、赤芍、连翘、桔梗、天花粉、升麻、酒炒黄芩、山栀、金银花、黄芪、干葛之类，以意消息治之。外用紫金锭水磨搽之，或大者以膏药贴之，一日三次。宜服蜡矾丸。

蜒蚰不拘多少，和葱捣烂绞汁，加冰片、麝香少许，搽之。

头后蜂窠散注

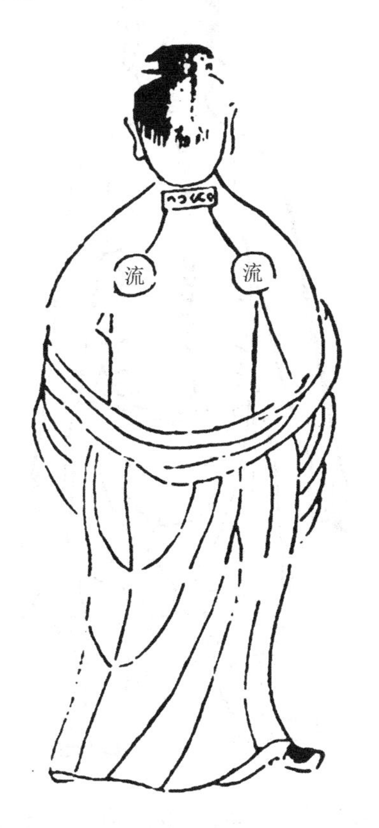

此症发于头后，如是蜂窠者，急宜救之。若焮赤肿痛起者，得疗。痰发者，必难治矣，急用调治之。若或流于两肩者，决不可疗也。治法与发胸者同。

枕疽

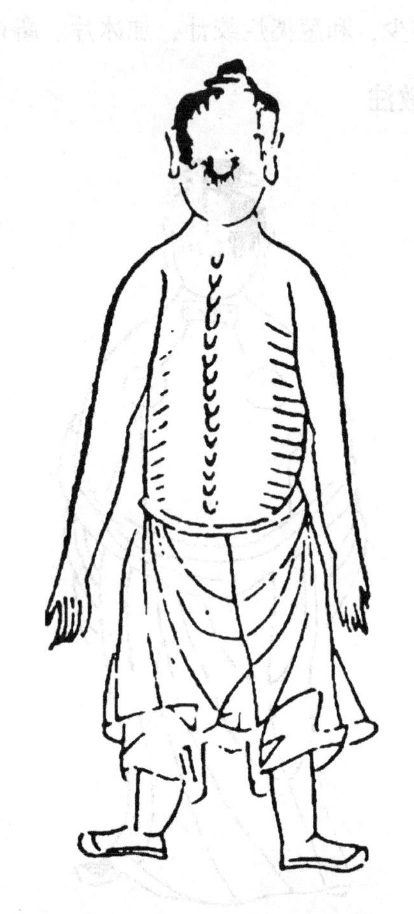

此毒盖因风热上攻入于内，发此疽疾，量人年纪老少用药。人年五十以上难治，少壮可治。更服内疏黄连汤十数贴，加羌活、金银花、荆芥、千金托里散。宜服黄矾丸，外贴金丝膏。治法与对口疮同。

脑疽

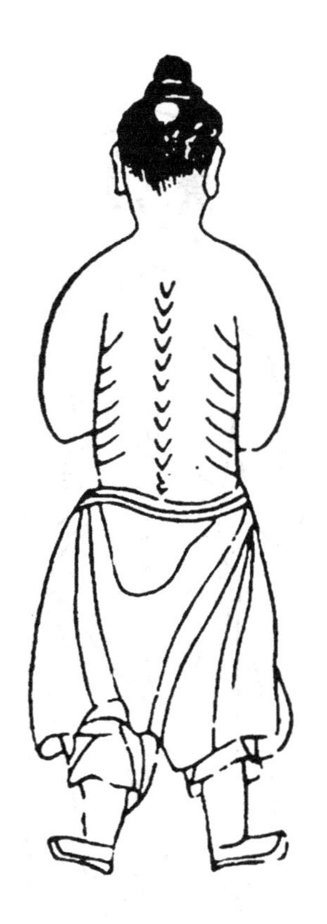

此毒受在肾脏虚，实热壅上脑户，结伏成毒也。初起三日者，剃去发，以艾炷如豆大者，灸五壮，外用围药，庶能消矣。当用三香内托散，定痛消毒饮治之。

人参　当归　升麻　川芎　白芍　桔梗　枳壳　茯苓　半夏　柴胡　甘草　羌活　防风　厚朴　白芷　天花粉

上剉，姜三片，灯心三十茎，空心服。

三香内托散

人参　木香　黄芪　厚朴　甘草　紫苏　枳壳　官桂　乌药　白芍　白芷　川芎　防风　乳香

姜三枣二，水煎，不拘时服。上中下三搭手俱用此。

对口疮

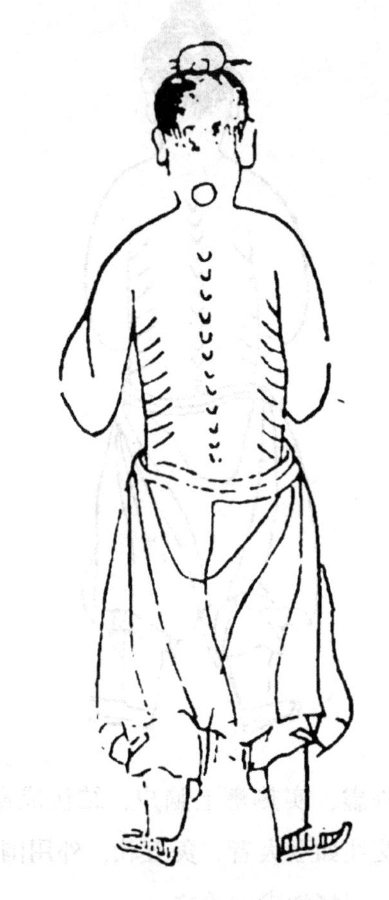

此毒因虚阳上攻，热入于脑，故生此疽。正近咽喉之所、诸阳之会间，速宜调治。初起用千金内托散，加羌活、独活、柴胡、天花粉，煎服。先散其虚热之气，然后服荆防败毒散，外贴金丝膏。更服内托十宣散，加白芍、羌活、金银花，煎服。多服蜡矾丸、护心散。

围药

雄黄末二钱，白及末一两，和匀，用蟹捣汁调敷，留孔，时用水润之。

另有围药，方在顶门痈中取用。

两边发际发

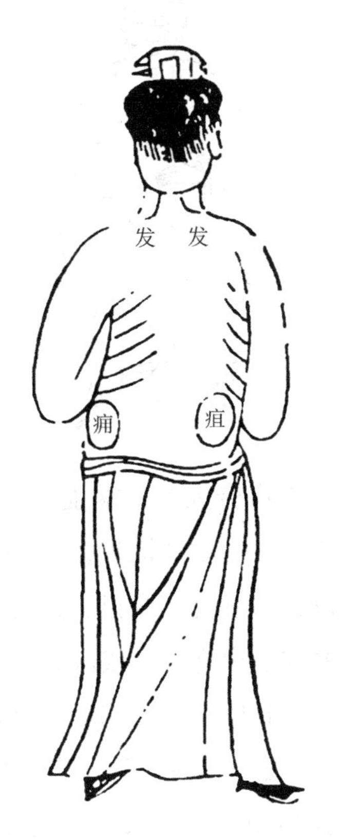

此证生颈后两边，左右鬓发边发生，急宜救之。如核硬而发者，急宜取去病根。如脑心发者，热气上攻于脑四畔边，焮赤肿硬连于耳项，寒热疼痛，若不急疗，毒入血肉腐坏为脓水，头中出血者，气喘及痰发者难治。治法同前，宜加减用引经药。

面发毒

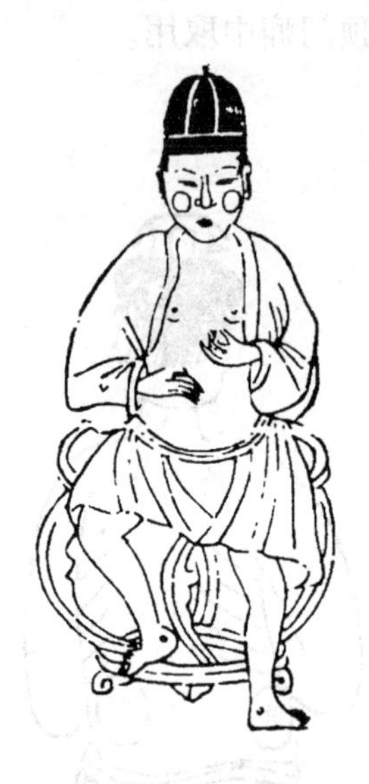

此症之发，多起于房劳太过，乘虚风入经络。阳明经虚，发于面也，或面生疖瘟。患者欲求速愈，而庸医或以毒药敷点，或以艾火灸之，或以针刀刺之，或犯尻神恶宿，或破后房事不戒，或受狂风霜雪寒露暴戾之气，或服金石草木，诸部恶毒相攻相反之剂，以致病症日剧。殊不知面为诸阳之首，禁火、禁刀、禁毒，况耳目口鼻之官总系一处，比四肢不同。若不保重，命亦难生，何也？面为阳，火气入之，熏蒸肌肉；刀针刺之，即伤经络；毒药点之，暴剥皮肉，转转为患。继之以风邪入之，则头面虚肿，目鼻肿胀，患处日腐，其臭秽难闻，脾胃日削，寒热交作，痛楚万状难以尽言。若有五善而无七恶，外敷清凉拔毒之药，内服参术内托之剂，每合犀角郁金散，服之以拔积毒，其命方可保也，否则难生。

清凉拔毒散

白及　雄黄　麝香　乳香　山慈菇　天花粉　黄柏　乌药

上为末，鸡子清调敷，蜜水润之。

参术内托散

人参　白术　粉草　犀角　贝母　黄连　防风　黄芩酒炒　羌活　桔梗　当归　生地　白芍　前胡　天花粉

因病之逆从而加减之。水二钟，姜三片，煎服。

犀角郁金散

犀角　郁金　珍珠　牛黄　粉草　乳香　真粉①　辰砂

炼蜜为丸，噙化。

寒疮

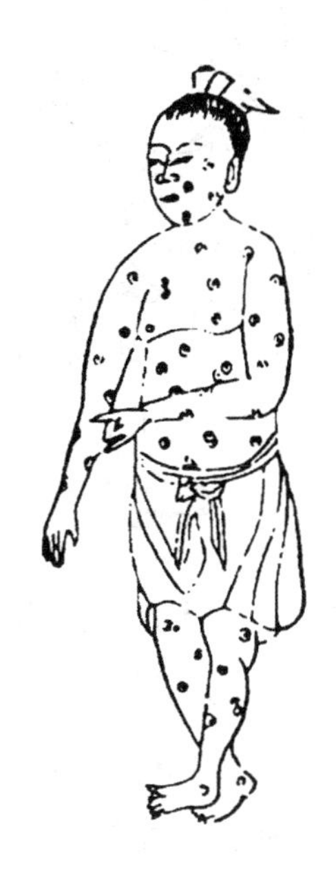

一人面上及遍身生疮，似猫眼，有光彩，无脓血，冬则近胫，名曰寒疮。此乃脾家湿热所化，宜服雄黄解毒丸，再服清肌渗湿汤。多食鱼鸡葱韭而愈，惟鲤鲇鱼虾蟹不可食。

---

① 真粉：绿豆粉。

清肌渗湿汤

苍术　白术　升麻　甘草　泽泻　山栀　黄连　厚朴　茯苓　当归　川芎　青皮　木通　苦参　车前子　小柴胡

瘰疬

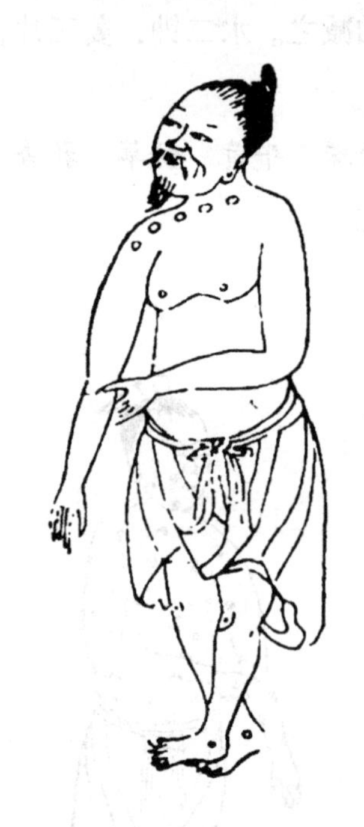

此症手少阳三焦经主之，大抵二经多气少血，因惊忧思虑，故生此疾。初起生于耳下及项间并颐含①，下至缺盆，在锁子骨陷，隐隐皮肤之内。初生如豆，渐长如李核之状，或一粒，或三五粒，按之则动而微痛，不发热，惟午后微热或夜间口干，饮食少思，四肢倦怠则坚而不溃，溃而不合，皆因气血不足，往往变为痨瘵，自觉红肿，或上或下，或左或右，连串三五个，破溃遍项，渐流脓血致成瘰疬。独形者为结核，续欲连结者为

① 颐含：颐颔，腮颊。

瘰疬。但此症原不系膏梁之变，因虚劳气郁所致，宜以益气养荣之药治之，其疮自消。若金石暴悍之剂，血气愈损不能生矣。若不速治，必至丧生。

益气养荣汤 治抑郁及劳伤气血，颈项或四肢肿硬，或软而不赤不痛，日晡微热，或溃而不敛，并治之，大效。

人参一钱 白术二钱，炒 茯苓 陈皮 贝母 当归 川芎 黄芪 熟地 白芍 桔梗 甘草 香附米各一钱

上作一剂，水二钟，煎八分，食远服。

胸痞满，人参、地黄各减三分；口干，加五味子、麦冬；往来寒热，加小柴胡、地骨皮；脓清，倍加人参、黄芪；脓多，加川芎、当归；脓不止，加人参、黄芪、当归、贝母；肌肉迟生，加白蔹、官桂。

马刀疮与瘰疬同条，少阳胆经主之，此二经亦多气少血。或在耳之前后，或在耳下，连及颐含，或在胸及胸侧，或在两胁，久坚不溃，皆谓之马刀疮也。故多坚少软，脓白如稀糊，似泔水状，治者求水清可也。形表如蛤者，为马刀疮。

夏枯草汤 瘰疬、马刀疮，不问已溃未溃，或久成漏，并宜服之。

夏枯草六两

水三碗，煎至一碗，去渣，食远服。此生血补虚消毒之圣药，浓煎膏并涂患处，多服十全大补汤加贝母、香附、远志。

治瘰疬，已成未成，已溃未溃，以手置肩上，微举起，则肘骨尖自现，是灸处。如患左，灸左肘；患右，灸右肘；若左右俱患，两肘皆灸。以三十、四十壮为期，更服补剂。一年灸一次，三灸，其疮自除。如患三四年不愈者，辰时灸起至酉时方止，三灸即愈，更服益气养荣汤。

又方，灸法，未成脓者，用大蒜切片如二钱厚者，安患上，用艾炷于蒜上，灸之至三五壮换蒜，每日灸十数蒜片，以拔郁毒。如破久不合，内有核或瘀肉，此因气血不足，不能腐烂，更用江西豆豉为末，唾津和为饼，如前灸之，以助阳气。内服补药，外贴金丝膏，疮口自合矣。

疬疮痰核噙药

昆布酒洗　海藻酒洗　大黄酒拌，蒸三次　僵蚕姜汁拌炒　青黛各二钱　桔梗一钱　连翘二钱　胆星二钱　柴胡　片芩酒炒　橘红　黄连酒炒　瓜蒌各一钱

上为末，炼蜜丸如芡实大，不拘日夜噙之。

神效灸治瘰疬穴法

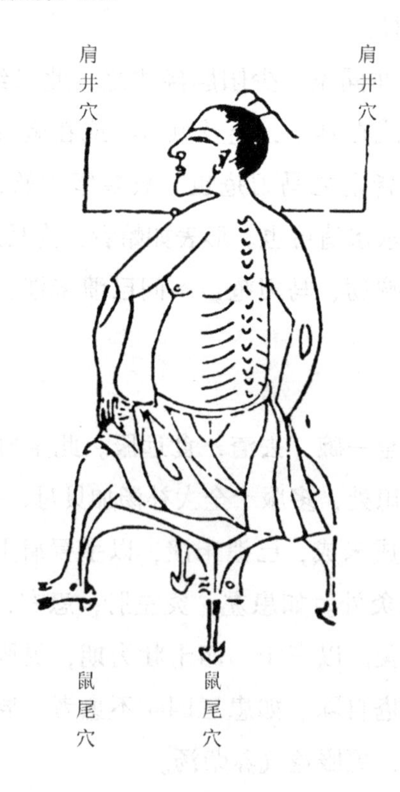

二鼠尾穴，在手臂上大肉处是穴。

治男子、妇人、小儿患此症者，依此四六烧灸，无不效。肩骨尾尽处是肩井二穴，左肩灸左，右肩灸右，左右俱有俱灸。鼠尾一穴，用草一茎，男比左手，女比右手，中节横纹攒量过四指纹尽处，比交折断，将至丝螺骨尖中，比至脚后总筋中是穴。鼠尾左灸左，右灸右，俱有俱灸。一年五壮，年深多灸，专治一切发者，须要禁忌房事，神效不虚，可以活人。灸毕疮烂，车前草叶捣烂贴之，看遍身神人所在禁忌，并择天医黄道吉日。

灸忌：既灸，忌诸鱼、热面、生酒、生冷物、鲜肉及房劳。

又灸两手掌后四寸，两筋间各七壮，以病人中指横纹量至本指尖为四寸，再灸肘尖，左病灸右，右病灸左，各三壮，不过三次除根。

如神散 瘰疬已破，疮口不合。

松香末一两　白矾三钱

为细末，油调搽。干掺亦可。

散肿溃坚丸 瘰疬马刀，服益气养荣汤不能消散者，宜服此丸五日，再服益气汤五日，相兼服之。

知母　黄柏　广茂①　天花粉俱酒拌炒　昆布酒炒　连翘　黄连炒　葛根　白芍　京三棱各三钱，炒　升麻　当归梢　甘草　小柴胡各一两　草龙胆四两，炒　黄芩一钱五分，一半生用，一半酒炒

上为细末，炼蜜丸，如桐子大，每服七八十丸，白沸汤送下。

神秘散 服散坚丸、益气汤不愈，宜进此药，再服益气汤。

① 广茂：蓬莪术。

斑蝥二十①枚，去头足翅，同糯米炒，去米不用，为末　荆芥穗二钱　黑牵牛末一钱　僵蚕末二钱，炙

和匀，每服二钱，五更温酒调下，日午恶物从小便中出。如小便涩或痛，以葱白汤饮之，或木通汤更以米粥补之。若不下，明早五更再服，以下为度。无力者不可下，每早服之，五早为度。

得效针头散　追蚀恶疮瘀肉。

赤石脂半两　乳香　白丁香各二钱　砒生用　黄丹各一钱　轻粉七分　麝香三分　蜈蚣一条，炙

上为末，掺于瘀肉上，或疮口小就搽疮口上，瘀肉自去。更以膏药贴之，肉亦去。尝用砒末二钱，以白矾末二钱和匀，同火上飞过。用矾一钱合药亦效，但不及生砒之功速耳。

柴胡连翘汤　治马刀疮。

小柴胡五钱　鼠黏子二钱　薄桂五钱　连翘五钱　瞿麦穗六钱　炙草三钱　生地三钱　归尾一钱五分　黄柏三钱，酒拌炒　知母三钱　黄芩酒拌炒

上匀作四剂，水煎服之。

消毒汤　治马刀疮。

柴胡二钱　连翘二钱　归尾一钱　红花一钱　甘草一钱　生芩二钱　黄连五分　天花粉二钱　鼠黏子五分，炒　黄芪二钱

柴胡通经汤　小儿项侧有疮，坚而不溃，亦名马刀疮。

柴胡　连翘　当归尾　黄连　黄芩　生甘草　鼠黏子　桔梗　三棱　红花　川芎

水煎服。

---

① 二十：浩本、蔚本作“十”。

必效散 治瘰疬。

硼砂二钱五分 轻粉一钱 麝香五分 槟榔一枚 斑蝥四十，去头、足、翅 巴豆五枚，去皮、心、膜

上同研末，取鸡子清二枚，去黄，调药匀，倾在鸡子壳内。湿绵纸数层糊定，勿令透气，饭上蒸熟，取药晒干研末。用时看病人虚实，虚者用五分，实者用一钱，并用煨熟老姜煎酒，五更空心调下，天明取下恶物。如小腹内疼痛，便用天麻子烧灰一钱，没药一钱，同研为细末，茶清调下一钱，取下恶物，或如烂肉，或如初出老鼠，或新成卵内雀儿，是药效验。妇人有孕不可服。

治颈上瘀核 饮之，半月即效。

青木香根叶 独脚将军草各一斤

上用大酒十斤，放二味在瓶内，封固瓶口，重汤煮，三枝官香为度，埋地中三日，出火毒，饮之。

立消红肿瘀核

用石灰窑内红土墼①为末，菜油调搽，空中出毒出脓，以膏药贴之。

① 土墼（jī）：石灰窑中烧结的土渣。

风毒发疽

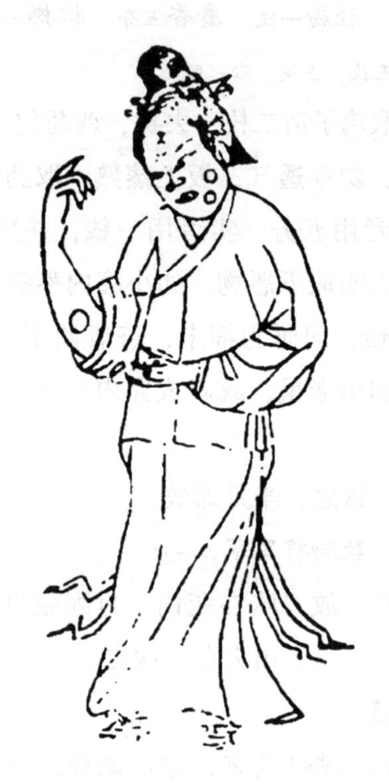

此疮受在气血不通，凝滞脾胃，有伤经络，或过食炙煿，或被毒气聚结成疮，或乘虚为贼风所吹，当用温中顺气饮。顺气饮孕妇加减服。

温中顺气饮

生地　茯苓　厚朴　白术　甘草　青皮　枳壳　桔梗　当归　川芎　防风　木香　白芍　蓬术

上用姜三片、枣二枚，煎服不拘时。

若孕妇，去蓬术、厚朴，加砂仁、陈皮。

顶门痈

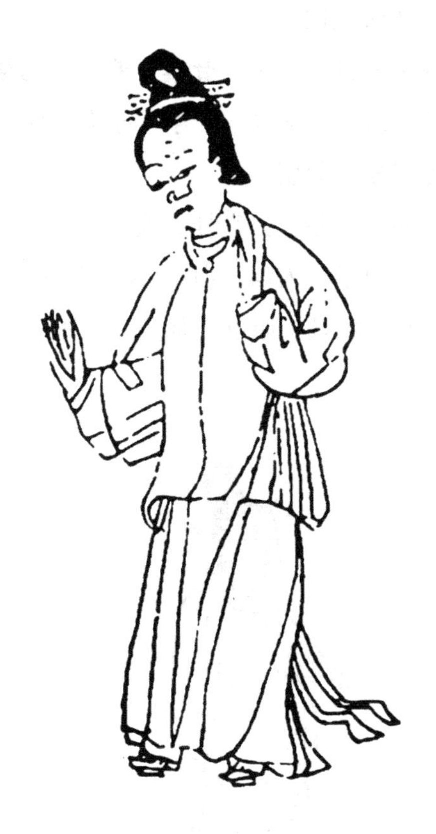

此痈受在六腑与阴阳不调，气上热壅而成瘘，毒伤于脑经，于是毒症不可轻忽。先用败毒流气饮，后服内托流气饮治之。

外用救苦拔毒膏。

雄蜒蚰一二条，和葱白二寸，捣极烂，加雄黄末一钱、白及末一钱，和匀敷患处，留孔，干用水润之。何为雄蜒蚰？背上有白纹者是也。对口疮、发鬓、发疽之症亦治。

用败毒流气饮。

人参　干葛　枳壳　桔梗　甘草　柴胡　防风　细辛　薄荷　川芎　羌活　芍药　独活　白芷　紫苏　天花粉

姜三片、枣一枚，水煎，食后服。

不消，用内托流气饮。

人参　木香　黄芪　厚朴　甘草　紫苏　桔梗　官桂冬加夏减　槟榔　乌药　枳壳　当归　川芎　芍药　白芷

姜三片、枣二枚，煎服。

或热，加柴胡、黄芩，去官桂；或痛，加玄胡索、五灵脂、乳香；或泻痢，加附子、人参、白术土炒、泽泻；胃气不顺，加陈皮、茯苓、半夏、山药；呕吐，加生姜、藿香。

眉风毒

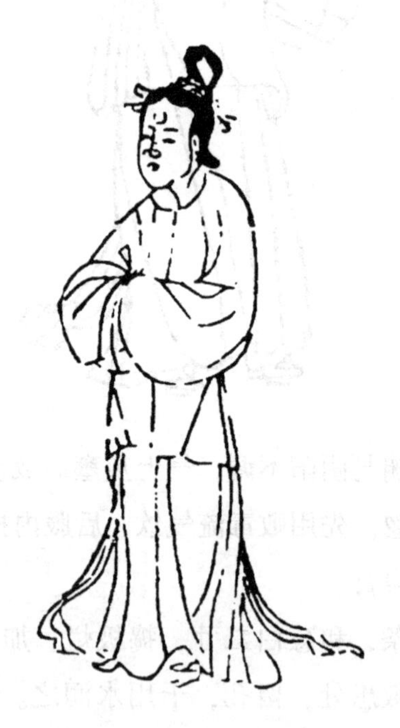

此毒受在肝经，气血上壅，结聚成毒。当用败毒流气饮、内托流气饮、清肝饮治之。

败毒流气饮

紫苏　桔梗　生地　薄荷　青皮　枳壳　甘草　防风　川

芎　羌活　前胡　连翘　芍药　小柴胡

内托清肝饮

人参　黄芪　厚朴　甘草　防风　桔梗　天花粉　枳壳　藁本　升麻　乌药　当归　白芍　金银花　白芷　川芎

姜三片、枣一枚，煎服。

围药

用顶门痈救苦拔毒膏治之。如无蜒蚰，急用金箍散敷之，立效。

发眉疮

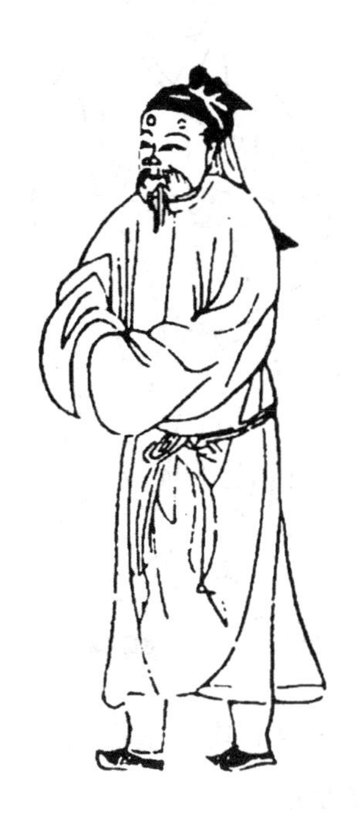

发眉疮，从眉至头生疮，色黑，其腰渐渐肿，气浮满面，其疮如石，针刺无脓，其水自出，痛不可忍，闷乱呕逆者，正是此疮。六日可刺出脓，如吐逆心闷渐减，可治。如不能减，男子二十四日而殒，女子七日而终矣。急用止疼之药治之。

止痛拔毒散

升麻　甘草节　鼠黏子　乳香　山栀　黄连　归须　川芎　白芍　生地　桃仁　黄芩　羌活　独活　桔梗　白芷　青皮　蝉壳　连翘　金银花

宜搽紫金锭，服护心散。

上下眼丹

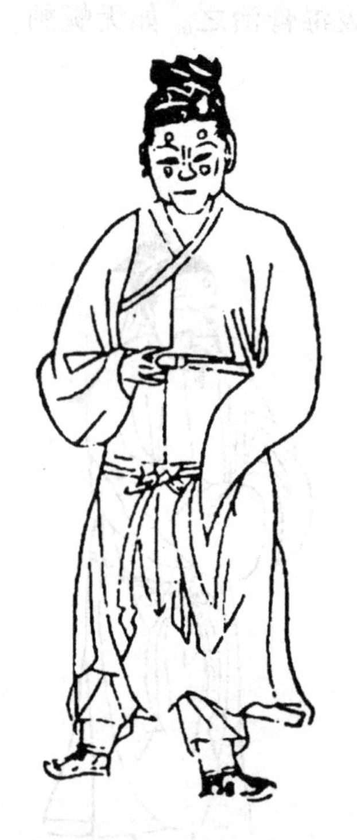

此毒受在心肝，气毒上攻，壅而聚此丹毒。当用清心流气饮治之，兼服黄连败毒丸。

清心流气饮

茯苓　防风　甘草　紫苏　羌活　独活　川芎　青皮　薄荷　黄芩　柴胡　荆芥　赤芍　麦冬　连翘　石膏　蔓荆子

上水煎服。

黄连败毒丸

黄连二两　甘草一两　连翘一两　防风一两五钱　羌活一两　细辛一两　薄荷五钱　黄芩一两，酒炒　甘菊花一两

上为细末，炼蜜丸如梧子大，每五十丸，食后白汤下。

搽药

皂矾五钱　大粉草一①两

二味同煎浓膏，加冰片少许，用鸭毛润眼眶上即愈。

发鬓毒

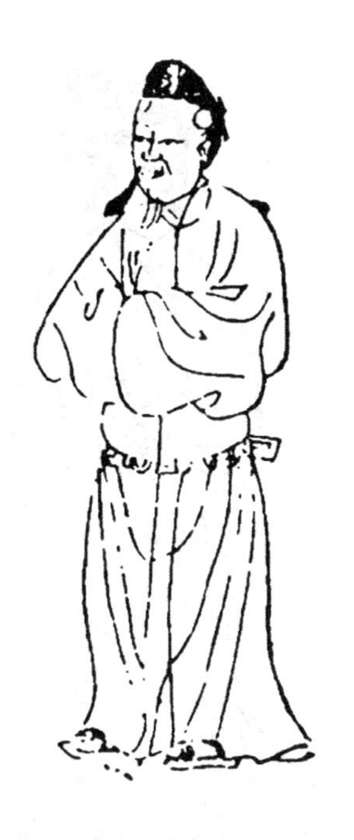

此毒受在手阳明经，气虚风热上壅，风毒成疮。当用清心流气饮，次用内托流气饮治之。此症客于会合之前，灌在关后，形如米粒，渐次赤肿，遍身潮热。

① 一：浩本、蔚本均作“二”。

清心流气饮

茯苓　防风　甘草　柴胡　羌活　川芎　独活　紫苏　连翘　赤芍　人参　白芷　前胡　山栀

内托流气饮

人参　黄芪　厚朴　甘草　紫苏　桔梗　枳壳　乌药　细辛　当归　防风　川芎　白芷　鼠黏子　芍药

姜三片，煎服。蜡矾丸日进三四服。

鬓疽

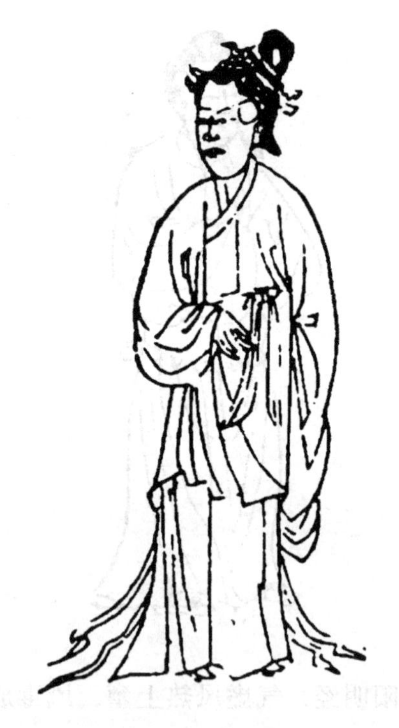

此疽受在脾胃心肺，热气结成毒也。当用败毒流气饮、清肝流气饮治之。或医缓之，命亦难生矣，慎之慎之。

败毒流气饮

紫苏　桔梗　枳壳　甘草　白芷　川芎　薄荷　生地　干

葛　麦冬　当归　芍药　柴胡　天花粉　鼠黏子

上水煎，食后服。

清肝流气饮

桔梗　枳壳　甘草　防风　前胡　羌活　青皮　生地　黄芩　独活　川芎　当归　芍药　茯苓　小柴胡

姜三枣一，煎服。蜡矾丸时时服之。

痄腮毒

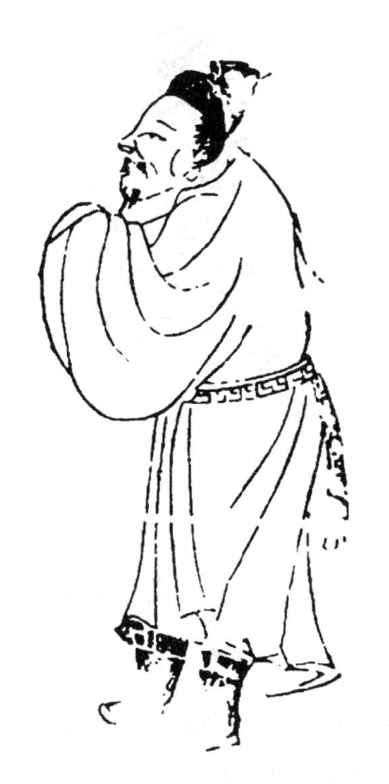

此毒受在牙根、耳聍，通于肝肾，气血不流，壅滞颊腮，此是风毒症。先用清肝流气饮，后用托里流气饮治之。

清肝流气饮

枳壳　桔梗　黄芪　前胡　羌活　甘草　石膏　防风　川芎　芍药　荆芥　白芷　生地　薄荷

托里流气饮

人参　黄芪　当归　川芎　白芍　甘草　防风　厚朴　乌药　官桂　木香

姜三枣一，煎服。

患处用围药敷之。

耳风毒

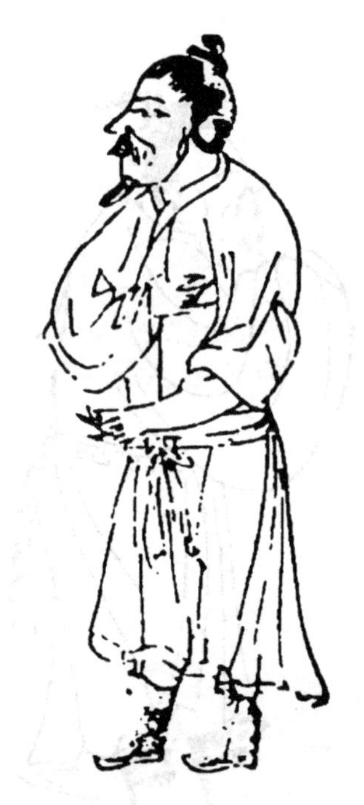

耳风毒，受在心肾，气不流行，壅在心经，致伤于耳。五种耳痔、耳蕈①、耳壅、耳湿、耳烂，可用清肝流气饮，后用定痛降气汤治之。如遇耳痔、耳蕈先用针刺破，用红玉膏点之。耳胀痛，用虎耳草汁滴入耳内，痛即止。耳疔以烧酒滴疔根上

① 耳蕈（xùn）：耳部赘生物。蕈，本指伞菌一类的植物，在此可引申为耳部赘生的蕈状物。

方，得脱，随用苦茶洗解酒毒。

清肝流气饮

枳壳　桔梗　黄芩　前胡　羌活　青皮　小柴胡　薄荷　生地　乌药　甘草　防风　川芎　白芷　石膏　赤芍

上用水煎服。

定痛降气汤

紫苏　厚朴　陈皮　甘草　半夏　前胡　川芎　防风　芍药　白芷　当归　黄柏　知母　乳香　小柴胡

姜三片、枣一枚，煎服不拘时。若耳轮赤烂，清凉膏贴之。

耳胀痛，用江鱼齿又名脑内骨，火煅为末，水调，滴入耳内。

耳门痛　耳根痛

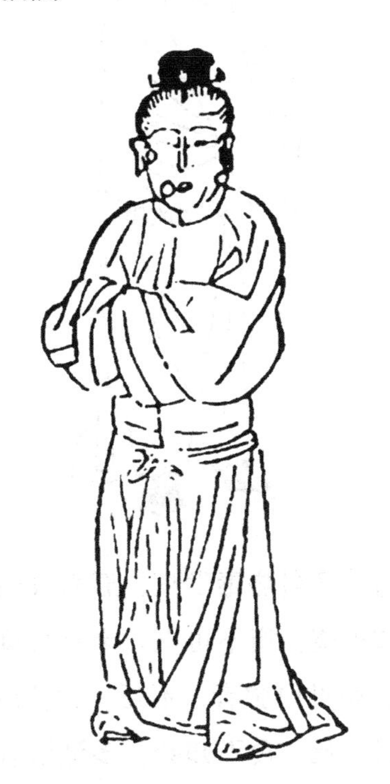

耳门痈，受在肝经，毒气传注，血不周流，此是恶毒症也，当用煎药治之。

耳根痈，受在肾经络，怒气伤心，凝滞肝经，风热壅盛成毒也，当用眉风药治之。

颏上者不为风，颏下者要成漏疮，此症不可轻易，用眉风药治之可也。

用前清肝流气饮，活法施治之。

发耳

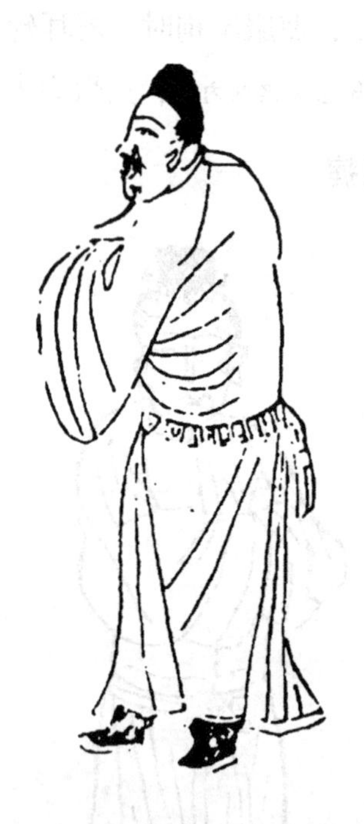

其疮生于耳边，又名热毒发疽，五六月间渐长如蜂窠，皮紫者亦热，诸处如火烧，痛不可忍。十日可刺，无脓者，十一日死。若疮不硬，刺见白脓者，不死。黄脓出者，不死。无时出鲜血者及赤脓者，死。食不知味，多谎语者，亦死。在二十日之间，便见凶吉。

煎药用千金内托散，随时增损之。

项疽毒

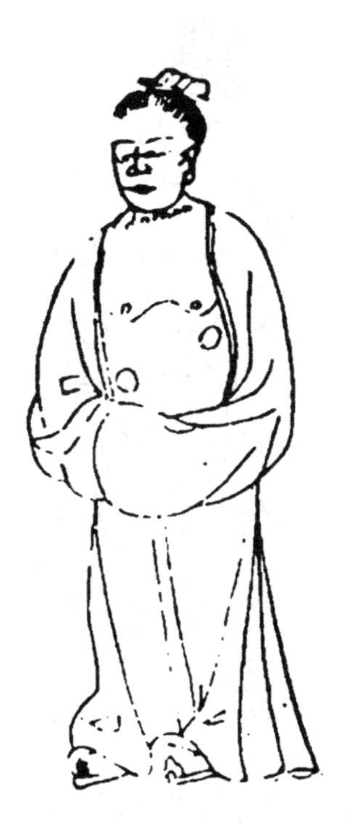

此毒因五脏受毒，气壅血枯，伏在风府之间，恶症也。当用败毒流气饮治之，后用内托流气饮。

败毒流气饮

紫苏　桔梗　甘草　川芎　小柴胡　青皮　枳壳　防风　羌活　白芷　芍药　当归　连翘　独活

上，水、姜三、枣一煎服。

后服**内托流气饮**。

人参　黄芪　厚朴　甘草　紫苏　桔梗　枳壳　官桂　槟榔　乌药　当归　防风　白芷　芍药　川芎　柴胡

煎同前。妇人加香附，夏天去官桂加麦冬。

风毒颈痛

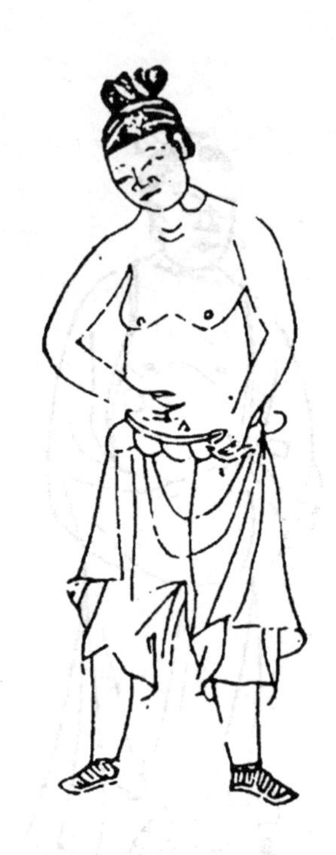

一人肥壮，素能饮酒，酷暑远行，酒醉居于舟中，卧于风内。又为日色暑气相侵，并有七情所干，归家不免于色欲，颈项间忽痛如失枕之状，其名曰何？乃风热锁喉毒也。久则红色，绕于肩背，坚硬难消，急服清暑疏风散。

清暑疏风散

羌活　防风　荆芥　升麻　甘草　干葛　苍术　厚朴　川芎　当归　白芍　独活　白芷　桔梗　紫苏　大柴胡　薄荷　薄桂　枳壳　蔓荆子　木香　藁本

水二钟，姜七片，葱白三根，浓煎热服，随饮好酒，以助药力。以衣覆患上，出汗为要。次用围药，并服千金托里散，加疏风清暑之剂。

发颐毒一名流注

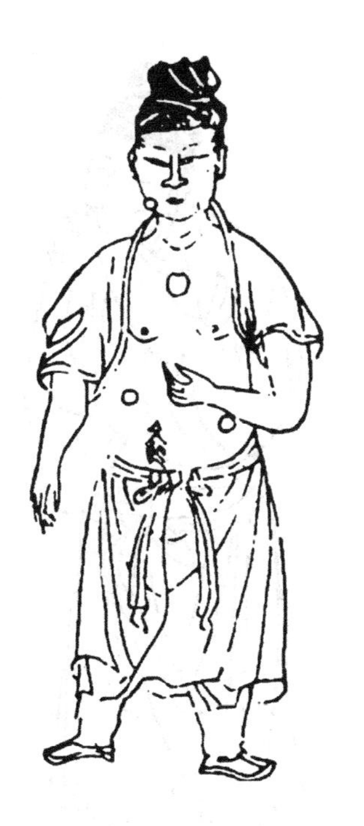

此毒伤寒后，余毒不散，汗发不透，故发此疽。在头耳一寸三分，在心窝两肋，在身者可治。在耳后相连咽喉，恐毒气内攻，难进饮食药饵，鼻流清脓，两耳闭塞者即死，无即生。用前二十四味流气饮热服，以出其汗，次服千金内托散。患上用铁箍散，将姜汁、好醋加蜜少许和匀，火上熬热，调药搽四向，空中出毒，时用余汁温润之。

桔梗　厚朴　白芷　防风　人参　黄芪　川芎　甘草　当归　官桂　黄芩　白术

煎服。

不换金散

半夏　厚朴　苍术　陈皮　人参　藿香　茯苓　木香

后再服乳香护心散，仍贴金丝膏。

穿腮

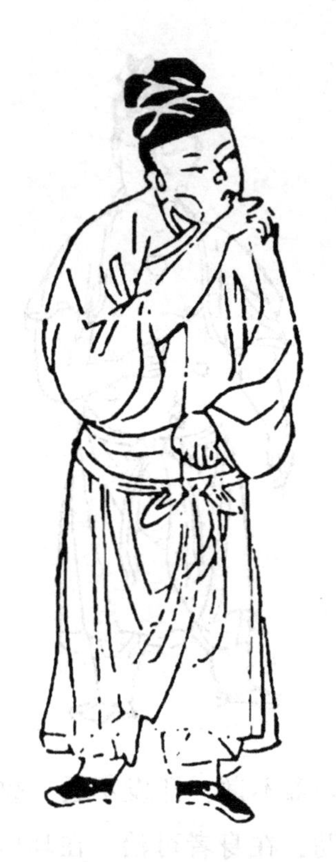

一名骨槽风，一名穿珠，一名附骨，一名穿喉，一名牙槽风。

此毒因忧思惊虑，太阳受症，结于大肠之间，邪毒交生，灌于经络之内。初起生于耳下及项间，隐隐皮肤之内，略有小核。渐长如李子之状，便觉红肿，或上或下，或左或右。牙关口噤不开，急用鹅毛搅出风痰，即服驱风破毒散，立愈。

驱风破毒散

白矾　巴豆去壳油　红内硝　草乌尖　猪牙皂角　薄荷各等分

上为细末，吹之。

又方

天麻　防风　草乌　荜茇　细辛　乳香　川芎　硼砂　薄荷　麝香

温水嗽口，或鼻内吹之。

此症小儿亦生者，其故何也？禀气虚弱，感风寒暑热，相结成疳。或恣食肥甘生冷甜物，余秽积成于牙缝，不能洗涤去垢，渐烂至臭，脓血淋漓。日久则气血凝滞，结成多骨而出，甚至烂漫穿腮。急用珍珠冰片散搽之。

珍珠冰片散

珍珠一钱　红绒末一钱　人中白煅，一钱　枯矾二钱　鸡内金煅存性，一钱　冰片五分　麝香二分　铜青一钱　青靛一钱　黄连末一钱　孩儿茶一钱　细牙茶一钱

上为细末，先用蚌水缴净患处，每掺入之，一日夜一二十次之方愈。男妇亦然，并服煎剂。

清热消疳散

干葛　升麻　生草　贝母　黄连　黄芩　茯苓　桔梗　薄荷　防风　荆芥　羌活　青皮　牡丹皮　当归　白芍　生地　鼠黏子

水二钟，灯心三十茎，煎服。

虚，加人参、白术；年久，加草龙胆；热，加柴胡、前胡。

颏痈

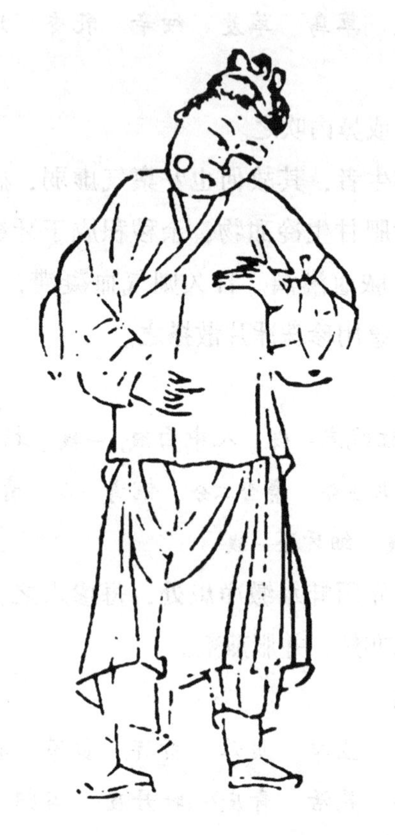

此毒生于颏上，不为风，颏下要成漏疮，不可轻易。当用败毒流气饮，再用内托清肝饮。二方见前，围药同前。

面风毒

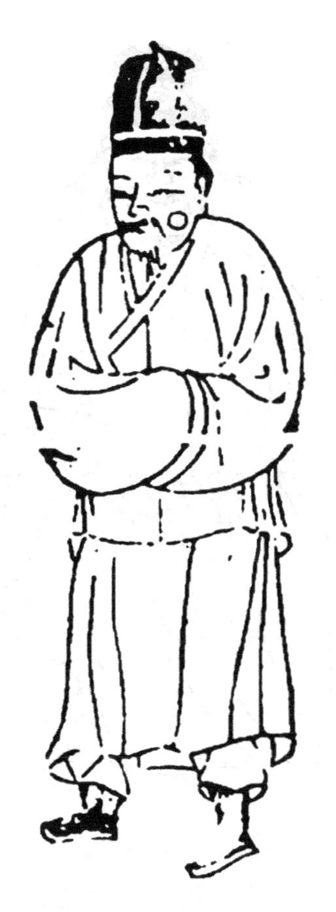

此毒气血壅上，结聚成毒，当用鬓疽药治之。先用败毒流气饮，后用清肝流气饮治之，外用围药敷之。

发须毒　发髭毒

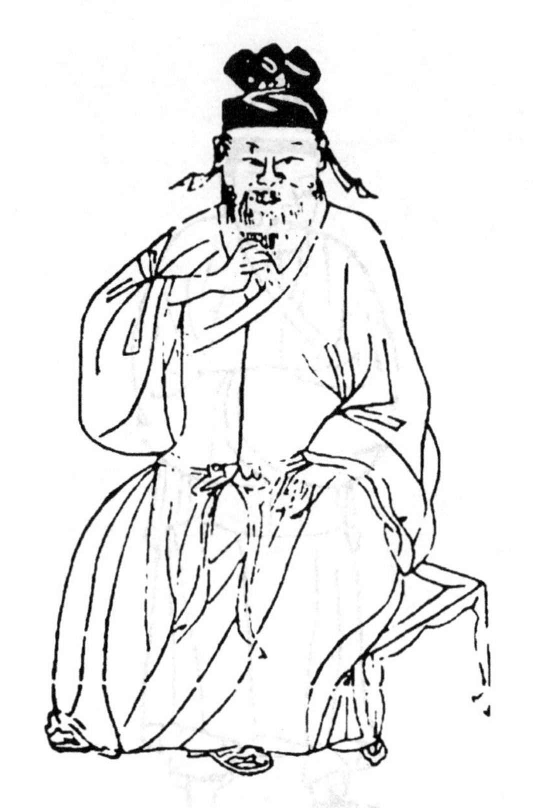

此发须者，脾胃虚热，心肺邪风，上攻禾髎之端，多在承浆之侧，形如羊刺，四边肿硬，痛楚难禁，时流黄水，麻痹，憎寒壮热，毒气下流心胸，主壮逆。皆伏阳攻于心肺，虚热注于三焦。内服当归内托散，外微擦破，以神应散搽之。

神应散

轻粉一钱　鸡内黄二钱　麝香三分　冰片三分　黄柏末二钱　韶粉①二钱　五倍末一钱　黄连二钱

---

① 韶粉：铅粉，古为辰州（今湖南阮陵）、韶州（今广东韶关）专造。然本书卷十作“韶粉，即面粉”。

上为末，先用甘草、苦参、猪蹄、薄荷、白芷、防风、荆芥煎汤，洗净拭干，将陈菜油、猪胆汁调搽之。

须发毒

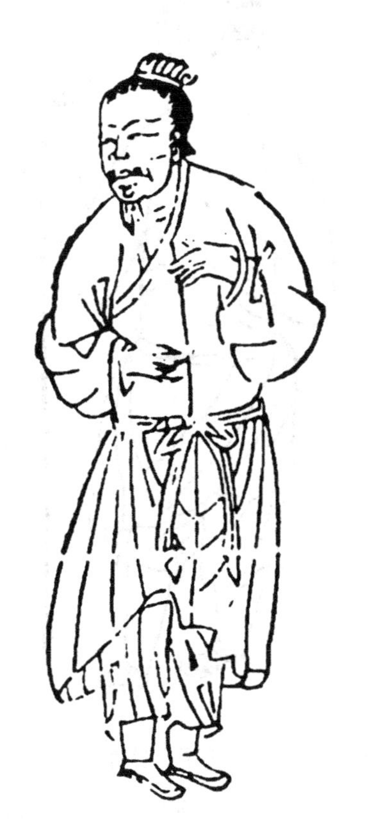

此毒因肾经有热，水枯不能上润于心火，故发此毒。急服人参败毒散加五味子，千金内托散。蜡矾丸，每服五六十丸，连进十余服。待疽软头，用替针丸咬破，不可用针刺。若针刺疮口出黄水，四围生细黄泡，遍面游走，再用拔毒散围四畔，治法同发髭毒，煎剂随时施治。

石疽

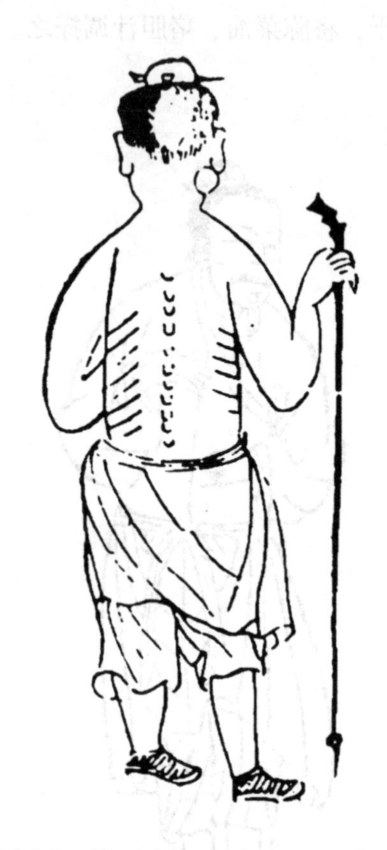

石疽虽与石痈同，惟石疽深。寒客于经络，血气结聚不散，隐于皮内，肿按之如石。此毒连颈项之间，内先溃烂，方出皮肤。恐髓出颈项者即死，用排脓内补十宣散。待脓尽，内补散①恋心乳香护心散，仍贴金丝膏。渴甚加五味、天花粉、干葛、麦冬、乌梅。初起须用艾火灸患上三四十壮，发于额面者不可矣。

炼石散 坚如石碗，其色不变。

---

① 散：疑衍。

鹿角烧灰，八两　白蔹三两　粗厉黄石二斤

上用好醋五升，先烧石通红，淬醋中，再烧再淬，醋尽方止，为末。加二味末，将剩下醋调如泥，涂上消软，灸处亦涂之。

又方　以商陆捣碎涂患上。

颊疽

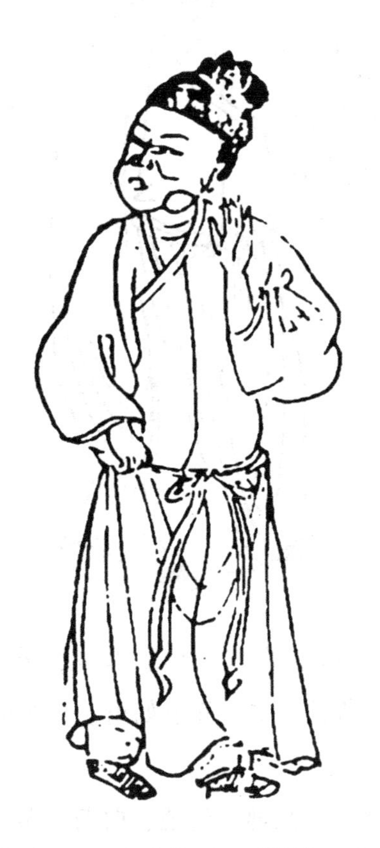

此毒生于颊车之上，多者皆出于附骨，亦名附骨疽。若不速治，渐剉其骨，久后必致成漏，终不能痊。治方于后。

内托散加羌活、独活，水煎服。

次用十奇散加川椒、细辛、桔梗、青皮。

外用围药搽之。

漏睛疮

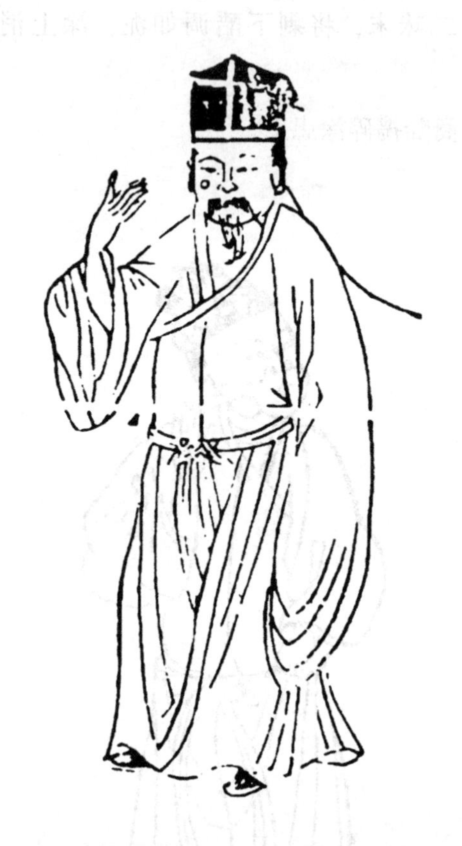

夫漏睛疮者，肝脏毒气，小肠邪风，外攻肾端，灌于瞳人[①]。初生疼痒，渐成脓水，其色如痟。日久睛昏，气败肝绝，难救之症，慎之慎之。

先服黄芪、当归、川芎、生地、白芍、黄芩、薄荷、荆芥、连翘、白芷、升麻、桔梗、天花粉之类。

次用黄连、地骨皮、当归，煎汤温洗。

---

① 瞳人：瞳仁。

治方关要，惟补肾宣肝为急，学者宜参详之，不可轻视之也。

鸦啖疮

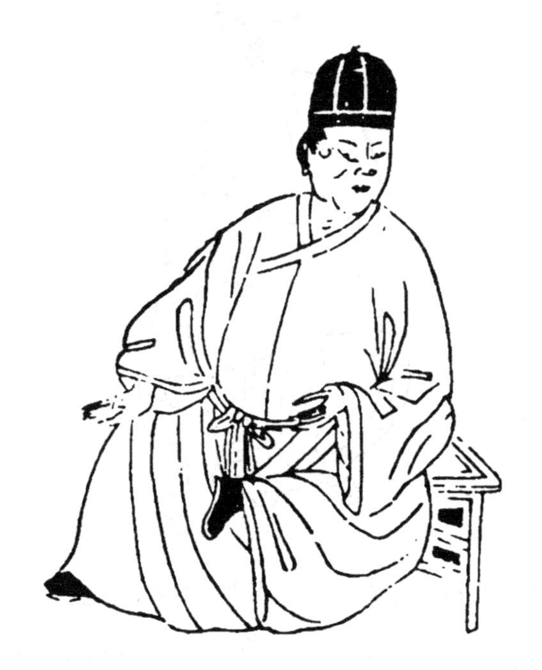

鸦啖者，久中邪热，脏腑虚寒，血气衰少，腠理不密，发于皮肤之上，相生如钱窍，后烂似鸦啖，日久将来，损伤难治。小儿同前，其治法用阴蚀疮之药治之。

鸦啖散

老鸦毛烧灰　大红绒灰，一钱　珍珠五分　冰片一分　枯矾五分　轻粉三分　黄丹一钱　麝香少许

上为细末，先用苦茶洗净，干掺。其煎剂以意加减用之。

茧唇此症生在唇上

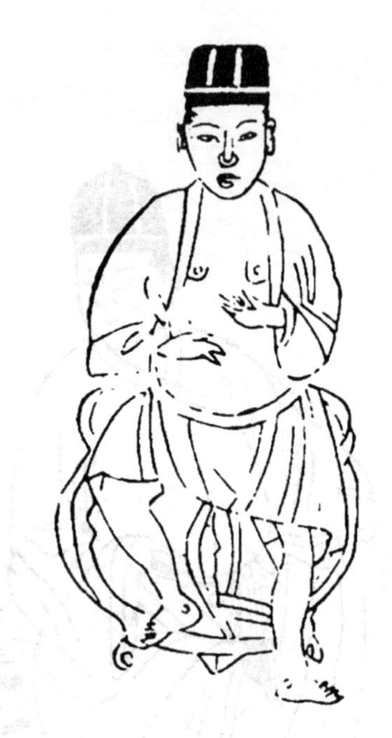

茧唇者，此症生于嘴唇也，其形似蚕茧，故名之。《内经》云：脾气开于口。又云：脾之荣在唇。但燥则干，热则裂，风则瞤，寒则揭。若肿起白皮，皴裂如蚕茧，故定名曰茧唇也。始起一小瘤如豆大，或再生之，渐渐肿大，合而为一，约有寸厚。或翻花如杨梅、如疙瘩、如灵芝、如菌，形状不一，皆由六气七情相感而成。或心思太过，忧虑过深，则心火焦炽，传授脾经。或食醉酒厚味，积热伤脾，而肾水枯竭以致之。须审其病症之因，惟补肾水、生脾血，则燥自润，火自除，风自息，肿自消矣。此亦异症，所生者少，人亦难晓。若久不愈者，急用金银烙铁在艾火内烧红烫之，内服归脾养荣汤，庶易愈矣。若外用追蚀恶毒线结之法，反为所伤，慎哉慎哉！若妇人患此，阴血衰少故也，宜用四物逍遥散治之。

归脾养荣汤

当归　川芎　白芍　生地　茯苓　陈皮　小柴胡　甘草　麦冬　升麻　山栀　桔梗　黄芪　白术　防风　黄连　牡丹皮　黄柏　知母

妇人加泽兰、香附、玄胡索。

烙铁法

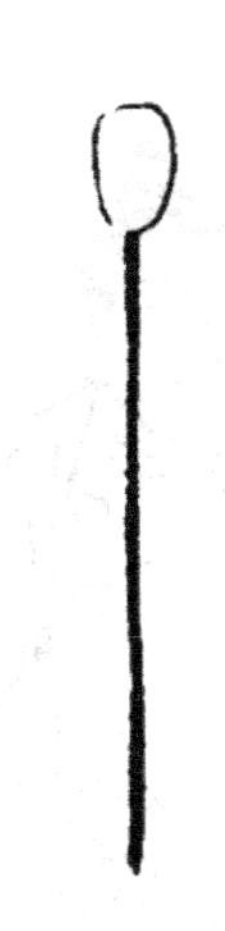

不拘金银，打成烙铁，每用艾火，燃烧通红，乘热烫患上，再燃再烫。一日止可五六次，恐伤元气。须要择上吉日，不犯尻神，烫毕随将药搽之，庶不再生矣。

除根搽药

苋菜阴干，烧灰，三钱　铜青二钱　枯矾二钱　轻粉一钱　雄黄一钱　鸡内金二钱　麝香二分　孩儿茶二钱

上为细末，麻油调搽。明日再用甘草汤洗净，再烙如前，以平为度。后用生肌散。

花蕊石醋煅，二钱　孩儿茶二钱　鸡内金二钱　飞丹煅，水飞，一钱　乳香一钱　血竭二钱　红绒灰一钱　黄连一钱

上为细末，加冰片一分，干掺。

卷三

图论方

肺疽

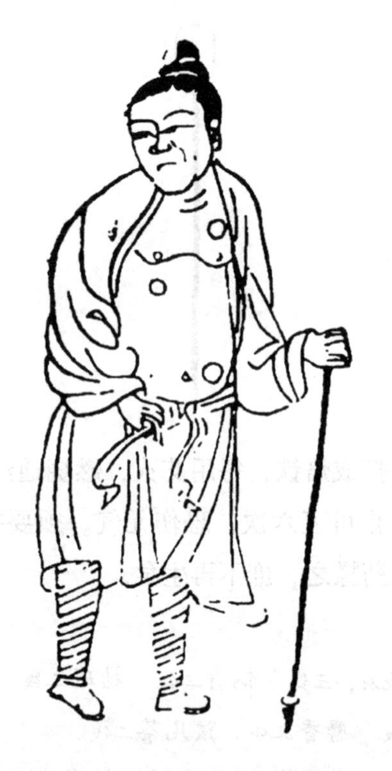

此毒因暑热炎天，受其秽气，并伏热毒之气，故生此疽。在皮肤之间，或生遍身，形如木鳖子，大如鸡头大。若不速治，毒气入囊即死。内服败毒散，加猪苓、泽泻、当归、黄芪、桔梗、天花粉、荆芥、连翘。外用围药敷之。

升麻汤 治肺痈、肺疽、胸乳间皆痛，口吐脓血作臭。

升麻　桔梗　薏苡仁　地榆　黄芩　赤芍　牡丹皮　生甘草　黄芪　贝母

水煎服。虚甚加人参、白术。

多服护心散、蜡矾丸、牛黄清心丸。

肺痈

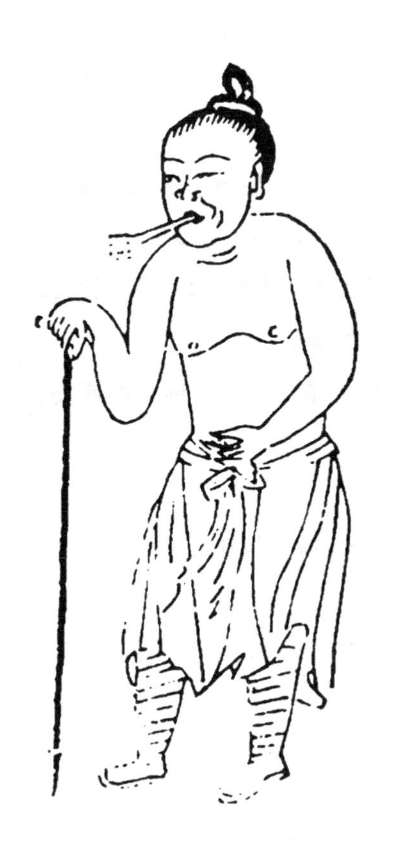

夫肺者，五脏之华盖也。此痈因内外两感风寒所伤，及忧思愁虑，形寒饮冷，以伤肺经，遂致成痈。身发寒热，两肢胁腋俱痛，口吐脓臭，日夜无度，喘嗽，胸膈喘满兼胀，睡卧不安。已破入风者，不治。急服枳术桔梗汤，并升麻汤、十六味消化饮、黄矾丸，各进三五服。夜服牛黄清心丸，更有乳香万应膏贴之。

参芪大补汤 节劳、戒气、忌酒、绝欲。已破，收敛疮口，合欢皮、白蔹二味㕮咀，每服五钱，水煎，温服。合欢皮即黄芪皮也。

桔梗汤

桔梗 贝母 当归 枳壳 防风 苡仁 瓜蒌仁 桑皮蜜炙，各一钱 黄芪二两五钱 杏仁 百合 甘草节各五分

姜三片，煎服。

款花汤 嗽而胸满，振寒，脉数，咽干大渴，时出浊唾腥臭，臭久吐脓如粳米粥状者，乃为肺痈。

款花一两五钱，去梗 甘草一两，炙 桔梗二两 薏苡仁一两

上作十剂，水煎服。

内痈有脓，败血腥秽殊甚，遂致脐腹冷痛，此乃败脓所致，以此推下。

脓血

白芷四两 白芍一两 枯矾一两 单叶红蜀葵根八分，如无，以苏木节代之

上为细末，炼蜜丸如桐子大，每服三十丸，清米汤空心下，其脓渐出生肌。

井疽发

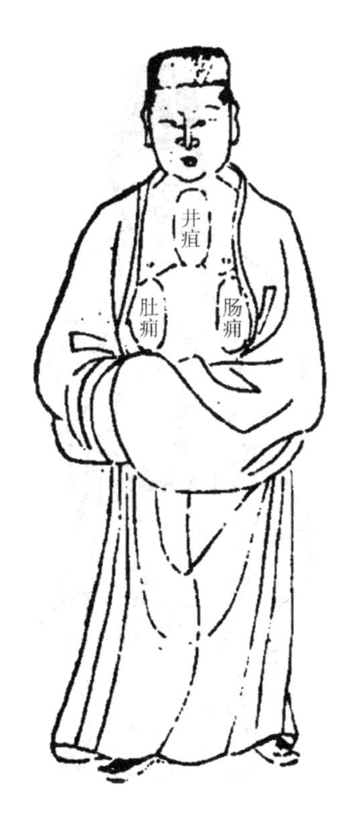

此症发于胸者，名曰井疽。状如豆大，三①四日起。若不早治，必入于腹，入腹不疗，十日当死。急服内固清心散可治。若内发伤膜，主死无疑。治法与发胸、发背同。

保内清心散

粉草　升麻　当归　川芎　黄芪　芍药　山栀　乳香　黄芩　羌活　桔梗　天花粉　青皮　白芷

水煎服。即服护心散、蜡矾丸。务要戒怒。

围药同前。

---

① 三：原作“二”，据浩本、蔚本改。

穿心冷瘘

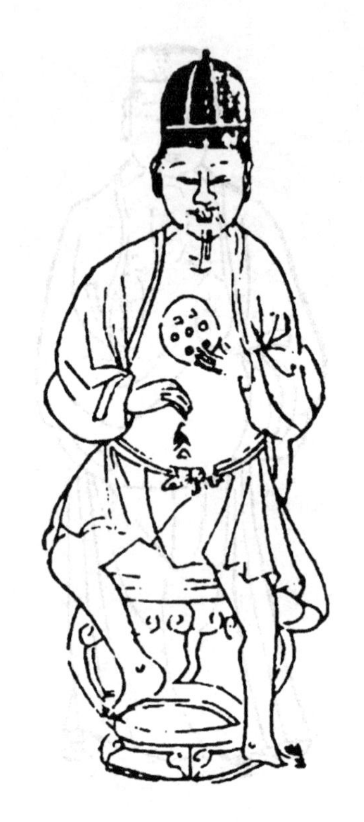

此毒生于心窝，初起则心头如火热，其毒先内溃心包，方出皮肤，令人心神恍惚，盗汗多出，二日皆红，舌如鸡金，背里外俱热，易治。若毒发于外，冷气攻心，常呕吐、恶心、口吐冷痰、恶闻食味，然气臭者死。治方于后。

辰砂　茯神　远志　茯苓　人参　乳香　沉香　丁香　木香　藿香　麝香　酸枣仁

各等分，末之，入辰砂末二钱、金箔五片，同研细，灯心薄荷汤下。

内塞散　治穿心冷瘘。

人参　白术　白茯　熟地　甘草　芍药　黄芪　肉桂　当

归　黄芩酒炒　桔梗　防风

水煎服，连服十贴。次服黄矾丸，护心散常服。

试治法

干姜为末，鸡子清调敷。如溃烂，洗净疮口，拭干掺末，觉热如烘，生肌易愈。

六合回生丹　有回生之妙。

真铅粉一两　轻粉　银珠　雄黄　乳香蒻①上炙黄　没药同前，各二分五厘，共一两一钱二分五厘

上六味，各择真正好者，研为极细末。凡治其病，先用好苦茶洗净疮口，软绢拭干，后剖猪腰子片，用药一二分掺腰上，却敷患上，待腰子发热如蒸，良久取去。自此拔去毒气，定减痛苦，疮口出脓，不可手挤。第二日依前法再敷之，第三日亦敷之。恶甚可敷七八九次，疮小只敷一次可愈。猪腰子不发热，勿治矣。

治痛心胸前有孔久不愈即漏也，胃痈、井疽、心肝痈、心瘘之类。

鹿茸去毛，酥炙微黄　附子炮去皮脐　盐花即好盐

上三味，各等分，为末，用枣肉去皮核为丸，每服三十丸，空心酒下。亦治腰疼。

---

① 蒻：嫩蒲草。

胃痈

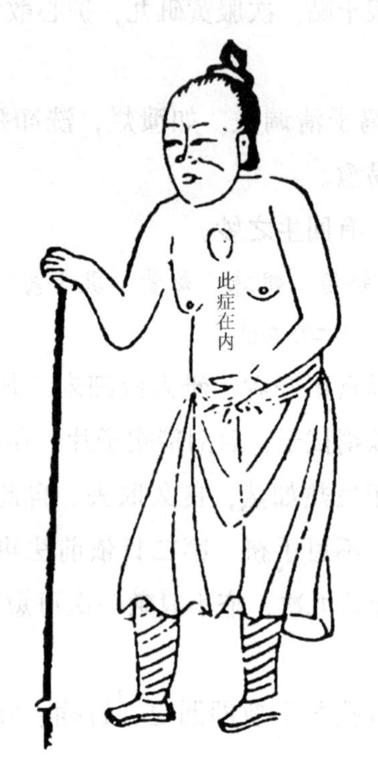

《素问》云：人病胃脘痈，当候胃脉，脉沉细者气逆，气逆者，人迎甚盛则热；人迎者，胃脉，逆而盛，热聚胃口不行，故胃为痈。其发寒热如疟，身皮甲错，或嗽，或呕，或吐脓血。热聚胃脘，留结为痈，须要知戒。

连翘升麻汤

沉香另　乳香另　生甘草　青木香各三钱　连翘　射干　升麻　羌活　桑寄生　木通各七钱五分　大黄饭上蒸，三两　麝香二钱

上作十剂，每剂以粗药水煎，去渣，入五香①细末温服，

① 五香：此处“连翘生麻汤”中仅含四香，即“沉香、乳香、木香、麝香”，《圣济总录》“升麻连翘烫”多一味“丁香”。

以利为度，能折其热毒之气。

犀角汤

犀角　栀子仁　赤茯苓　赤芍药　射干　黄芩　大黄炒熟，各二钱

水煎，去渣，入蜜再煎，温服。

心肝痈

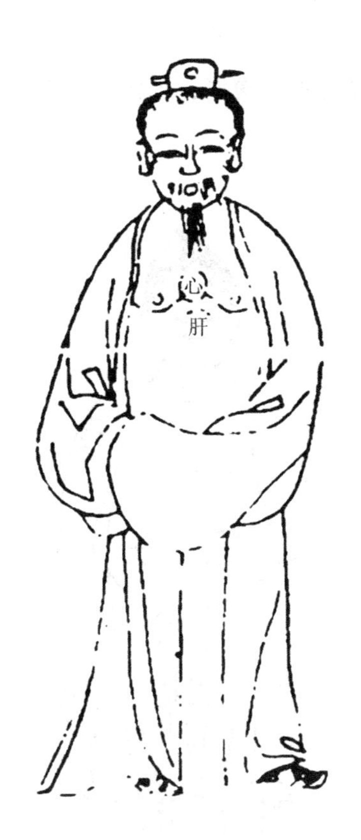

心者，君主之官，神明出焉。肝者，将军之官，谋虑出焉。二官有君臣之分，一身之主宰，其可伤也。此痈受在心，心主行血气。血热伤于经络，此是恶毒之症，不可不审也，当用定痛败毒散。如不散，用内托流气饮。

定痛败毒散

紫苏　桔梗　枳壳　甘草　乌药　茯苓　防风　白芷　香附　白芍　羌活　人参　前胡

姜三片，枣一枚，灯心二十茎，煎服。

内托流气饮

人参　黄芪　厚朴　甘草　紫苏　桔梗　枳壳　白芍　当归　防风　乌药　白芷　川芎

姜三枣一，食前服。腹痛，加没药、玄胡索。

血疳疮

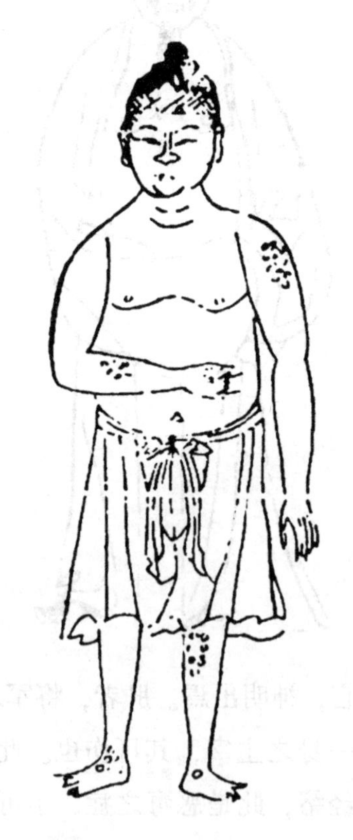

夫血疳者，脏中虚弱，邪气相侵，真气衰少，风毒闭塞腠

理，发于肌肤。初如紫疥，破时出血，疮生遍身，行处成疮，损伤皮肉，痒痛难存。治法先服当归连翘散，并服清肌渗湿汤，并搽十神散。

清肌渗湿汤

归须酒洗　白芷　甘草　升麻　苍术　白术土炒　川芎　白芍酒炒　连翘　山栀酒炒　黄连酒炒　黄柏盐、酒拌炒　知母同上　木通　青皮　木瓜　泽泻　茯苓　苦参酒炒　枳壳　柴胡　石菖蒲

煎服。治法亦同紫疥。

蜂窠发胸

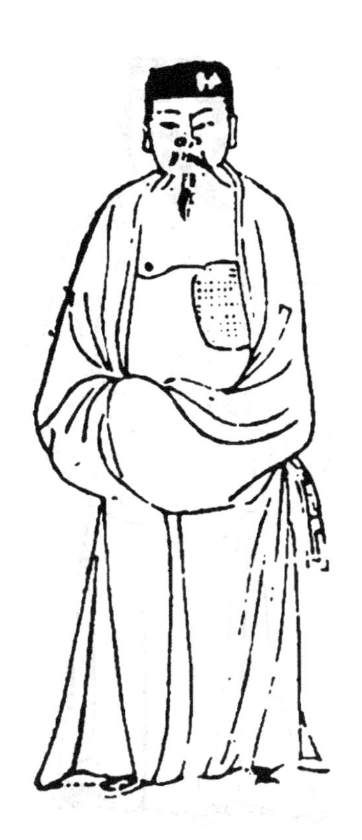

此症蜂窠发于胸乳间，乃心火热盛，须用依前疏导心火之药稍治之，迟则热必攻心，必然死矣。

煎药

人参　黄芪　白术　茯苓　甘草　金银花　连翘　生地　白芍　山栀　黄芩　天花粉　桔梗　防风　青皮　干葛　麦冬　鼠黏子

冬天加官桂，夏天加黄柏，雨天加泽泻。

先贴膏药，后用掺药，方具于前。

洗用猪蹄汤。

九发

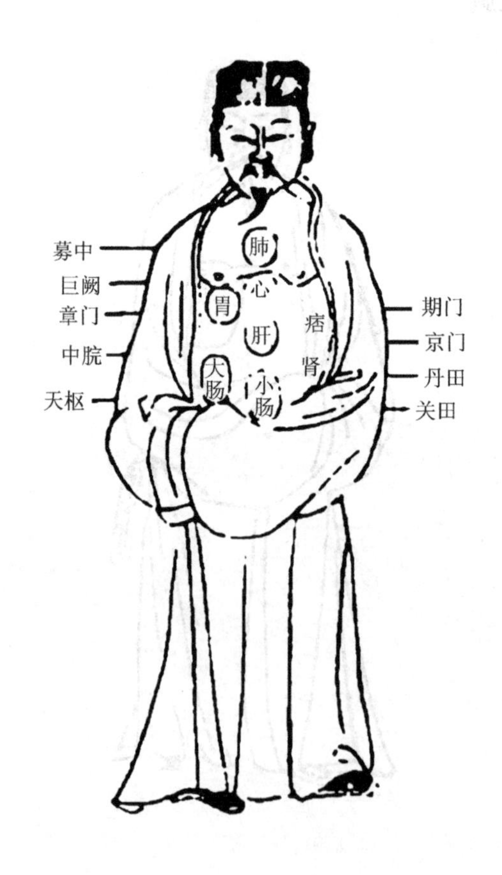

此症发为肺疽、心疽、肝疽、肾疽、脾疽、胃疽、大肠疽、三焦疽、小肠痈。上验其人所膜，依据此候审定痈疽浅深，其病从何脏腑发，先曾食何乳石。又验其气血虚实，穿溃出外者可治。发于内者则伤膜，流脓大便出者，必难治。若以药会脓大便出者，则药味入于经络，引出无害。当参详而疗之。

参芪内托散，具前。愈后一年之外，不许远行及行房事。若不知戒，终至于毙。围药同前。

脐痈

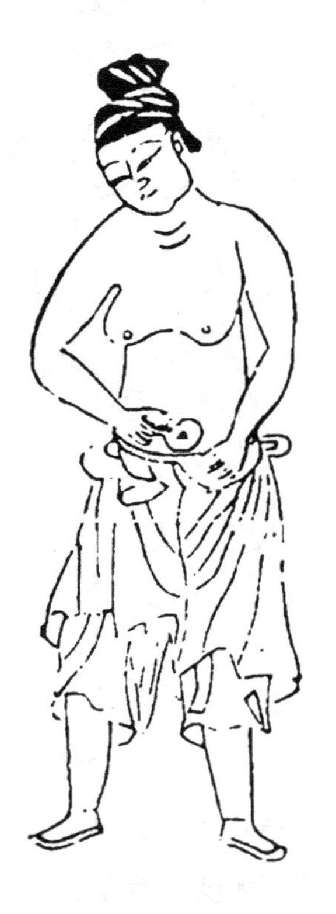

此症生于脐内，因食冷物、油腻之物，积聚于气海之间，聚结成痈。若不速治，即内溃。脐内出脓，四围坚硬，或出此血水者，即难治也，无此即生。

用内托散加猪苓、泽泻、归须、黄柏、车前子、知母。脓尽，多加白术、黄芪、熟地、山药。多服蜡矾丸。

如未溃破，按之有脓，将治肠肚痈，行药从大便中出甚妙，方亦同。痛加乳香。

小肠痈

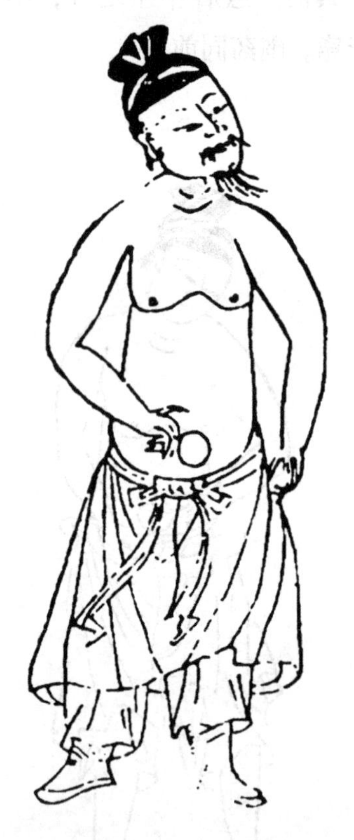

此症因膀胱有热，畜毒不流，结成此毒，以致脐中坚硬结核，小便疼痛，日夜下利无度。治方于后。

用服败毒散，加猪苓、泽泻、木通、灯草、甘草梢、瞿麦，又用连根葱十根，捣烂，盒脐上。多服金花丸。用前肠痈、肚痈之法治之。

盘肠痈[1]用腕疽后方

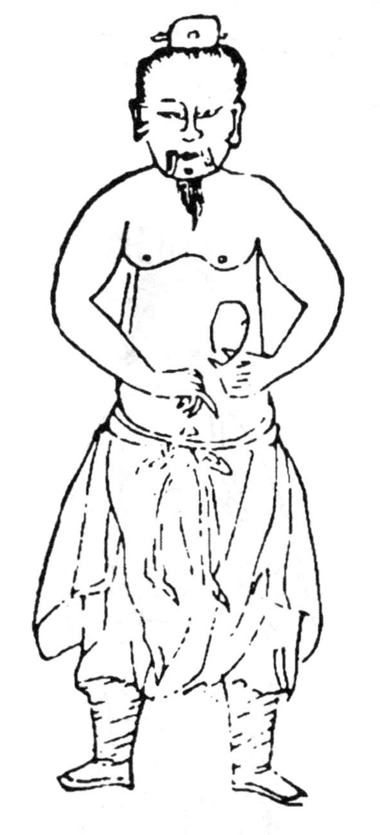

此毒因闪肭[2]而得之。用独活散，此即治腕疽药。

羌活　独活　乌药　茯苓　荆芥　当归　川芎　桔梗　白术　黄芪　升麻　贝母　枳壳　知母　黄柏　人参

再用前肚痈之法治之。

会脓在大便中出，法开后。

大黄三钱　姜黄二钱　赤石脂二钱　穿山甲炮，一钱五分　白

① 盘肠痈：原作“即盘肠痈”，据目录改。
② 闪肭（nà 纳）：扭伤筋络或肌肉。

芷一钱　发灰一钱　巴豆不去油，一粒，临服和药内研细

上为末，老酒早晨空心调服。

行利十余次，用薄粥补之。如泻不止，饮新汲井水三酒杯，其泻立止。须要服参芪膏大补之。

发肚毒

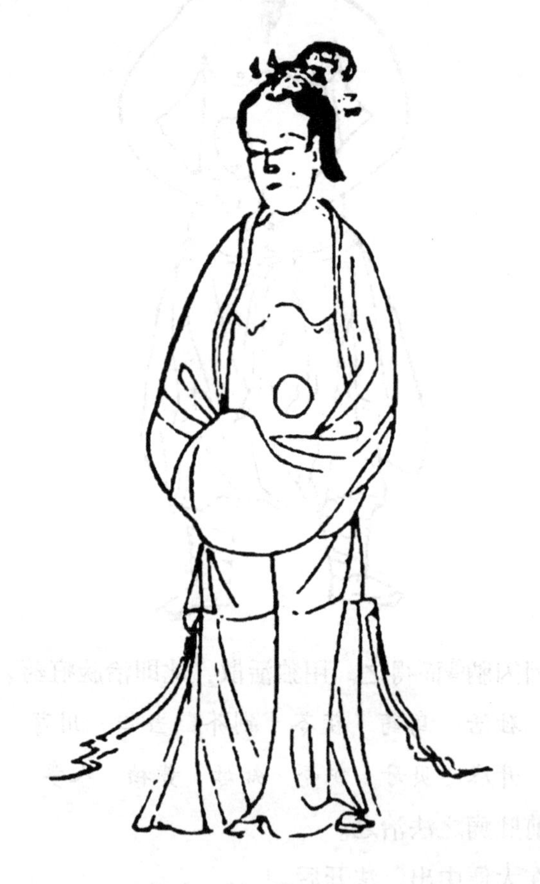

发肚之毒，有发腹肚，或手肚、足肚者，俱为发肚。若不速治，必致丧命。便服蠲毒流气饮三四服，并服六皮四子汤。

内托散加木瓜、槟榔、苍术，空心煎服。

未溃，用金箍散。已溃后，外贴金丝膏，服蜡矾丸。

六皮四子汤

陈皮　青皮　腹皮　加皮　姜皮　茯皮　天花粉　苏子　卜子　甘草　葶苈子　车前子

肚痈

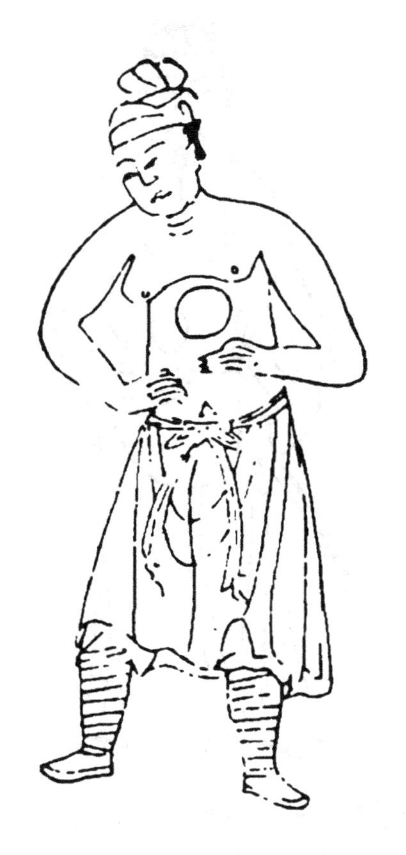

此毒生于脾经，因食煎焫油腻，酒醉太过及行房事，以致毒不流通，聚成此痈。或生在外，或生在内。若不速治，溃透脾膜即死，用此方服之。

厚朴　砂仁　半夏　陈皮　茯苓　人参　青皮　芍药　木香　枳壳　甘草　甜瓜子　黄芪　白术

次服内补十宣散、蜡矾丸。

溃后久不愈，用前六合回生丹、猪腰子法治之。未溃烂之前，按内有脓状，急用肠痈之行药追脓大便中出，庶易愈矣。

肋肚痈

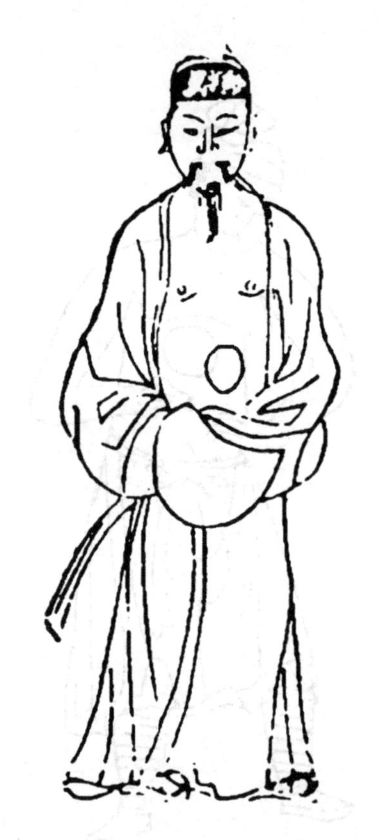

此痈受在大小肠二经，气痈发出在表，此乃结痈聚毒也，当用内托流气饮。

人参　木香　黄芪　厚朴　甘草　紫苏　桔梗　枳壳　官桂　槟榔　乌药　当归　芍药　白芷　川芎　防风　天花粉

姜三片，枣一枚，用水煎服。

外用围药，内服肠痈从大便会脓之药治之，调理禁忌之法相同。

气毒流注

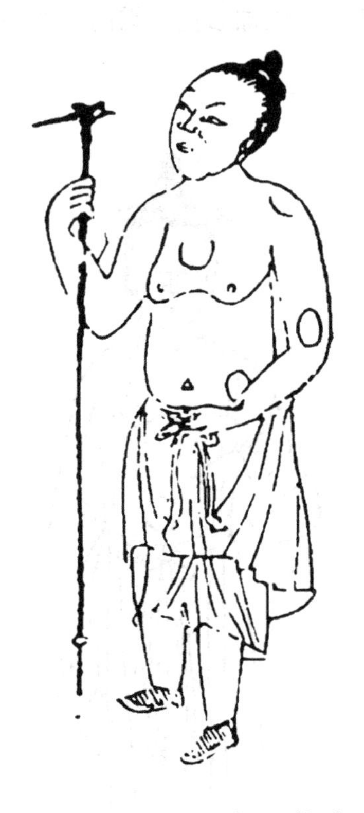

此症因喜怒不常，饮食失节，气上停食，或因负重努力，伤其经络，故生此疾。便服蠲毒流气饮、内托千金散、黄矾丸、护心丹。此症乘虚感风、湿、热相结而成。初生一二，渐至于多，及有二十三五者，遍体皆生。先发汗以解风湿，次用参芪之剂补之，围药姜汁醋调。有方在前。

取汗流气饮

川芎　白芷　升麻　甘草　当归　羌活　独活　乌药　木香　紫苏　防风　荆芥　苍术　厚朴　肉桂　麻黄　黄芩　桔梗　大柴胡　白芍

水二钟，姜五、葱三，煎热服，以衣覆身，出汗为妙，如无汗，再服次钟，有汗不必服，止可一剂。

次服内托千金散，大加参芪。霖雨，加苍术、泽泻。

脐痈毒

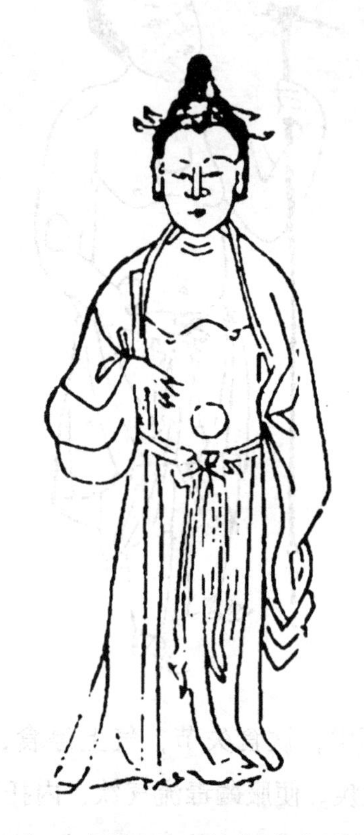

此痈受在心，流于小肠经，发在脐中，坚硬如石，与男子不同，此是恶毒症也。当用内托流气饮、定痛三香饮治之。治法须用围药，并同男子脐痈之药加减治之。

定痛三香饮

乳香　香附　木香　延胡索　人参　黄芪　当归　川芎　芍药　防风　官桂　甘草　枳壳　桔梗　乌药　厚朴　白芷

夏天去桂，加干葛、黄芩、生地、麦冬。

姜三片、枣一枚，煎服。

乳痈

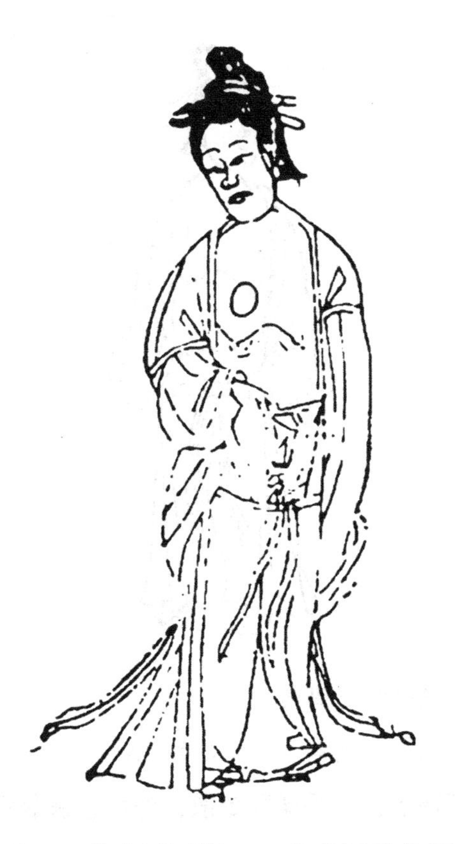

乳房属阳明经，乳头属厥阴经。此毒因惊忧郁结乳间成痈，初起二三日，即用鹿角散。

鹿角　乳牛角　穿山甲烧过，三味为末，好酒调服

外用金箍散，蜜水调敷。若不能痊，急用荆防败毒散，加瓜蒌子、天花粉，水二钟，煎服。若五七日不散，服内托散，加白芍、金银花。

外吹乳者，小儿吮乳，吹风在内故也；内吹乳者，女人腹中有孕，其胎儿转动，吹风在外故也。煎药中须用保胎之剂，以治乳发之药同治之。

乳发

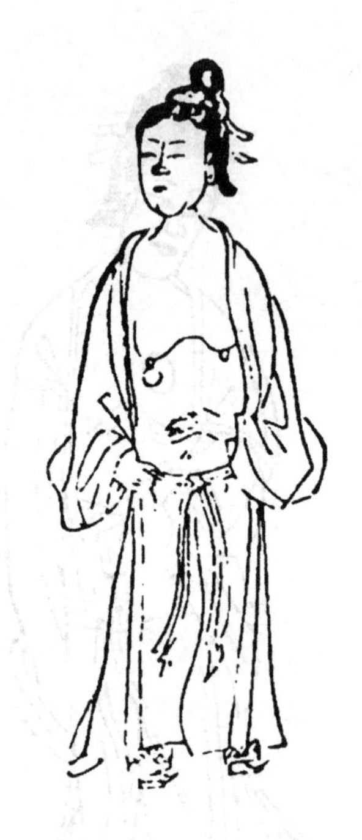

皂角散 治乳痈及乳疼。

皂角一条，烧灰 蛤粉三钱 乳香一钱

末之，酒调下，以手揉乳令散，外用金箍散敷之。

内服复元通气散。

木香 青皮 白芷 贝母 金银花 陈皮 穿甲①炮 紫苏 当归 川芎 连翘 甘草节 木通 瓜蒌仁

已溃者，用人参、黄芪、贝母、白术之类。

治发乳痈疽一切肿毒。

石膏 青皮 陈皮 穿山甲酥炙 当归 木香 人参 麻黄 白芷 甘草 乳香 没药 川芎各等分 漏芦 枳壳 贝母

① 穿甲：穿山甲。

共为细末，酒调服，或剉水煎酒服亦可。

又方

白芷、贝母各半，为末，酒调下二钱，日三次。如乳不下，加漏芦。

乳疼洗法

牡蛎煅，一两　五倍五分　枯矾一钱五分

水二碗，煎洗。

奶疬

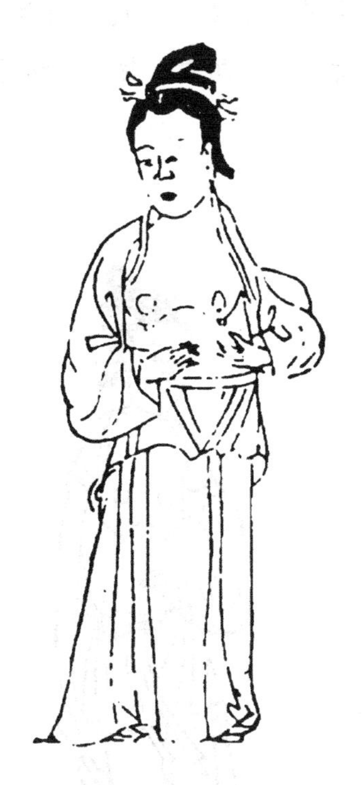

此疾因女子十五六岁经脉将行，或一月二次，或过月不行，致生此疾。多生寡薄，气体虚弱，宜服败毒散加地黄，再服黄矾丸，其毒自然而散，不致损命。每乳上只有一个核，可治；若串成三四个，即难疗也。治法逍遥调经汤、开郁顺气解毒汤加减用之。

开郁顺气解毒汤

青皮　当归　甘草　抚芎　生地　柴胡　香附　陈皮　栀仁　赤芍　连翘　砂仁　桔梗　天花粉　乌药　黄芩　羌活　金银花

冬天加桂、玄胡索。

再用夏枯草四两，水三四碗，砂罐煎服。

逍遥调经汤

当归　生地　白芍　陈皮　丹皮　川芎　熟地　香附　甘草　泽兰　乌药　青皮　玄胡索　黄芩　枳壳　小柴胡

煎服。

奶癖

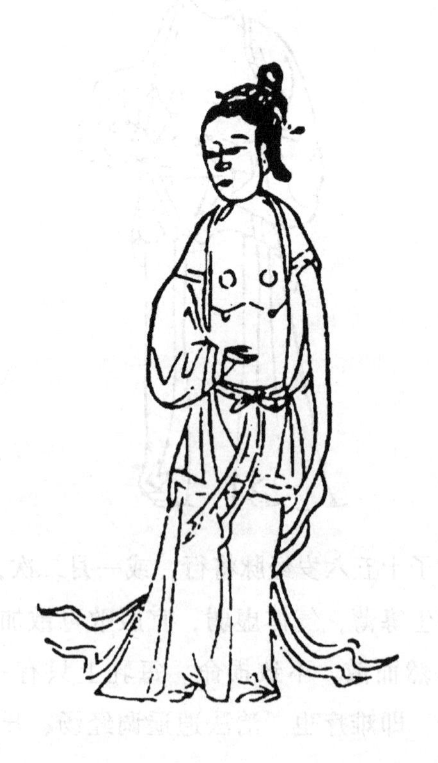

此疾乃五六十岁年老之人生，此疾症不成脓结毒，莫用凉剂敷贴。若使凉药敷贴，即毒入肺腑即死。用鹿角散，相和黄矾丸，频频服之，以好为度。

开郁顺气解毒汤，方在前。

千金托里散。

乳岩已嫁、未嫁皆生

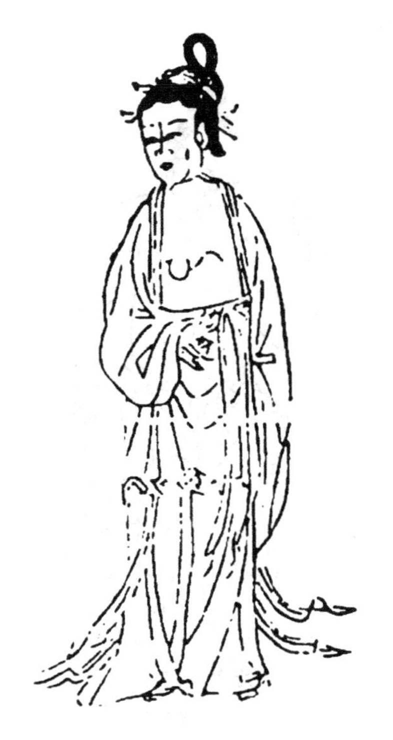

此毒阴极阳衰，奈虚阳积而与血无阳，安能散？故此血渗于心经，即生此疾。若未破可疗，已破即难治。捻之内如山岩，故名之。早治得生，若不治，内溃肉烂见五脏而死。未破，用蠲毒流气饮，加红花、苏木、生地、熟地、青皮、抚芎①、乌

① 抚芎：川芎。

药、甘草、小柴胡①、瓜蒌仁。

又方

抚芎　柴胡　青皮　香附各二两　甘草　玄胡索　陈皮　桔梗　黄芩　栀仁　枳壳　天花粉　乌药　白芷　贝母各一两　砂仁一两五钱　蔓荆子炒，一两

上为末，水丸。每服二钱，日进三四服。作煎剂服之亦可。

风毒遍身串

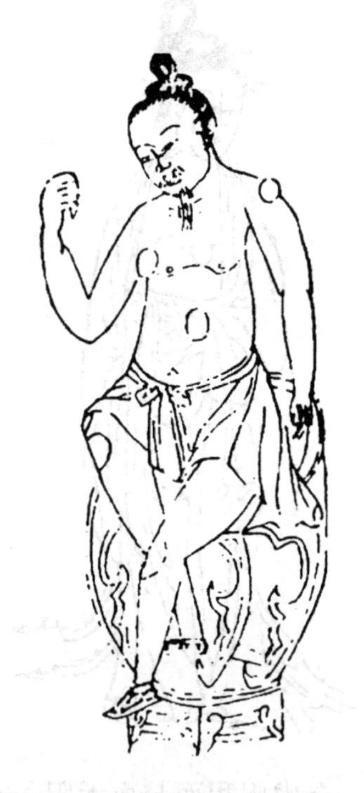

此毒生于皮肤之间，因中暑毒，或食灾牛、灾马、瘟猪等物，以生此疽。虽见势凶，亦易治，忌食生冷。毒入脏腑难治。先服流气饮，次服人参败毒散加猪苓、泽泻、当归、防风。外

① 胡：原无，据浩本补。

用围药。次服蜡矾丸。

用前医流注，取汗流气饮治之甚宜。

火腰带毒

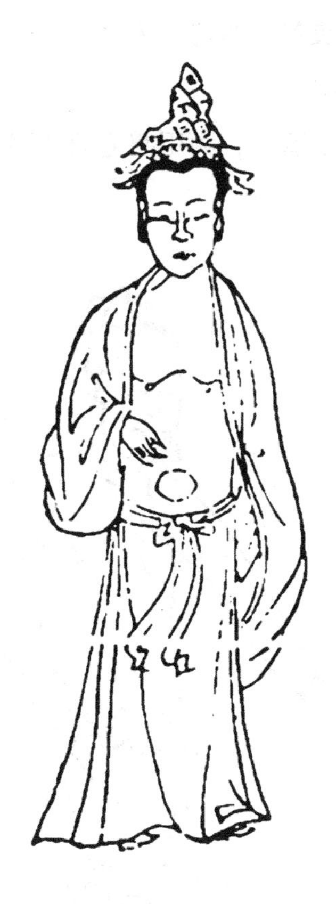

火腰带毒，受在心肝二经，热毒伤心，流滞于膀胱不行，壅在皮肤，此是风毒也。当用清肝流气饮、败毒和气散治之，不可便敷药。清肝流气饮亦宜。

桔梗　甘草　防风　前胡　羌活　独活　赤芍　连翘　薄荷　荆芥　石膏　枳壳　黄连　白茯①　归须　青皮　黄芩

① 白茯：白茯苓。

煎服之。

败毒流气饮①

紫苏　桔梗　枳壳　防风　柴胡　甘草　川芎　白芷　芍药　当归　羌活　茯苓　乌药　陈皮

姜三枣一，煎服。

患上用紫金锭水磨汁，频用鹅毛蘸汁润之。

内丹

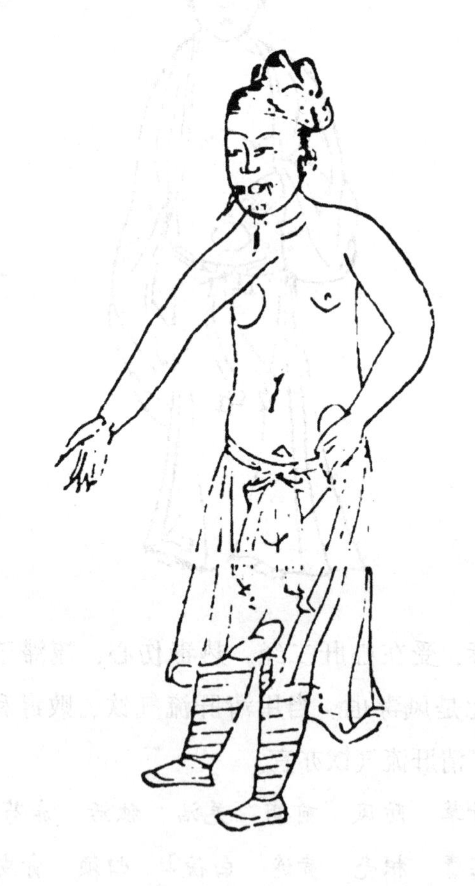

① 败毒流气饮：与上文“败毒和气散”不合，疑误。

内丹[1]者，从胁下至腰下肿发赤色，名曰内丹。如早觉可治，至腰便不可治。其病多大小便不通，似有不过三日，而飞遍身青黑色而死。用救急丹，醋磨敷内丹处。更服连翘败毒散。

当归　连翘　黄芩　甘草　麦冬　木通　柴胡　前胡　黄连　生地

姜二片，枣一枚，水二钟，煎服。

肩疽并丫疽

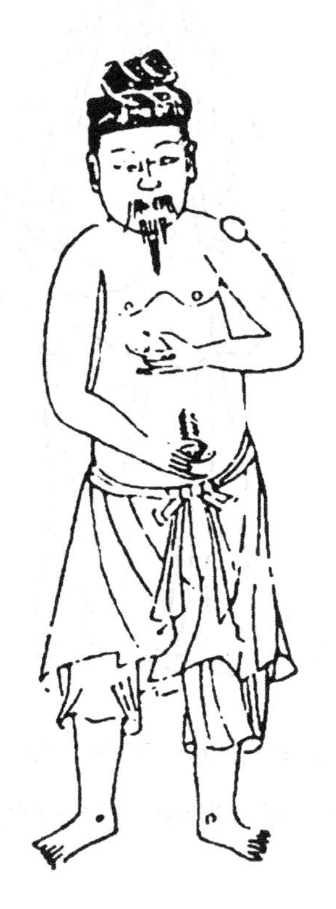

病肩疽者，因负重受伤动肩井穴，故生此疽。用内托散加乌药、青木香，外贴金丝膏。

---

① 丹：原作“外”，据浩本及上下文义改。

丫[1]疽，因空心于宿水内洗手，恐水中有虫游过，染其秽毒，以生此疾。急用铁箍散，暗醋调和，厚敷患处，却服败毒内托散。神思昏迷，色紫气臭者，难治。

上下肋痈

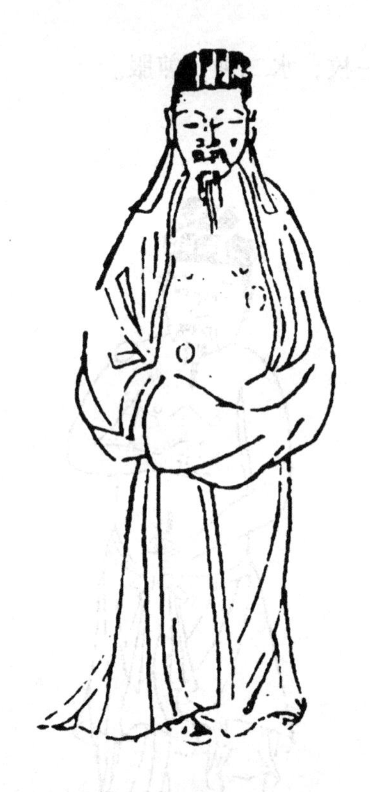

上下肋痈，受在肝经，寒热不调，风湿伏于肠胃，结成痈毒，发出皮肤，生此恶症。当用败毒流气散，后服内托流气饮。

败毒流气散

紫苏　桔梗　枳壳　甘草　芍药　乌药　厚朴　青皮　茯苓　陈皮　柴胡　玄胡索

---

① 丫：原作“义”，据浩本及上下文义改。

姜三枣一，不拘时服。

后用内托流气饮。

人参　木香　黄芪　厚朴　甘草　紫苏　桔梗　枳壳　官桂　乌药　当归　白芍　防风　白芷　川芎　茯苓　陈皮　天花粉

姜三枣一，煎服。

训疽一名熛疽①

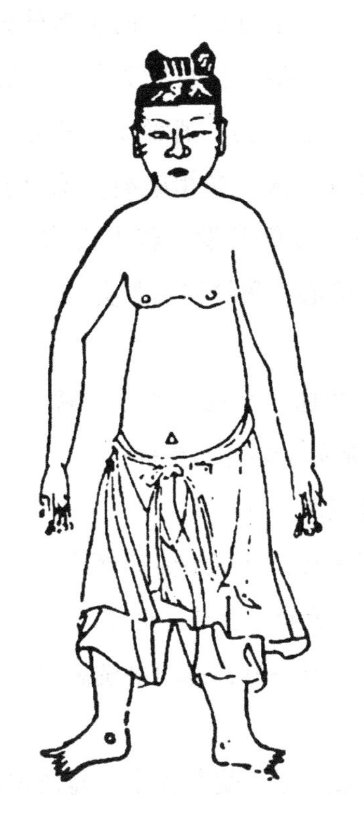

训疽者，肺经受热，发于两手五指头上。一②八日不泻必

① 熛疽：瘭疽。

② 一：据上下文义，当作“七”。

死，四日可刺。如发黑痈不甚，过节犹可治也。黑甚，过节者死。虽过节犹可治者，药入及之也。其状因小黯肉中生点子，点小者如粟豆大，惟大者如梅李。或赤或黑，乍青乍白，有实核即根也。不浮肿，惨痛应心至骨，或身体发热，若不急治，毒遂冲上，面悉肿，泡点紫黑烂坏，入脏杀人。南人得此名曰榻着毒，即截去其指，恐毒攻上，罕有一生。十指端忽然策策痛入于心，不可忍之。向明望者，晃晃黄赤，或黯青黑，是熛疽。齿间出臭水血者，七日亡矣。但厚肉处即割去，用炮铁烙炮上，令焦如炭，亦如疽上灸百壮为佳。须顿饮葵根汁、青靛花、竹沥、犀角汁、枳壳汤、消毒饮。若吐脓血不治，宜以灰掩脓血上，不尔毒气着人，亦相染矣。熛疽害人不旋踵，恶风入肌脉，初未知觉，毒郁既发，若火之烈，其上隐小而深实，点黑而不明。其病应心，稍缓则入脏矣。

枳壳汤

枳壳　射干　升麻　生地　黄芩　前胡　金银花　连翘　大黄炒　甘草节　犀角另磨汁，临服加之

水二钟煎，日三服。

消毒散　瘭疽炽甚，十指举赤痛而痒。

藜芦　大黄炒　黄柏　黄连　甘草各一两

水一斗，文武火煮一升，滤净淋洗患处。

皂角散

溃后用皂角去皮、子，烧灰为末，盐汤洗净，干敷三四次。

风疽　由风湿之气入于腠理，流注血脉，不利挛曲，肿起疼痛，经久不瘥。盖风胜则动，故其疽留止无常，得之醉卧当风汗出，宜用前十六味流气饮，并服黄芪丸。

黄芪丸　酒醉汗出，风入经络成风疽。

黄芪　犀角各三两　黄连　茯神　当归　防风各三钱　甘草三钱　芍药　升麻　黄芩各五钱　木通八分　麝香一分

上为细末，拌匀，炼蜜丸如桐子大，每服二十丸，空心生姜汤下，食后再服。再用麦冬汤调服护心散，时用胆矾、乳香末敷之。大凡此症，须剔去甲方愈。

又方

用乌梅十枚，熨斗内炭火烧令通赤，去火毒，碾极细末，以盐汤洗净掺之，仍软帛裹之。如疮急痛，即以酥油涂疮上。

甲疽　足三阴经皆起于足，气血阻滞不行，溃于指甲间，或剪甲伤肌，或长侵肉，或屦小不适，血气阻遏不通，腐溃，久则浸淫烂指。然病在四末，不必治内，惟用掺药而愈。

绿矾丸

绿矾五两，置铁板上，聚炭封之，火炽绿矾沸流出，沸定汁尽，出火待冷为末。先以盐汤洗净疮，拭干敷末，多敷愈佳。软帛扎裹，当日即汁断疮干。若急痛，以酥令润，每日一遍，盐汤洗。有脓处令净其痂，干处不须近汤。每洗讫，敷末如初。但急痛即涂酥，五六日其疮上痂渐剥起，依前洗敷十日余，即疮渐渐总剥，痂落软处或更生白脓疱，即捺破敷药，自然瘥也。

甲疽，赤肉生甲边上裹甲，用白矾烧令沸定，为末敷之，湿则再敷，一日数易，即消散矣。须先以葱椒汤浸洗足甲，令软，快刀割去甲角，入肉处挹干，取药敷之，软绢裹之，半日药湿则易之。瘥后须用宽鞋，勿穿窄者。

又方

绿矾　芦荟各二钱　麝香一分

末之，绢袋盛药，纳指①于袋中，线扎定，以瘥为度。

甲疽，胬肉脓血疼痛。

牡蛎，厚者，生，研细末，每二钱，青靛少许，酒调下。

嵌甲

硇砂　乳香各一钱　韶粉五分　橄榄核三枚，烧存性　黄丹一钱，飞过

末之，麻油调敷，以盐汤挹干拭之。

代指

芒硝煎汤淋洗方溃。

附脚背发　此症由于消渴之症发于足指者，名曰脱疽。其状赤紫者死，不赤黑者可治，宜服苦参丸。

苦参丸　专治此发。

苦参四两，酒拌炒　羌活　独活　蔓荆子　茯苓　赤芍　川芎　何首乌　当归　荆芥　甘草　白芷　防风　白蒺藜　山药　黄芪　山栀仁　牙皂　川乌生去皮，再火炮，各三钱

酒糊为丸，每服二钱，或酒或盐汤下，茶清亦可。

又方

苦参、无名异②各半，同桐油煎三沸，加川椒五钱，再煎滤净，将桑叶或芭蕉叶浸油内七日，贴在疮上即安。手指发者同前治之。

---

① 指：原作“㡀”，据浩本、蔚本改。

② 无名异：又名土子、秃子、铁砂等，为氧化物类矿物软锰矿的矿石。

肘后痈乃发臂①毒也

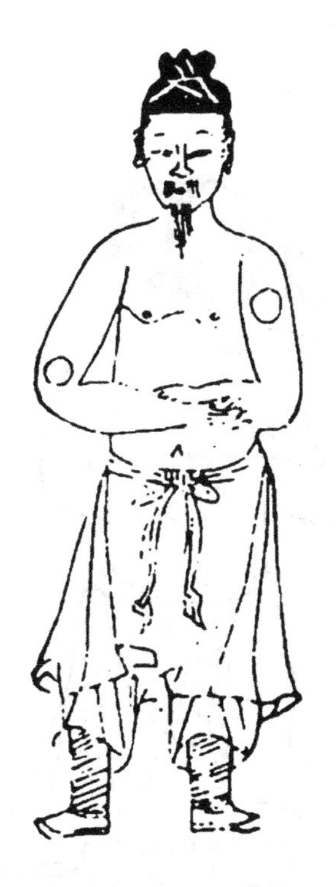

此发臂毒，受在心肾经，通于五指络，毒气流走，通为串漏，此是恶毒也。当用内托流气饮、定痛消毒饮治之。此肘后毒，气血流注，积结成毒，此②乃痈毒也。

定痛流气饮

当归　生地　紫苏　芍药　甘草　桔梗　枳壳　乌药　白芷　羌活　防风　川芎　茯苓　天花粉

消毒流气饮

人参　木香　当归　川芎　槟榔　黄芪　芍药　防风　甘

① 臂：原作“背”，据浩本、蔚本改。下同。
② 此：浩本、蔚本作“非”。

草　厚朴　桔梗　枳壳　乌药　白芷

姜三枣一，煎服。

左腋疽

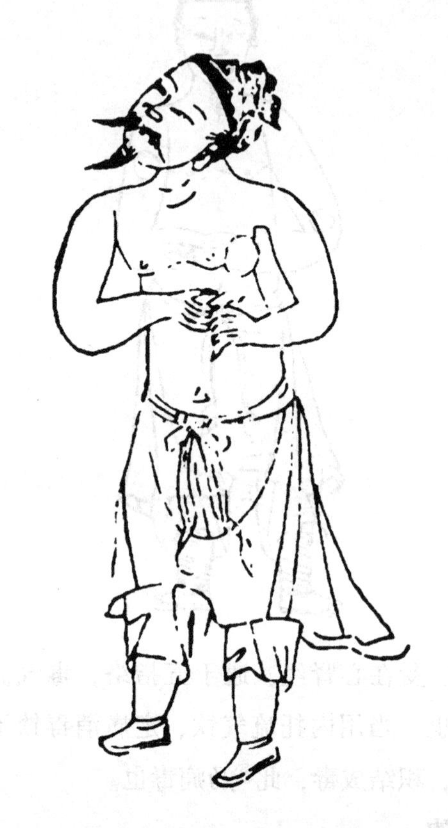

此左疽生于左腋下乳侧间，因喜怒不常，或饮食之间忽然被惊，或忍气而得之。若不速治，必成流注。

急服千金内托散，蠲毒流气饮，黄矾丸。

外用围药铁箍散或金箍散敷治之。

右腋疽

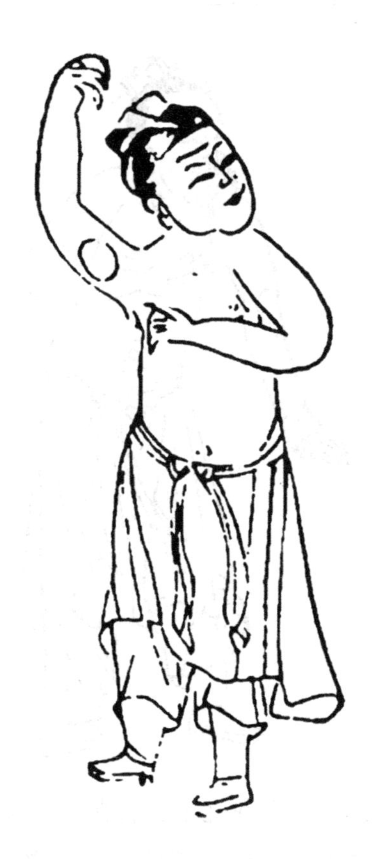

右腋疽生于血堂之间，初起一小核，日渐长大成疽。急服内托散三五贴，外用围药，并服黄矾丸。再服十奇散三五服，方可用针刺破。

治法同前。

筋疽或生臂撑上者，即鹚痈也

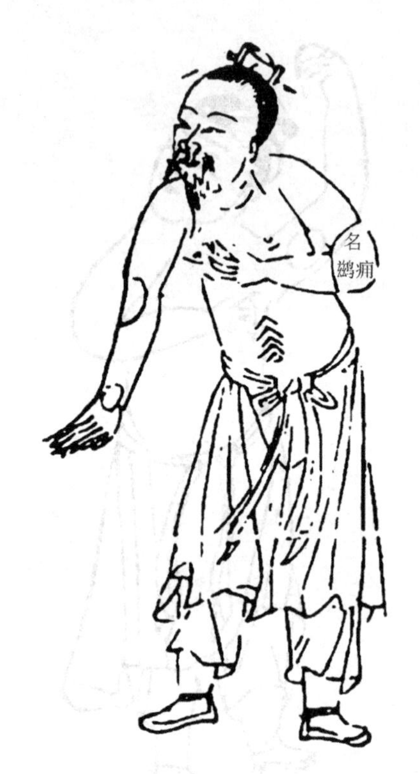

此疽生动脉之间，筋寄之上，臂膊不能屈伸。若不速治，溃烂筋脉，必致成疾。若生于臂撑上者，名鹚痈。红肿作痛，初宜灸之。若溃之，必损命，不可轻忽。治方于后。

内托散加木香、五加皮，更服黄矾丸、十奇散、护心散。外敷铁箍散，加姜汁调敷。多服护心散。

中发疽　丫刺毒①　天蛇毒

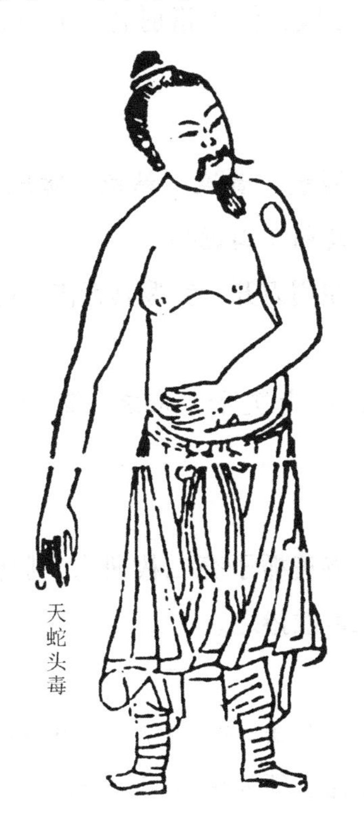

中发疽，受在肝经气血不行，壅聚结成毒也。当用托里流气饮、消毒流气饮治之。

羌活　人参　桔梗　枳壳　甘草　防风　柴胡　黄芩　川芎　独活　前胡　蝉蜕　芍药　当归　白芷

上，水、姜三片、枣一枚，煎服。

托里流气饮

人参　黄芪　当归　川芎　白芍　乌药　甘草　防风　白芷　厚朴　茯苓　紫苏　桔梗　青皮　黄芩

① 丫刺毒：仅存标题，无正文内容。

上，煎法同前。

天蛇毒①，受心风，伤于指肘背，此是恶毒症也。当用定痛流气饮治之。

定痛流气饮

人参　当归　蝉蜕　黄连　桔梗　防风　甘草　白芷　乳香　青皮　白芍　乌药　山栀仁

此症未熟不宜便用刀开，针拨其胬肉，即发起，深难治者。

又方

用蜈蚣一条，火上炙干，末之，猪胆汁调涂，时用胆汁润之。

又方

黑生豆为末，将黄栀子壳二枚研末，胆汁调涂。一溃后经年不能长肉，用二黄散掺之。

二黄散

牛黄一钱，真者　雄黄二钱，透明　冰片一分

上为细末，干掺。须要戒房劳，汤火、风气之类。

---

① 天蛇毒：原书在“天蛇毒……风气之类”之前刻有与本书卷四“手腕毒……煎同前”一样的内容，今删。据此页刻板字体和卷四目录，乃不同刻工误将“丫刺骨”刻为“手腕毒”内容，而致“丫刺骨”正文内容阙如，仅存标题。

肩疽

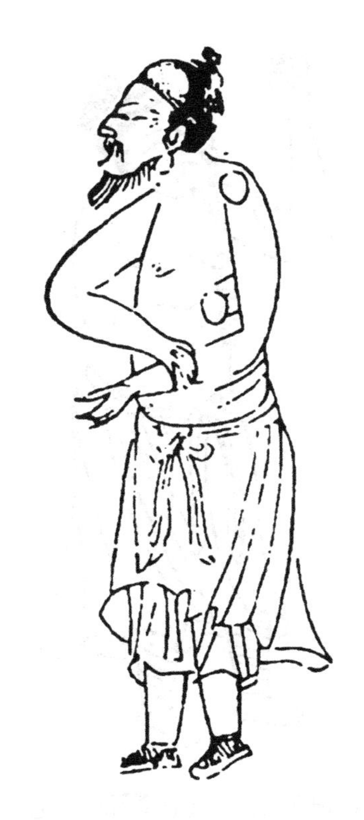

肩疽受在肾、膀胱，气血凝滞不行，结成疽毒也。先用流气饮、内托饮，四围以围药敷之。

多服消毒散。

人参　紫苏　前胡　川芎　黄芩　桔梗　羌活　独活　枳壳　茯苓　甘草　防风　赤芍

煎服。

内托定痛散

人参　黄芪　地黄　白芷　川芎　赤芍　防风　赤茯　甘草　乌药　桂心　枳壳　桔梗　木香

姜三枣一，不拘时服。与肩痈药同。

背面毒

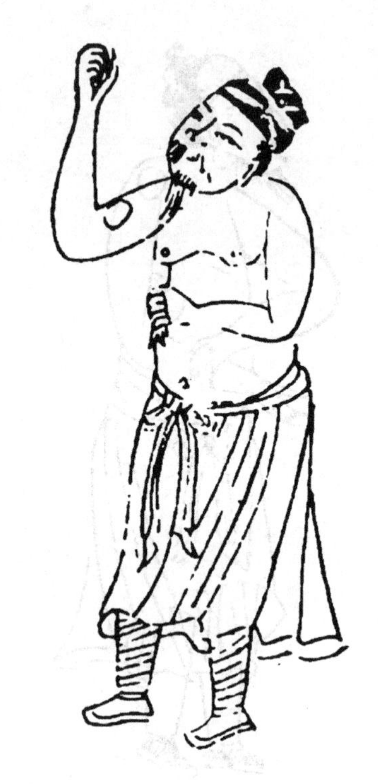

此背面毒，受在肝肺经，气血凝滞不通，结聚成毒，此是恶症也。当用清毒流气饮。

紫苏　桔梗　枳壳　甘草　乌药　白芷　腹皮　黄芩　当归　芍药　川芎　防风　羌活　柴胡　白及　连翘

姜三枣一，煎服。

后用定痛内托散。

人参　当归　芍药　厚朴　桔梗　川芎　甘草　防风　白芷　黄芪　茯苓　羌活　乌药　官桂　紫苏　香附

上，煎法同前。围药用金箍散敷之。

卷四

图论方

手心毒与手背毒同治

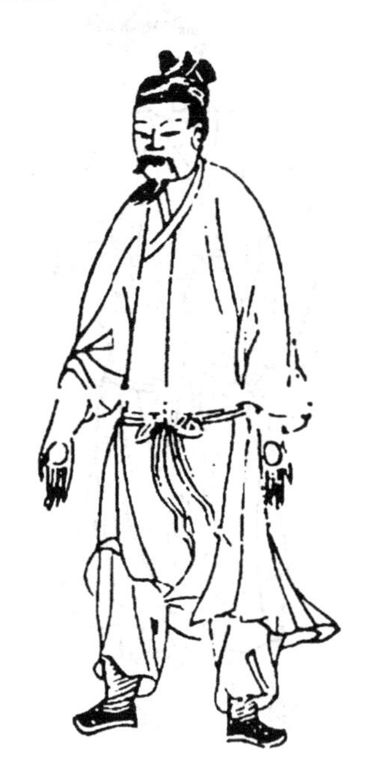

此毒右手受在阴火，太阳、阳明气血流于左足厥阴经。左手毒在心火，太阳流于右足太阴、阳明，土复生流于五行，子母更相生养。或因喜怒忧思，寒凝气血，阻滞不通，结聚成毒，当用定痛解毒之剂。

紫苏　芍药　甘草　桔梗　枳壳　乌药　白芷　防风　羌活　独活　川芎　茯苓　黄芩　薄桂　乳香　威灵仙

上水，姜三片，煎服。

后用内托流气饮。

人参　木香　乳香　当归　川芎　黄芪　芍药　防风　甘草　厚朴　枳壳　桔梗　乌药　白芷　槟榔　紫苏

姜三片、枣一枚，煎服。外用金箍散敷之。

手腕毒

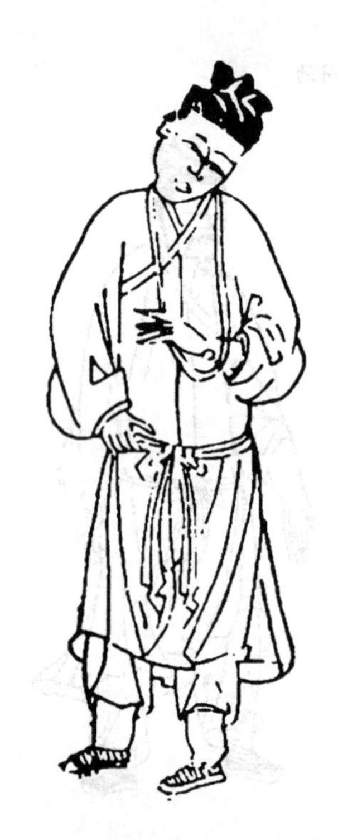

此毒受在掌后，因心经风寒，喜怒惊风，痰盛，血不流通，结成此毒。当用定痛败毒散、内托清气饮。或透手心，或透腕外，再用三香内托散治之。

定痛败毒散

白芍　白芷　乳香末　桔梗　枳壳　防风　当归　羌活　茯苓　甘草　薄桂　灵仙　木通　金银花

姜三枣一，煎服。夏天加黄芩。

内托清气饮

人参　黄芪　紫苏　厚朴　川芎　桔梗　金银花　枳壳　青皮　甘草　防风　天花粉　木香　羌活　当归　芍药

煎同前。

腕疽

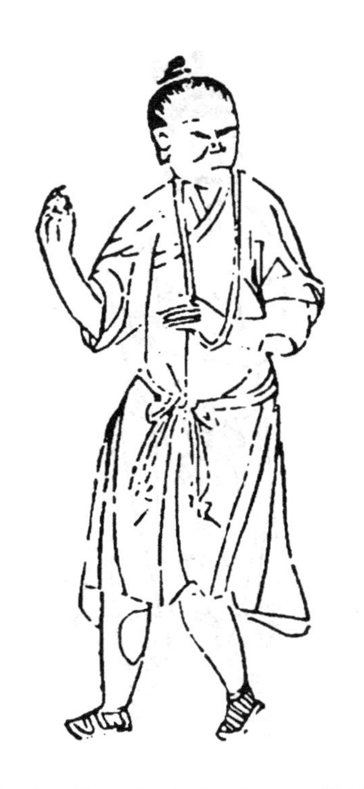

此毒生于左肋下三指，初起如痞，日渐长大如碗，即时就成水，绕皮周围，攻结成脓，形如蛊胀，肚无青筋而脐不凸，只是瘇胀，便服二十四味流气饮。

猪苓　茯苓　藿香　砂仁　桔梗　枳实　厚朴　泽泻　陈皮　紫苏　当归　青皮　香附　枳壳　赤茯　槟榔　木瓜　川芎　赤芍　黄芪　甘草　肉桂　木香　肉蔻

水煎，空心服。只可一服，不可再服。

然后用内托散。

桔梗　厚朴　白芷　防风　人参　黄芪　香附　陈皮　川芎　甘草　官桂　当归　赤芍　金银花

或加木香。行药用肠痈方。

蝼蛄三串

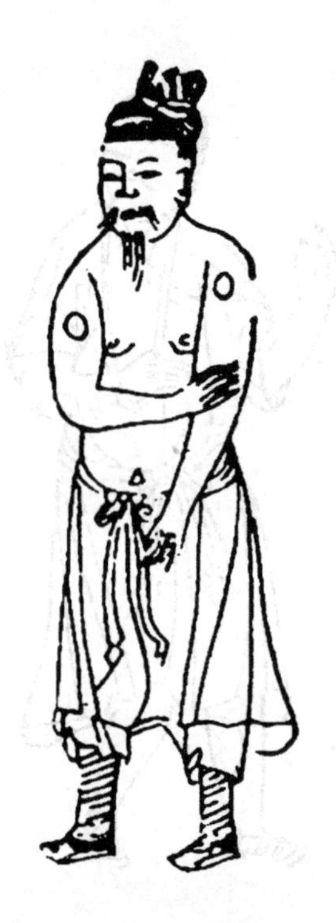

蝼蛄三串，上下三种，因受湿毒伤于肤，气血伤于肾，怒气伤心，而瘀血滞气相搏，故成此串毒也。用流气饮。

紫苏　桔梗　枳壳　乌药　甘草　芍药　白芷　川芎　防风　厚朴　木瓜　香附　官桂　川楝子

水二钟、姜三片、枣一枚，不拘时服。

三香内托散

人参　黄芪　当归　川芎　芍药　甘草　乳香　乌药　防

风　官桂　厚朴　桔梗

姜三片、枣一枚，水煎，温服。

又方

紫苏　枳壳　桔梗　甘草　赤芍　防风　当归　川芎　羌活　厚朴　茯苓　前胡　生地　白芷

姜三片、枣一枚，不拘时服。热加柴胡、陈皮、半夏。

定痛降气饮

芎藭[①]　白芷　细辛各一两　僵蚕五钱，生用

上为细末，炼蜜丸，每服一丸，清茶噙化。

治法同三串及诸痈疽。

发膊

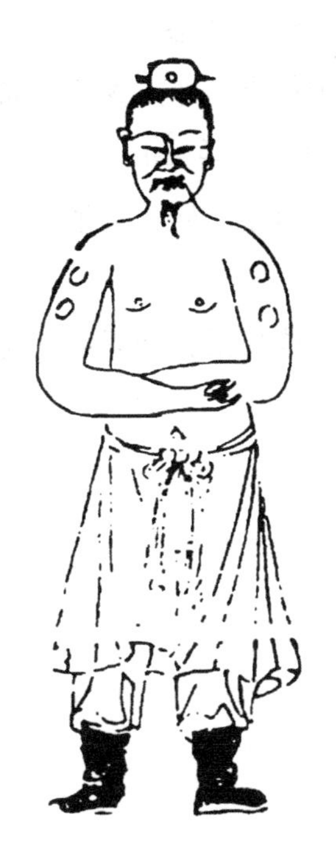

① 芎藭：川芎。

盖膊乃少阳经，多气少血，厥阴因少阳有相火，尤甚于厥阴，皆由多思劳神，六气七情相感。预宜防肌肉难长，暴戾之药勿轻用之。

一人右膊外侧生一结核，身微寒热，易怒，平居奉养甚厚，诊其脉俱浮大弦数，重按似涩，皆因忧虑伤血。时在初秋，切勿轻视，宜急补以防变证。宜人参一斤作膏，和淡竹沥服之，方保无虞。奈病家吝费，求他医治之，以十宣、五香相间服之。旬日后，忽大风拔木，病者发热，神思不佳，其核即稍高大，似有脓状，外肿起红线延至肩后，趋背脊入左胁下，不痛，肩背重，急食欲呕。急服人参膏入川芎、生姜汁，服尽三斤而安。然疮溃脓干，又以四物汤加人参、白术、陈皮、炙草、生姜，水煎服，数剂而安。此病生于春令，甚难疗者。幸生在秋，不幸暴风大作，激起木中相火，非人参川芎膏骤补，何由得生也。

人参四两　川芎一两　生姜五钱

上剉片，水四碗，煎至一碗，去渣，重汤熬膏，每次如之，临服加竹沥。

但此症之发，红肿或如粟，勿以小而忽之。

游丹

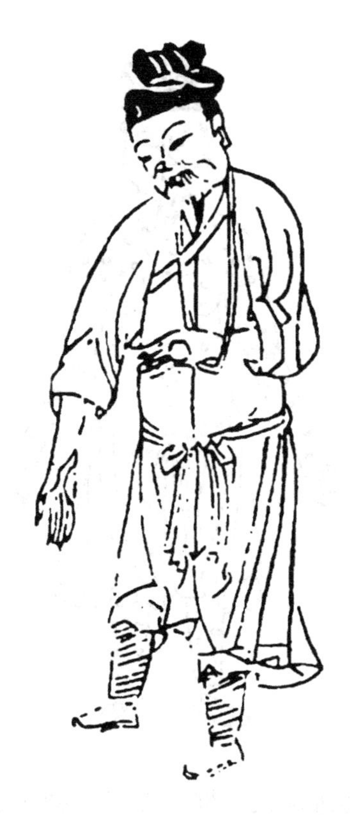

游丹者，即遍身丹毒也。初发，两手青，肿彻上下，急急痛。若经一宿二宿，肿气遍身，入心内肿即死。初觉急治之，宜服五香连翘汤、木香流气饮，以金箍散敷之，宜用治疔之法治之。

火赤疮

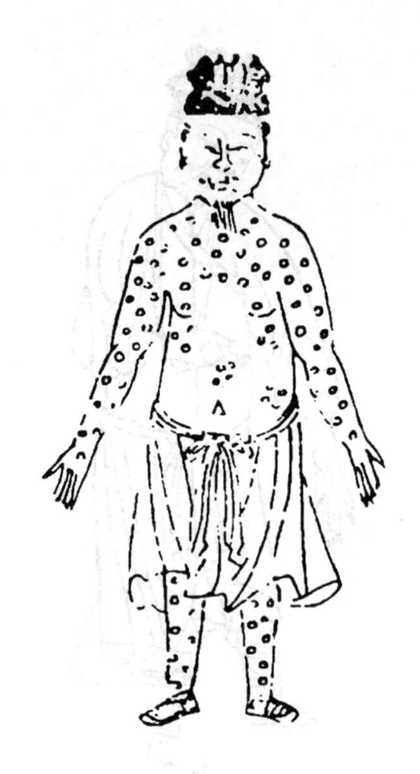

火赤疮者，气血虚残，邪毒攻发。初生赤色，燎浆走彻，成脓生泡，黄水时出，沾破皮肤，或如火烧疼痛，须用清肌解毒、消邪热，降肺火、补肾水之剂治之。

犀角　甘草　干葛　山栀　黄连　黄芩夏天倍加　白术　黏子　归须　川芎　赤芍　黄柏　知母　荆芥　薄荷　青皮　桔梗　蝉蜕　石菖蒲　天花粉

清凉膏

黄连　黄芩　山栀　薄荷　甘草　桔梗　枳壳

煎数沸，去渣，加冰片、麝香各三分，鹅毛扫上，指日得愈。

紫金锭水磨涂之。

发背

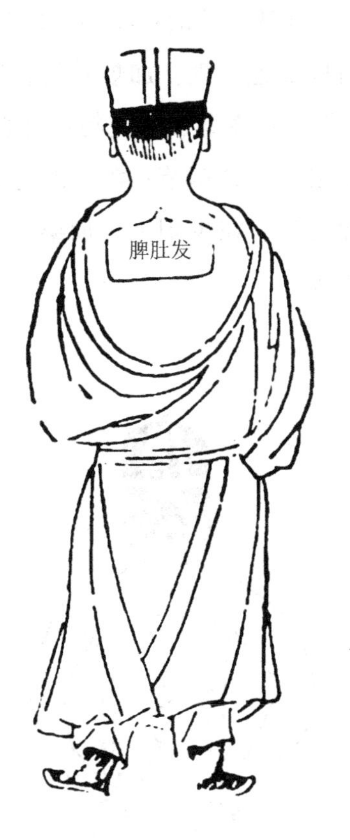

太师明指发背论：发背之生，积毒脏腑，正气盛，淹留停缓，元气虚，朝轻夕重，如发弓矢，外小内大，内托则生，败毒则毙，治法以参芪为主。一定之论，百世不易。凡痈发于背，广一尺，深可一寸，虽溃至骨，不穿膜不死。此症六气七情或因饮食而感，其毒积于脾肚之间，用药先消脾肚中之毒，内外夹攻，斯无患矣。

发背痈疽恶毒

人参　黄芪　当归　白术各五钱　橘红一钱五分

上剉，水煎，入竹沥、姜汁和匀服之。如欲煎膏，加参、芪等药各四两。

肿疡，加当归、连翘、羌活；溃疡，加芍药、川芎、甘草、白芷；酒毒，加酒炒黄连；气，加炒香附；痰，加瓜蒌仁；发热，加酒炒黄芩；渴，加麦冬、天花粉；恶心，加半夏、生姜、藿香；解毒，加金银花、甘草节；泻，加苍术、白术，俱土拌炒；在太阳上，加羌活；在少阳上，加柴胡；在阳明经上，加鼠黏子、白芷、升麻。

鱼脊疮

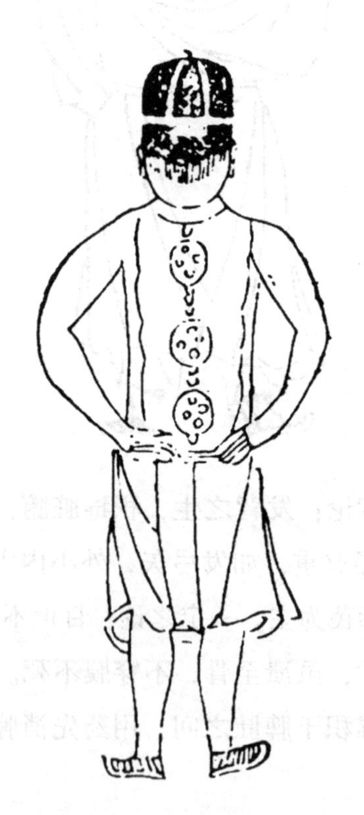

鱼脊疮者，脏中积冷，肾气虚寒，故虚热得传经络筋骨之间，发动不知何处。初生如疽疖，破时黄水流，生白泡似鱼脊。

若不速治，肉烂脓流，命亦难保。先服神功活命汤，次用归芪调荣汤或参芪内托散。

当归　川芎　生地　白芍　连翘　黄柏　知母　茯苓　甘草　升麻　白术　桔梗　黄芩　独活　青皮　白芷　苦参　天花粉

体虚，加参、术，减苦参、连翘。

外用解毒润肌散搽之，或用金丝膏贴之。

洗用猪蹄煎汤，或用地骨皮煎汤尤妙。

散走流注发

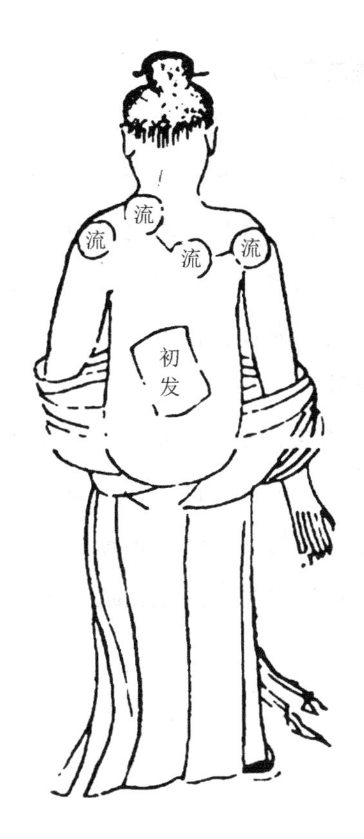

太师指明散走流注发：大凡气血不调，经络不通，复感六

气七情，故毒气乘风热而走是也。此症因风盛而生热之证，热极气盛，气因热之极而走于四散，急宜疏风定热，则气自然而息。若元气盛，初发者速以艾灸七壮，四围敷药，内服二十四味流气饮，无不愈者。若流注于手脚腿者，死无疑矣。

妙贴散

白芷五钱　南星五钱　肉桂五钱　蛤粉五钱　五倍一两　芍药七钱　多年小粉八两，炒焦　白及四两

上磨末，每用生姜自然汁，好醋、葱、蜜捣汁和匀，火上熬热，调药如糊，敷四向，空中出毒，干再用前汁润之，以助药力。

加减二十四味流气饮

陈皮　半夏　升麻　干葛　甘草　泽泻　茯苓　苍术　厚朴　木香　羌活　独活　防风　荆芥　薄荷　黄芩　川芎　当归　生地　白芍　黄芪　青皮　木通　白芷

冬天加紫苏、大柴胡。水二钟，姜五片，葱白三根，煎热服，以衣覆患上，出汗为妙，止可一服。

参芪内托十宣散

人参一钱五分　黄芪二钱　陈皮八分　甘草三分　升麻一钱　茯苓一钱　白术　泽泻二钱　当归二钱　川芎　生地　白芍　黄芩　天花粉　乌药　前胡　黄柏　知母

冬天加桂，倘有余内症，因症加减，全在活法施治。

背发两头

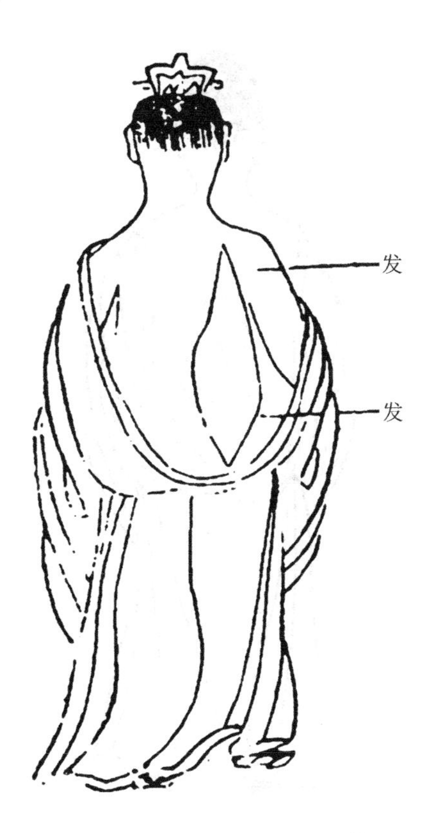

此症两头小者，四边散攻，乃因饮酒体虚之所致也。而气食相关，合阴虚而成之，气虚而散，所以开口而阔。急服内消药，亦宜补阳也。治法与发背、肩痈同，前方加减服之。

肾俞发

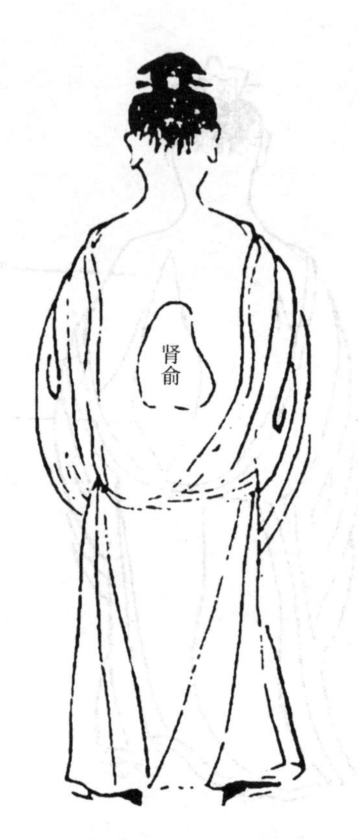

肾俞之发属阴，人难知识。因受暑湿并怒气，饮热酒而得之，伤于内肾之间，流毒在肾。急用解内肾之毒，内外攻之。若医缓，伤膜者难生矣。切戒怒气行房，稍或一犯，决不可治。

治法同发背痈疽，而补肾加黄柏、知母、乳香、没药、广胶[①]。

① 广胶：黄明胶。

对心发此症难治

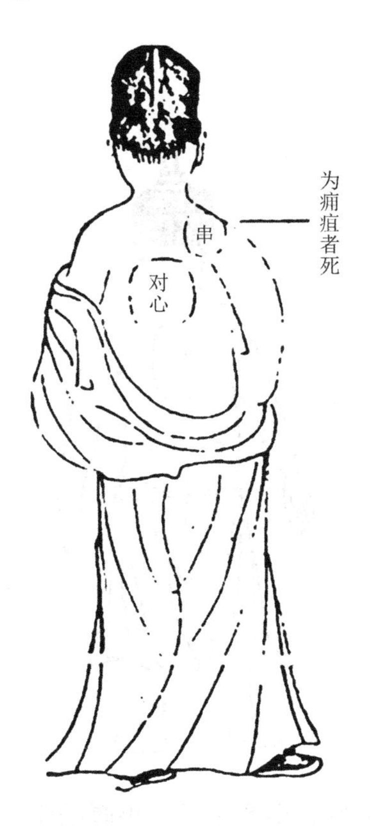

心者，君主之官，神明出焉，恬淡虚无，病安从来？心有怫郁，诸病生焉。发于手足者，皆由于心火，故发于心乎。此症乃对心发，因心火盛而热气会，生于此处，其毒愈盛。急用疏导心火之药解之，用意调处，若合兵法，方有生机。必须戒性，若一怒，不能生矣。发于心之侧者，亦可治。

黄连解毒汤

黄连姜汁拌炒　甘草　升麻　桔梗　茯苓　黄芩酒炒　山栀　当归　川芎　白芍　生地　枳壳　玄参　天花粉　连翘　小柴胡　金银花　灯心

临服加犀角汁，服四剂后，宜加人参、护心散、蜡矾丸，日夜服之。

连珠发

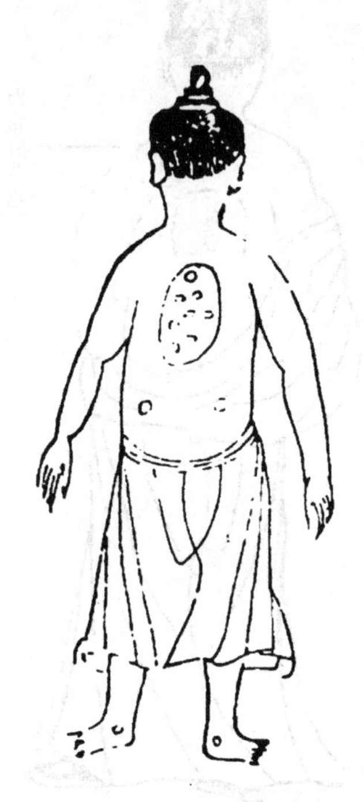

此疾若阴囊赤肿，小便不通，小腹胀痛。此疽因色欲过度及醉饱房事，以伤肾水，得此疾者，必致成串，令人口干、身发寒热、百节皆疼。治方于后。

十奇散 治发背伤于肾者。

桔梗 人参 归身 天花粉 五味子 芍药 乌药 香附 枳壳 木香

囊肿，加川楝子、槟榔；百节疼痛，加木瓜、牛膝、赤芍；寒热，加柴胡、黄芩。

酒煎散 治发背因毒内攻，其毒与好肉一般平者，用手按之，如牛颈之皮，上有黄泡出腥水，乃毒入于肺，若不速治即死。

当归　穿山甲炮　白芷　升麻　肉桂　木香　川芎　赤芍　甘草

酒煎服。

或患处好肉四边红肿，其色如火，用磁锋砭去恶血，即用鸡子清调乳香末敷之，时时用芭蕉根汁润之，以助药功。

蜂窠发

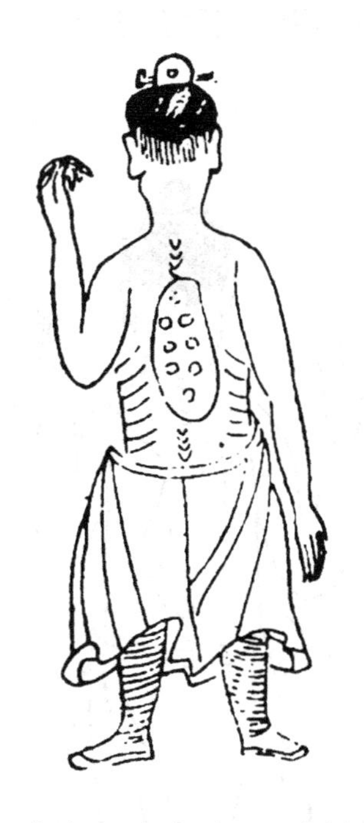

此疾若肉黑色、青色，中大陷，四围硬，肉亦紫色，风毒气伤于腠理，可发出即生，不发出即死。此毒因膏梁之味、温床厚被、醉饱房事，以致五脏积毒不流，积而为痈，则心神恍惚、夜梦不安、小便频数、大便溏泄。此疾串于左胁即死。治方于后。

内托十宣散

人参　黄芪　白术　当归　白芍　厚朴　白芷　川芎　连

翘　官桂　桔梗　防风　甘草　荆芥　金银花

水二钟，煎八分，食前连进十贴。虚甚者，加附子；心神恍惚，夜梦不安，加远志、辰砂、酸枣仁；大便溏泄，加黄连、木香、白术土炒、苍术；内陷不发，加穿山甲、乳羊角烧灰；小便频数，加薏苡仁、益智①；脓不透，加归须、地蜈蚣炙、赤芍药，连服蜡矾丸，日进五服；脓将透，便服排脓内补十宣散，即内托散加木香、穿山甲，仍贴金丝膏。

经体发

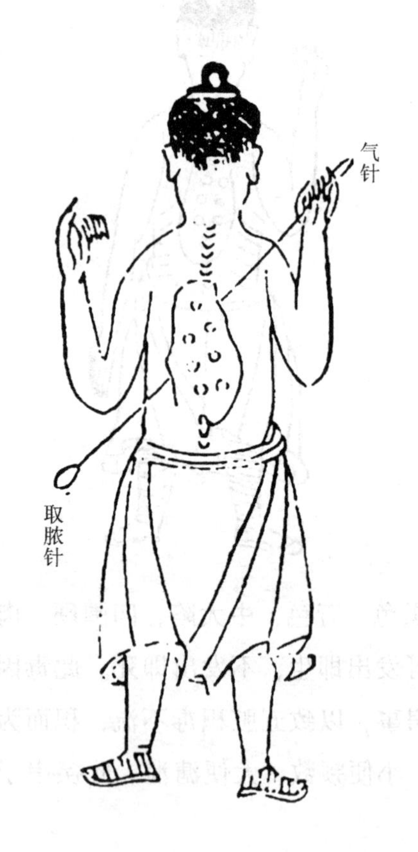

① 益智：益智仁。

此毒因暑热之时，空心受其秽气，以致胃气仍败，则致呕逆。如若不治，毒气入内，则难生矣。急服乳香托里散，再服五香连翘散、蜡矾丸，外贴金丝膏，内服忍冬酒，一日三服。忍冬酒方具前。

连子发背

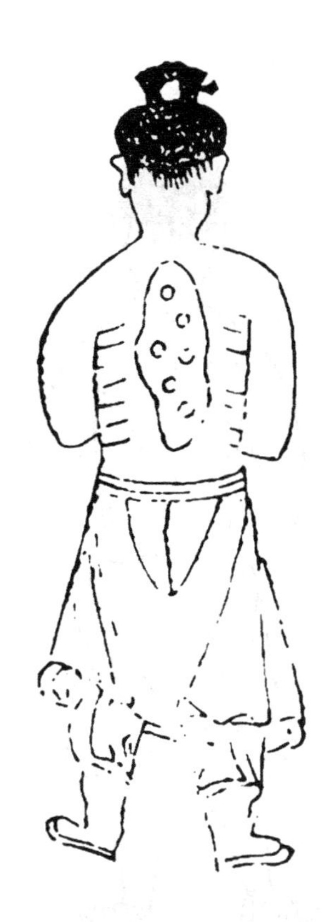

此疽发于右胛中，恐其毒气奔入心，大要用药散之。敷围药点截住，不令攻心。如在中道，通于背皆肿，不可救也，消者可疗。诸疮痛痒，皆属于心，以心生血而行气之痛。诸疮皆有敷药，就上下打大针，三四针为妙。用前化毒消肿散、千金内托散，多加参、芪。

围药

南星　草乌　木鳖　贝母　大蒜另捣　白及　五倍以上为末

生姜取汁　米醋

调敷，留口，二三日夜即消尽矣，常以醋润之。

护心散、蜡矾丸时刻不可缺。

上中下三搭手

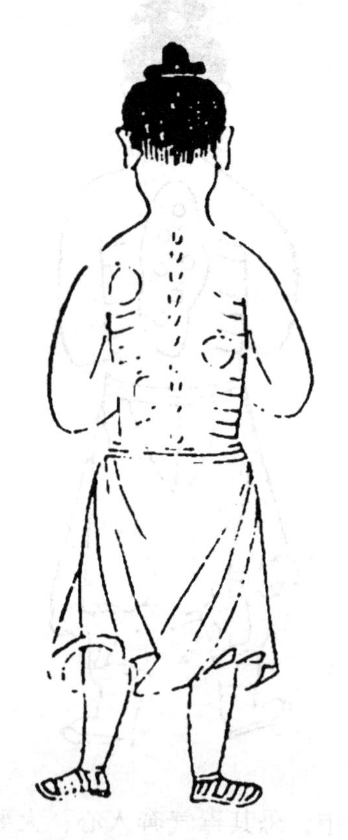

上中下三搭手，受在五脏六腑，毒热忧怒，气壅伤于肺经，结聚成毒，此是恶症也。当用脑疽、发背、痈疽等药治之，围药亦然，时进忍冬酒、蜡矾丸。

上中下三发背

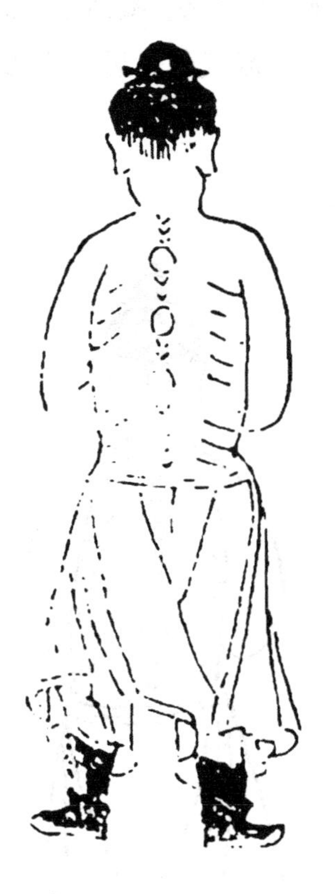

上发背，受在陶道[1]经，主伤于肺、肝、心经，惊郁结聚，怒气伤肝，壅出背毒，此乃恶毒症也。先用败毒流气饮，次用护心托里散，后用内托流气饮治之。败毒流气方在后，又并护心托里散流方于后。

中发背，受在神堂[2]、灵道[3]经，正心毒、心血涌出，不能归肝，气血壅在背中，损于肝经，此乃恶症。当用煎药治之，

---

① 陶道：穴位名，属督脉。

② 神堂：穴位名，属足太阳膀胱经。

③ 灵道：穴位名，属手少阴心经。

败毒流气饮方在后。

下发背，受在脾、肝经络，凝滞于五脏，伤于三经，此是三毒之症也。先用败毒流气饮，后用人参内托散，外用围药敷之。

对脐毒一名冲疽

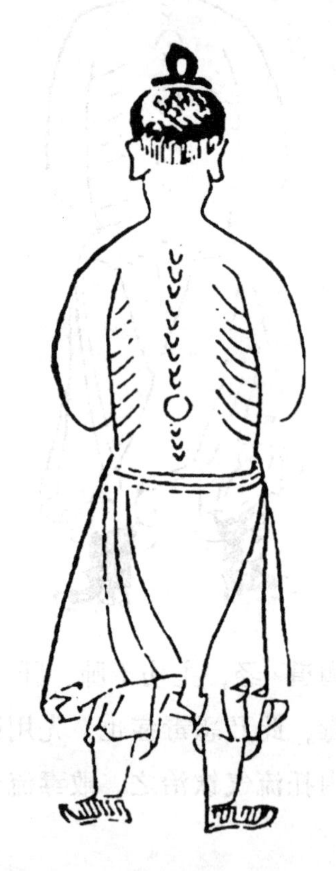

冲疽者，生于腰肾也，发背骨作疮肿，又名对脐，又名历肾，主心流入肾囊。三十日可刺。其脓赤白色者，不死；青黄紫色又兼谎语及见物者，疮发则内肾疼，变为渴者，万无一全也。多服参芪内托散，加知母、黄柏、麦冬以滋肾水。

腰疽

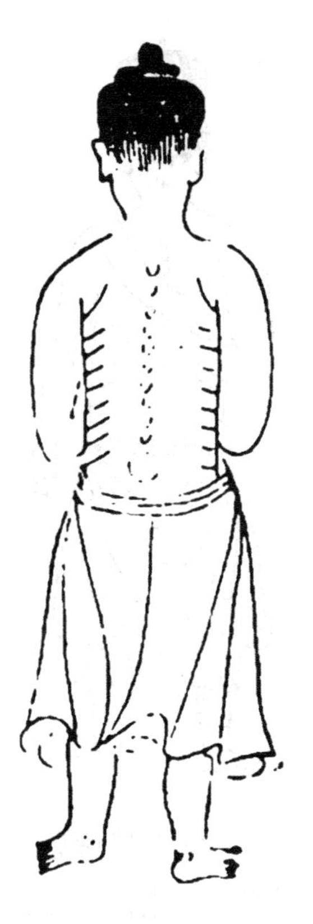

此疽受在阴包[1]气穴，伤于湿，气血不行，流注经络，此是毒症也。当用发背药治之。三五日内，宜灸七壮即消。

① 阴包：穴位名，属足厥阴肝经。

痰注如缠袋形

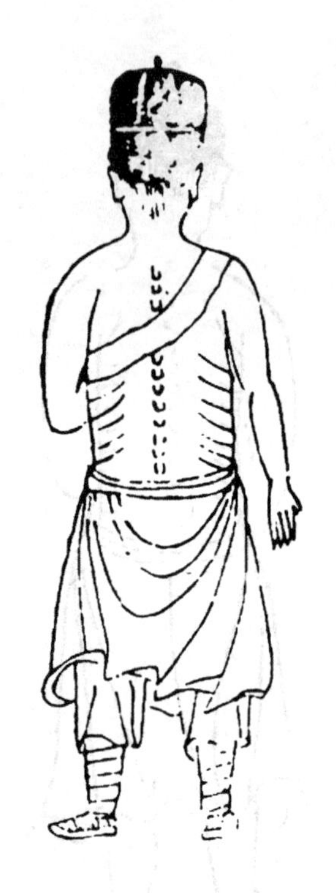

所谓痰注者，何来？六气七情所感，痰不能流行，结于一处，伏于经络之间，而背为明堂，月深日久，结成囊窠，内连于脏腑，外隔于皮毛，宜早治之。其形或圆或歪，或如米袋，坚硬如石。外用围药，次服人参内托散四五十剂。元气充足，方可下行剂，大便痰积数升而愈。

万应黑虎膏

多年小粉八两，炒黑　五倍四两，炒黄　蛤粉四两　天花粉二两　白芷二两　干姜四两　龟板二两，醋炙　白及五两　南星四两　昆布二两　白芥子二两　肉桂三两　乌药二两

上各为细末，和匀，用生姜自然汁一碗，好醋一碗，葱半斤捣烂，加蜜三两再捣，取汁半碗。三味和匀，火上熬热调药。

俟通手敷患上，留一小洞出气，时用热余汁润之，一日夜方可易之，敷至一月方得软矣。亦可下行剂。

人参内托散

人参二钱　白术二钱　陈皮一钱　半夏一钱五分　芥子一钱　黄芪一钱　茯苓一钱　当归一钱五分　川芎一钱　白芍一钱　黄芩一钱，酒炒　苍术一钱　香附五分　麦冬五分　枳实一钱五分　黄连五分　桔梗一钱　青皮八分　乌药一钱　天花粉一钱五分　防风七分　甘草四分　升麻一钱　厚朴一钱，姜汁拌炒

加减存乎人。

上作一剂，姜五片、砂仁末五分煎。临服加淡竹沥、姜汁半酒杯，和服之，服至百剂方愈。

神仙救命丹　待硬处活动如绵，煎剂服大半，方可下之，否则无益有损。

珍珠一钱　麝香一钱　冰片三分　胆星末五钱　甘草末一钱　枳实一钱　蟾酥六分　巴豆霜五分　全蝎末一钱　蛤粉一钱

上各为细末，和匀，米粉糊为丸，如桐子大。每服三钱，空心，或酒或蜜汤送下，其痰从大便中出尽为度。如不行，再服即行，以薄粥补之。若不待其软，遂下行药，命亦难生。病者须要拱听医师之戒，清心寡欲，戒恼免忧，并忌油腻、生冷、蒜、茄等物。

如泻不止，另又一方。

甘草七分　黄连一钱五分　苍术炒，二钱　白术二钱，土炒　猪苓泽泻一钱　车前子　炒芍　炒芩　茯苓一钱五分　人参　莲肉

上水二钟，姜三枣二，煎服即愈。

又方

早晨头一吊井华水，冷饮一酒杯，其泻立止。

暑疔

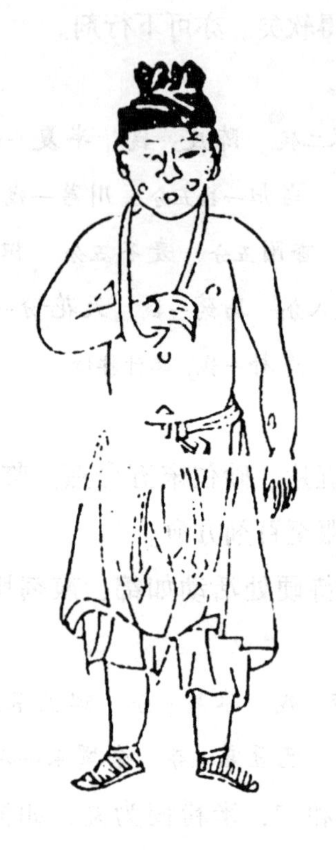

大抵疔疮有十三种，而有青黄赤白黑，所以应五脏也。复有暑疔、火疔、气疔、冷疔者，皆以其时候缓急浮实之异。但初发起，或先肿[1]后痛，先寒后热，四肢拘急沉重强痛者，得症便发寒热。疮边麻，渐至半身，大痛应心，呕逆自利，足冷至膝，四畔紫黑色，皆为重症，惟麻子始末皆痒。若症候寒热，与诸疔疮同，俱觉背强，其痛甚者，乃触犯所致。即取枸杞根，捣汁，服之弥佳。再狗屎白色者，得雨露之功，臭气已去，加枸杞根和匀，绞取清汁，服之尤良。但有卒患喉痛，心寒热，

① 肿：原脱，据浩本补。

或腹痛恶寒发热者，当预防生此疗症也。凡疗疮多生口边颊内，或舌上，赤黑点点如珠，碜①痛应心者是也。不即治之，日夜根长，流入诸脉，如箭入身，不得动摇，经久五六日后，甚者毒气入腹，眼中见火，神昏烦闷，呕吐恍惚，如醉如痴，不可疗矣。疔疮，有头黑硬而凹者，疮头白而肿实者，疮头如豆垽②色者，疮头鲜红色者，疮头内有黑脉者，疮头红赤而浮虚者，疮头如栀而黄者，疮头如金箔者，疮头如茱萸者，疮头如石榴子者。有初如风疹粉刺，搔破入风则去黄水出其里。有赤黑脉而微瘇者，肉中突起如鱼眼。赤黑惨痛彻骨者，结久皆为烂疮，疮下深孔如大针穿物。初生时突起疔痂，故名疔疮。令人恶寒发热，四肢强直而牵痛，一二日疮便变色，焦黑肿大，光起根硬不可近，犯之则痛，甚则发于头面手足骨节间者，气血之所聚会，宜急治之。有似灸疮四边泡浆者，但疔疮熟时，脓水出，疮孔如蜂窠，病易瘥也。疔疮恶症，眼黄面青舌黑，冷汗发渴，脚冷至膝下，不食自利，疮冷不痛，呕逆，疮不起发，四畔不红，疮边麻木，干黑生刺，疮边紫黑色，碜痛应心，眼中见火，神昏烦闷，神思恍惚，犹如醉痴者，皆难治也。试以针刺患人手足中指，不痛者难治。疔疮初生时红软温和，忽然顶陷黑，谓之广走，此症危矣，急服飞龙夺命丹、追疔夺命汤。其疔发于太阳眼边者，名曰钉脑疔，十死一生。《内经》以白疔发于右鼻，赤疔发于舌根，黄疔发于口唇，黑疔发于耳前，青疔发于目下。盖取五色以应五脏，各有所属部位而已，然或肩或腰或足，发无定处，如在头面

① 碜（chěn）：很。

② 垽（yìn 印）：沉淀物，渣滓。

手足骨节间者，甚急。

拔疔要法 妙法传于后世，来学贵乎心求，不可妄治以伤生，不可过时而难疗。

凡疔疮之起，多发于嘴唇上边，初如米大，或粉刺挤破，入汤火风气，亦要变成疵疮。疵疮者，即疔之别名也。先用葱白同飞龙夺命丹五粒和嚼烂，热酒半碗过下，以衣覆患上，略出汗为妙。上午服药，下午即将绝利磁锋划破疮口十字，即掺飞龙夺命末在内，而外用蟾舌研烂，蟾肚底皮贴之，内服追疔汤剂。若发于须发者，即剃去须发，如前法治之。此法静夜细思，试而行之，百发百中，活人多矣，焉敢自秘，遂并梓行。病人一月内无色欲者，患处平妥无胬肉，乃其征也。此法余精思所得，百发百中，切勿轻视之，梦麟谨述。

追疔夺命汤 服之速效，能内消肿。

羌活　独活　青皮　防风倍用　黄连　天花粉　赤芍　细辛　蝉蜕　僵蚕　桔梗　金银花　归梢　川芎　白芷　连翘　山栀仁　甘草节

在脚，加木瓜、牛膝、薏苡仁。一方加泽兰一钱，生姜十片，葱三茎，煎热服，以衣被覆之，出汗为妙。外用飞丹、白矾，火上熬，和碾末，鸡子清调敷之。

又方

用蝼蛄虫捣烂敷疮上，能拔疔根。

当归散

当归　川芎　赤芍　荆芥　干葛　乌药　白芷　独活　升麻　羌活　青皮　蝉蜕　甘草　防风　枳壳　红花　苏木

疮疼，加乳香、没药。疮热不退，加淡竹茹、山栀仁。肿不退，加甘草节、降真香节。眼昏，加川芎、白芷、荆芥、防风、蔓荆子。渴，加天花粉、干葛、麦冬。小便闭，加滑石末、车前子。

上，水二钟，乌豆十粒，煎服。病在上，食后服；病在下，食前服。

茺蔚散 治急慢疔疮。

《本草》云：益母草，味辛甘微寒，无毒。捣其茎叶，以敷疔肿；服其汁，以使疔肿内消。随处有之，多生背阴地。四方茎根，对节生叶，嗅之略臭，节间生红白花，四五月采之阴干。

益母草一味，烧存性为末。先以小镰刀十字剖破疔疮，根至痛处，令出血。次绕疔根出血，捻尽恶血，拭干，以稻草心蘸益母草灰，捻入疮孔中，遍敷到底。良久当有紫黑血，捻出令尽，拭干，再捻入前药，见红血则止。一日夜三五度，重者三日根烂出，轻者一日半出。疮根盘肠，根出即疮根起也，针挑出之。虽挑不出，其根自烂，无忧矣。内服救生夺命丹，如无则服忍冬酒，日夜服之，并服追疔夺命汤。若得此症，便发寒热，半身麻木，呕吐不食，其痛应心者，甚急，三五日便死，急用小刀划断疔根，出血令尽。若有疔发于三四处，只去先发为要，其余即无害矣，如前治之。若阳症，形体壮者、实者，以锋针刺疮四边，多出血以泄毒气，针刺所属经络而泻之暑湿。忌风寒、房事、酒肉、鱼腥、蒜椒、辛辣、油腻、粘滑、生冷、狐臭、息香、麝香、汤火气。

又方

用苍茸草①、野菊花二味，捣汁，和酒服之。微醉，患处

① 苍茸草：诸本同，疑为“苍耳草”之误。下同。

以衣覆之，睡一时，痛定热除矣。

又方

鱼腥草捣汁，和酒服之，渣敷患上。

疔疮头陷，碧绿色者，不可用针刀出血，略挑开靥，敷入益母灰，又捣益母汁服之更妙。又有日久溃烂者，不可用针出血，只以镰刀割去腐肉，以益母草灰敷之。

护心散 疔疮，烦躁作渴，恶毒攻心。

青靛二两 雄黄五钱 麝香少许 苍耳灰二钱

上为细末，每服二钱，蜜水调下。

疔疮，生根入腹者便死，用磨针刀铁浆水一碗，丝绵滤净，银锅内煎三四沸，服之，病者须臾肠鸣，行利一二次，苏醒方可。

疔疮不破则毒入肠胃，惟蝉壳极效，以一两为末，蜜调下。

拔疔散

面粉 麝香 人耳中膜各等分

上为末，葱涎搜膏，连纸贴患处，其疮根尽拔出。

凡疔疮发于头面上者，切不可用冷药敷之，若敷冷药，赶热毒恶戾之气入于喉间，断不能生矣。

疔疮有十三种

一曰麻子疔，其状肉起，头如黍米，色稍黑，四边微赤，多痒。忌食麻子油及芝麻，并着麻衣，并入麻田中行走。

二曰石疔，其状皮肉相连，色如黑豆，甚硬，刺之不入，肉微痛，忌瓦砾砖石之属。

三曰雄疔，其状疱[1]起，头黑靥，四畔仰疱浆起，有水出，

① 疱：皮肤上起的像水泡的小疙瘩。

色黄，大如钱孔，形状高厚。

四曰雌疔，其状疮稍黄，向里靥，亦似灸疮，四面疱浆起，心凹色赤，如钱孔①。

五曰火疔，其状如汤火烧灼，疮头黑靥，四边有烟浆，又如赤粟米者，忌火烧烙。

六曰烂疔，其状色稍黑，有日斑疮，疮中溃，有脓水流出，疮形大小如匙面者，忌食热物。

七曰三十六疔，其状头黑浮起，形如黑豆，四畔起赤色，今日生一，明日生二，及至十余，若满三十六，药不能治，未满可治。

八曰蛇眼疔，其状疮头黑，皮浮生，形如小豆，状似蛇眼大，身体硬。

九曰盐肤疔，其状大如匙面，四边皆赤，有黑粟粒起，大忌食盐。

十曰水洗疔，其状大如钱，形如钱孔，疮头白里黑靥，汁出中稠硬，忌饮浆水并水洗。

十一曰刀镰疔，其状阔狭如薤叶状，长一寸，左侧肉黑如烧烙，忌刺及刀并铁器。

十二曰浮呕疔，其状疮体员曲，少许不长而狭，如薤叶大，内黄外黑，其黑处刺之不痛，黄处刺之痛。

十三曰牛狗疔，其状肉色疱起，掐不破。

以上十三种，初起疮心先痒后痛，先寒后热，定则寒多，四肢沉重，心惊眼花，呕逆者，难治。惟麻子疔始末皆痒。以上诸疔，切不可触犯，若触犯之，必难治者。凡孝服、鸡犬、

---

① 如钱孔：诸本同。《疡科会粹》作“大如钱孔”。

月经妇人、狐臭之类，悉屏之。须要戒怒宽怀为上策，谨慎！谨慎！

青疔

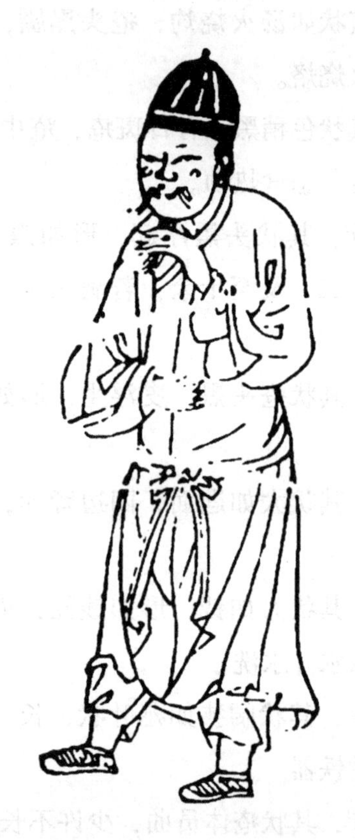

青疔者，根在肝，发起于目下，如瘤瘢，色青如石，使人目昏无见，恐悸，睡卧不宁。或生筋骨之间。久则令人目盲，或舌强语涩，或脱精。此症不出一年病危最急，治疗之方，一宗于后。

一方，用紫花草敷疮上。

黄疔

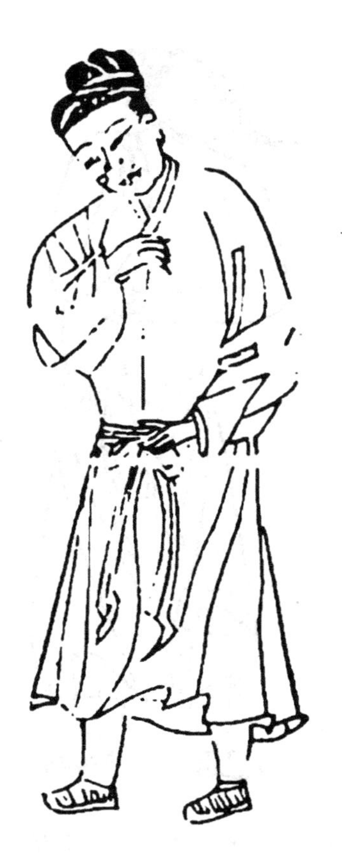

黄疔者，脾中受热，根于胃气，邪风发于唇齿龈之边。初生色黄有水，四边麻木，然发中有黄，故令人多食，手足麻木，涎出，烦躁，腹胀。嗜睡不言者死，未者可治。形如鱼脂。

赤疔

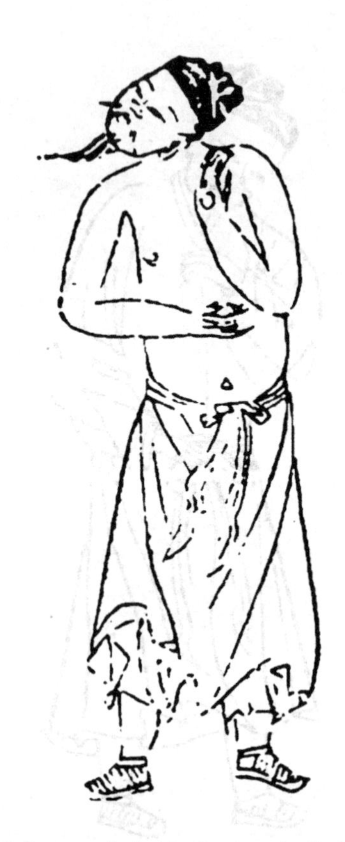

一名红丝血箭疔，一名红演儿，一名紫疥斑。

赤疔者，根在心，发起于舌下，根所①俱赤，作痛，舌硬不能言语，恍惚烦渴，饮水不竭，小便不通者死，未者可治。七日可知祸至矣。

内服救急丹、黄连解毒汤、连翘败毒汤。马蹄香，捣碎，加水取汁，服之立愈。

---

① 所：诸本同。《疡科会粹》作“头”。

白疔

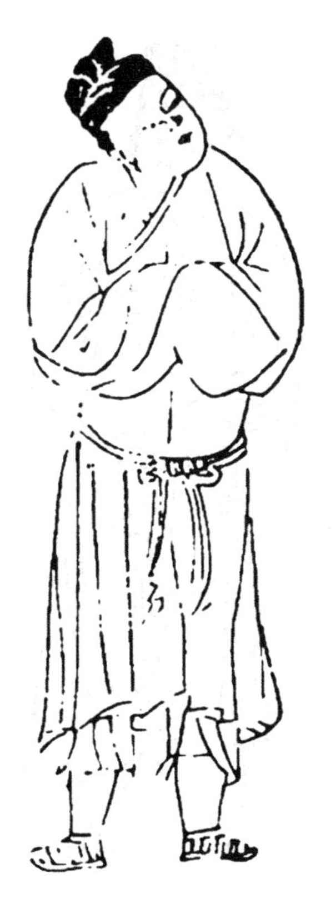

白疔者，大肠虚热，根在肺，起于右鼻。初起如粟米大，根赤头白，或麻木或疼痛，使人增寒头重，鼻口干，咽喉燥，不欲饮食。如胸膈满闷，喘促，昏睡者死，未者可治。不过七日祸必至矣。用紫花草敷疮上。

黑疔

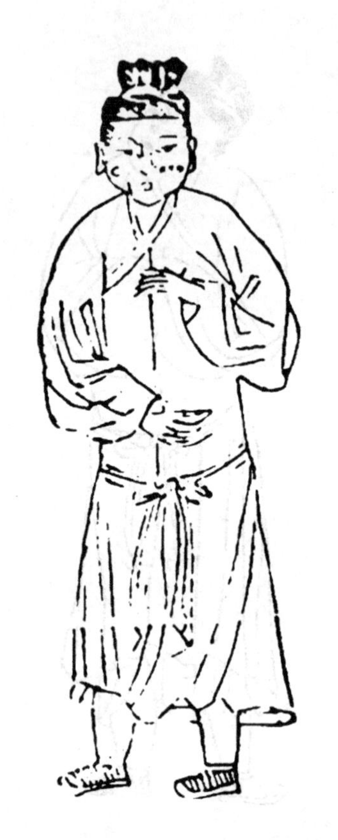

黑疔者，膀胱虚热，根在肾，发于耳前，状如瘢痕，色黑坚硬，使人牙关紧急，腰疼脚膝不仁，不然头疼，三日祸至矣，形似荞麦皮。用紫花草敷疮上。

五疔者，皆因喜怒忧思、冲冒寒热，是以蓄其邪毒，浸渍其脏腑，久而发为疔疮。

芝麻疔

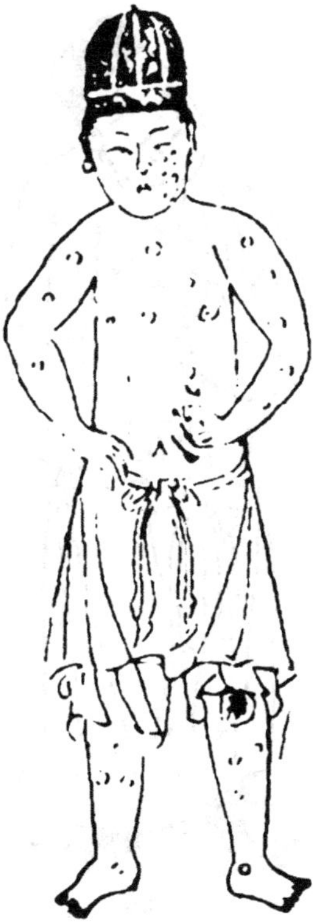

芝麻疔，用黑云膏，用紫花草敷疮上。走注者，遍身疼不能转动，服躅毒流气饮、蟾酥丸。

气疔

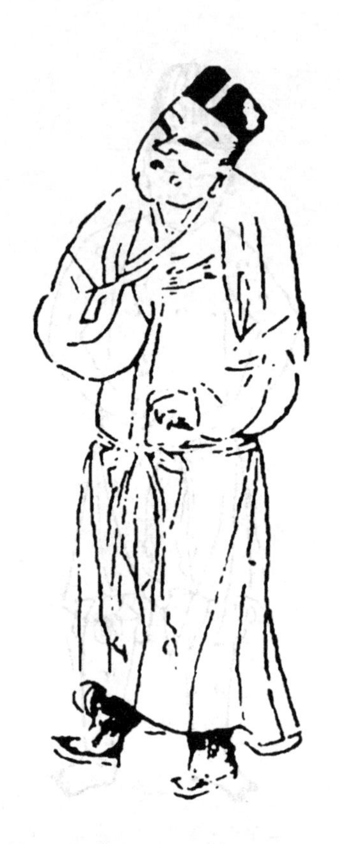

气疔，用胜金锭，服蟾酥丸，外用紫花草敷之。

火疔

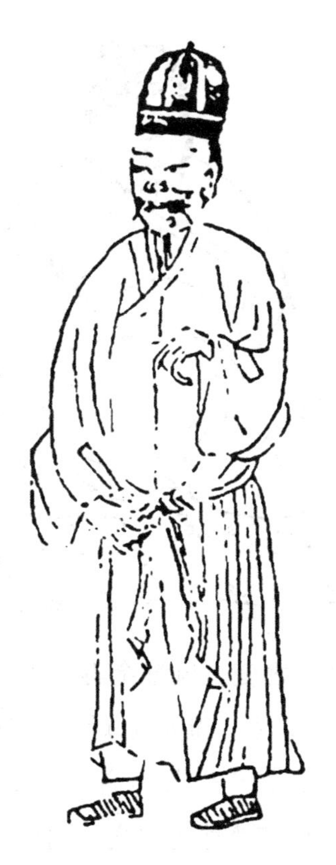

火疔，用胜金锭，服蟾酥丸，紫花草敷疮上。

冷疔

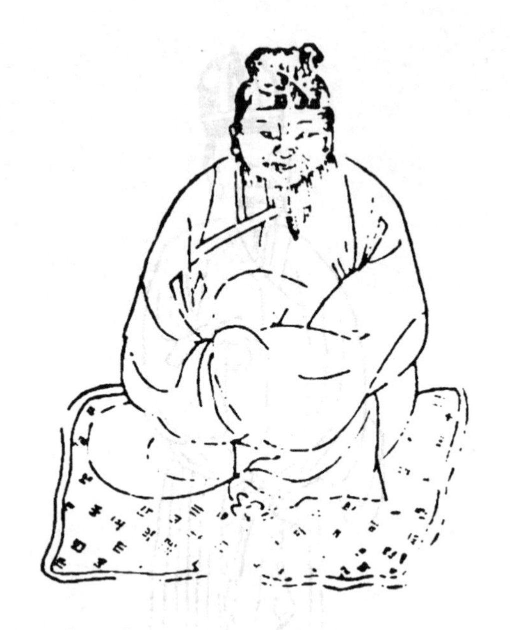

且冷疔者，高粱①之变，风湿余毒，天阴久冷，攻于膝下，传于足太阴经。初生如米，渐成溃烂，其色如煤，败血来侵，骨肉损坏，遂成大患，经年骨节疼痛，累岁不能生肌。先用艾叶、蛇床子、紫苏、豨莶草煎汤洗之，内服黄芪、白术、苍术、当归、白芍、连翘、生地之药，外用隔纸膏贴之，节劳内省，亦可瘳矣。

铁粉散

黄丹一两　生铁粉二两，即针砂，炒　麝香　轻粉各五分　松香五钱

上为末，清油调，贴疮口上立愈。

① 高粱：高，同"膏"，指肥甘。粱，同"粱"，即细粮、精米。

鱼脐疔

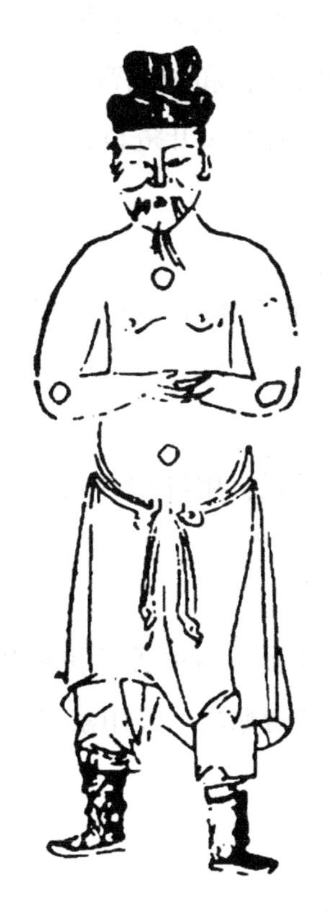

春用黑云膏，夏用蟾舌膏，秋用桐泪膏，冬用胜金锭。

五种疔疮，用蟾酥丸，能治诸般恶毒疔疮，其效不可尽述。

朱砂　胆矾各五钱　血竭　铜青　蜗牛各一两，生用　雄黄　白矾各一两　轻粉　没药　蟾酥各五钱　麝香少许

上十一味，除朱砂、蟾酥、蜗牛三味，将八味为末，却将蜗牛、蟾酥研极烂，入前药合均，再入朱砂一半在内，为丸如鸡头大，又将朱砂一半为衣，每一丸，令病人先嚼葱白三寸，吐在手心，内裹药热酒一盏吞下。重者行五里有汗出，轻者车行三里有汗出，立效。服药后，用厚被盖之，以出邪汗。

胜金锭

人言① 雄黄 硇砂 轻粉 麝香

共为末，用黄蜡溶化，和药成膏子，水浸少时取出。用时捏饼子如钱眼大，用羊骨针拨开疮口，放药在内，用膏药贴之。仍用蟾酥丸。

黑云膏

苍耳草，连茎、叶子俱用，烧灰，用腊月猪肝研烂成膏，用厚皮纸摊贴疮上，其根自出。

蟾舌膏

用虾蟆舌一个，研烂，用红绢片摊贴，其根自出。蟾肚皮代绢妙。

桐泪膏

梧桐泪，丸如赤豆大，用羊骨针拨破疮头，放药在内，用干面围四畔，仍用太乙膏贴之，又用紫花草敷上。

---

① 人言：即砒石。

卷五

图 论 方

上肩疽下鼠疽

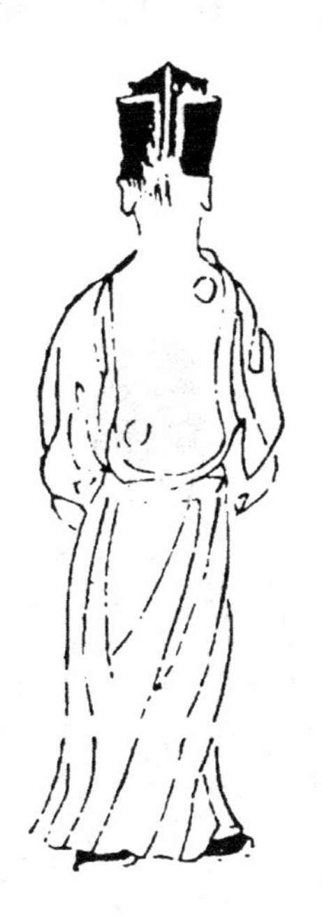

此毒因怒气上攻于心，酒后房事下伤于肾，宜服加味托里散。

桔梗　厚朴　白芷　人参　黄芪　当归　官桂　川芎　荆芥　黄芩　乌药　防风　连翘　香附　枳壳　天花粉

上，水煎服。

胸膈满闷，加陈皮、砂仁；热盛，加小柴胡、黄芩、玄参；咳嗽，加麦冬、兜铃、五味、杏仁、桑皮；口干烦躁，加麦冬、前胡、干葛、乌梅；寒多，加厚朴、防风、藿香。

再服黄矾丸、通气散，仍贴玄武膏、金丝膏。如脓出尽时，服内补散三四贴；脓未尽时，服排脓内托散。小便赤涩，用五苓散加黄连、灯心服之，其毒从小便中出。更服乳香护心散，日进五服。又服黄矾丸，日进三服。

开胃散 治发背，寒气入胃，不欲饮食。

砂仁 枳壳 陈皮 茯苓 肉桂 甘草 藿香 厚朴

上，水煎服。

仍用神异膏贴之。

三串毒

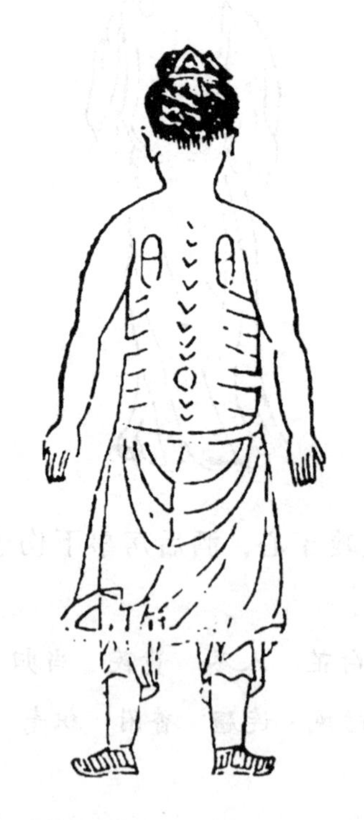

此症上下生之，其形虽一，而中间皮好，但内肉溃烂。初起红色，亦不大痛，日渐溃烂。此症之来，六气七情所感，严

寒酷暑所遇，积毒于脏腑。或年老男妇，性度怡默而亦患此者，想平居坐卧湿地而然也。若无外症得生，若饮食日减，泄泻发热，势难生矣。治法与发背诸痈同。

肾俞怒发及胛痈

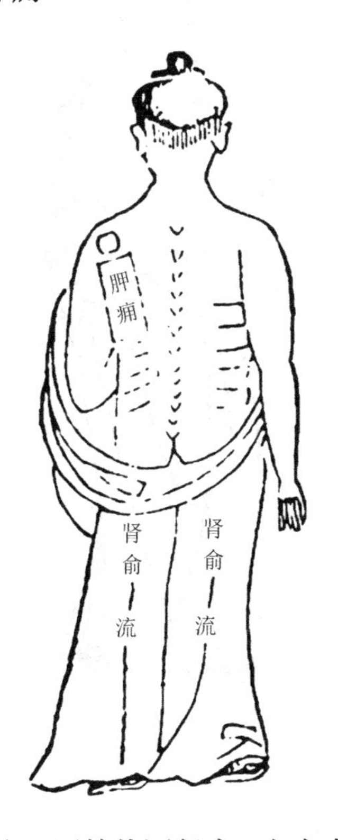

此证下肾俞双发，因饮热酒行房，怒气伤肝，受湿而得也。阳发于外，可治。痰发、阴发伤于肾膜，脓稀者为虚，难治。若老少妇人，性气温和，饮食谨节，又无六情恼怀而亦患此者，乃受地之湿气，或暑月以冷水沐浴而然。胛痈发于左膊之间，初发可用艾火灸之。急服追疔汤，汗之即散。治法服药同前，蜡矾丸甚宜服之。

左搭肩发

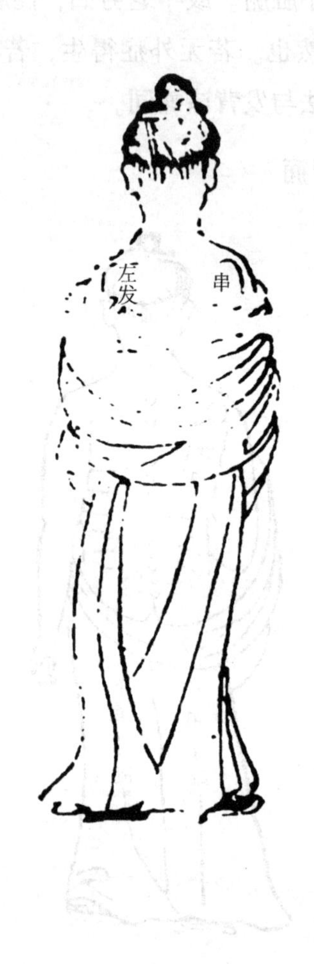

右搭肩发

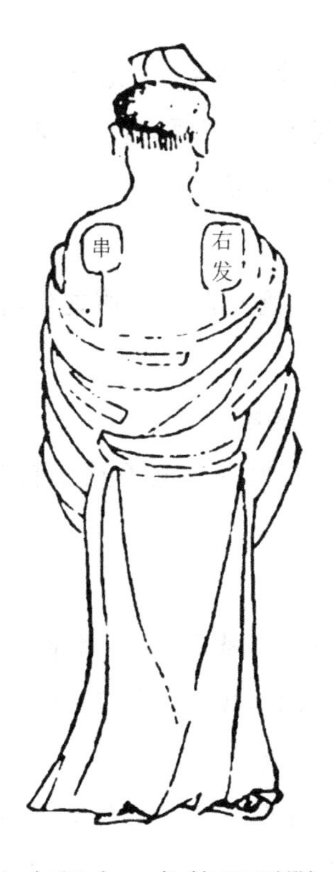

此症少阳经少血有相火，尤甚于厥阴。发于左搭肩骨上，生者以动之处入，可治难安；串于右搭肩者，必难治也。此症由于风变之来，以脉断之邪在表。其症大小便如故，饮食如常，口能知味，知其不在里也。不恶风，只燥热，脉不浮，知不在表。若表里既和，则邪在经络中，凝于经络，其痈斯出，身半以上，风从受之。故云：八风之变。法当却寒邪，调和经络中气血，则气血通畅自愈。

掺药

鸡黄皮焙　血竭　花蕊石　冰片

上为细末，湿用干掺，干用清油调搽。

加味麻黄桂枝汤 形实色黑，背生红肿，胛骨下痛，脉浮数而洪紧，食则呕。

生附子一钱 瓜蒌仁一钱五分 羌活一钱 甘草节六分 人参一钱 青皮一钱 黄芪二钱 半夏六分 白术一钱 山药一钱

水二钟、姜三片，煎服。

冬天加黄柏。

牛胶饮 截痈疽、恶疮险处，服之使毒气不攻于内，不传恶症。

牛皮胶透明好者，四两净

上用好酒一碗，入胶内，重汤煮令胶溶透者，亦用酒煎，米汤调和服之。

白芷升麻汤

白芷一钱 升麻五分 桔梗五分 甘草一两 黄芩二钱，酒炒 生地一两 黄芪 连翘各二钱 生黄连一钱五分 红花一钱 归梢二钱 官桂三分 当归一钱

上十三味，水、酒各一碗，煎至半碗服之，须睡并怡养心神，不可妄想以动心火。

左右串

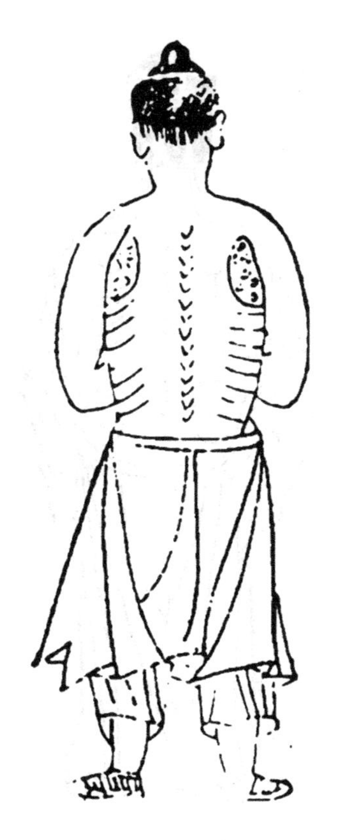

此症发于左搭肩骨上，生在移①动之处，可治难安；串于右搭肩，必难治矣。可用鸡黄皮及绵絮焙干为末，湿则干掺，干则清油调搽。

如症发于右搭肩骨上，生在移动之处，可治难安；串于左搭肩者，亦难治之。用药搽掺，依前左搭肩药治之。

另有良方，在前左串右串二形图后，看方治之。

---

① 移：原作“以”，据浩本、蔚本及上下文义改。

两肩两胁痈疽发

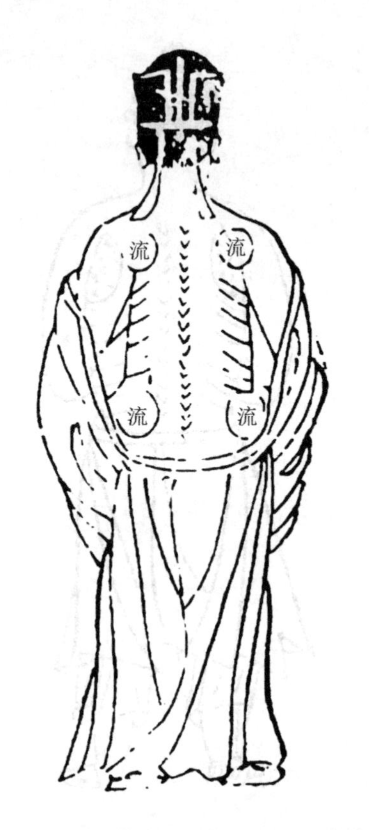

凡两肩下、两胁边成痈疽，因血虚而气亦虚，切不可服补阳之药。热剂即补阳也，倘受热剂则虚热愈盛，易致伤骨膜，切慎！切慎！宜服十六味流气饮、内疏黄连汤。治法与发背痈疽同。

汤剂，附子、薄桂、乌头之类禁用。

血溃流注疽

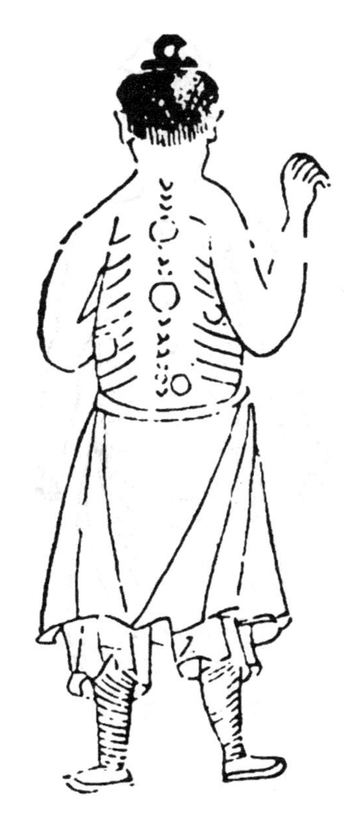

此症多生膏梁形重之人，有此疾者，好食煎炒炙爝、糖蜜之类。其疽大者如鸡弹[1]，形像犹如紫李，只肿不红，内串经络之间，流注骨节之内，遍身酸疼，百节疼痛。用内托散，加木瓜、白芍、连翘。再服乳香护心散、黄矾丸。外用围药敷之，不可迟也。

凡用药以意消息，切勿执方对症。夫子曰：疾固也。

---

① 鸡弹：浩本、蔚本作“鸡子”。

瘤发

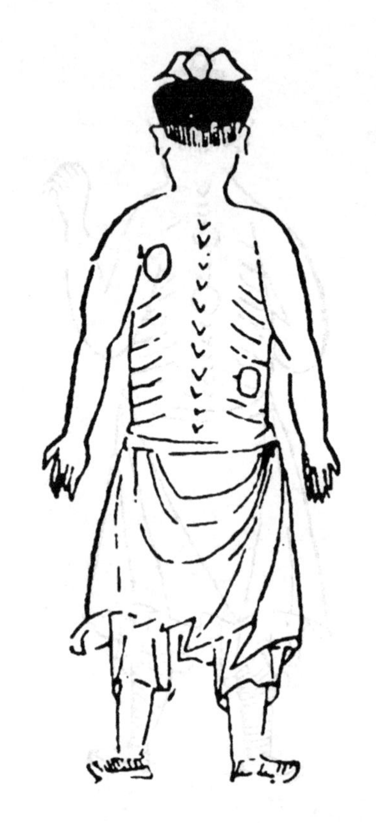

此证属阴，多生骨骼之间。初生如梅子大，在于皮肉之间，内不疼不痒。无力之人，二十日始作红肿；有力人，一月方作红肿。内先溃烂，皮面上紫黑色，破后口不能收，时常作痛出臭脓水，必成其漏则难治矣。急服排脓托里散、排脓内补散、人参内补散、人参膏、五香连翘汤、蜡矾丸、护心散。更用猪蹄汤频洗之。未溃之先，用铁箍散敷之，能消其一半。

臁疮

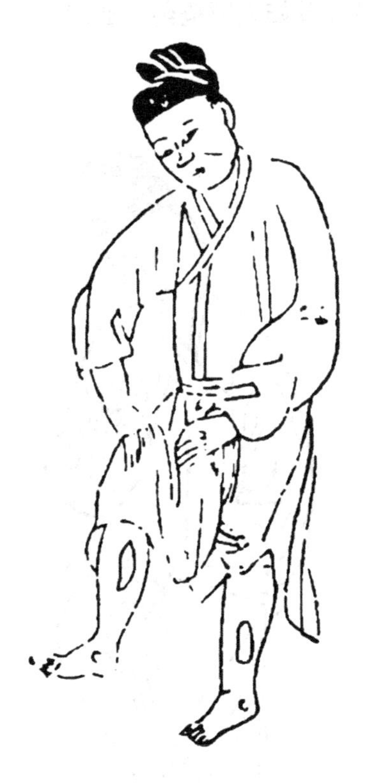

大抵下部之症，以苍术为主，佐以黄柏之辛，行以青皮，加以甘草，随症用引经之剂，则得效矣。此毒受在肝肾经，痛不可忍，用内托流气饮治之。

苍术　黄柏　青皮　甘草　芍药　当归　白术　槟榔　川芎　羌活　独活　白芷　木瓜　牛膝　杜仲

冬加薄桂，夏加黄芩。姜三片，煎服。

内托清气饮

人参　茯苓　白术　官桂　陈皮　木瓜　紫苏　枳壳　甘草　芍药　当归　苍术　羌活　独活　川芎　白芷

姜三片，枣一枚，煎服。

再服紫苏流气饮、三香和气饮。

搽药，用腿游风及妇人廉疮药，通用。

委中毒

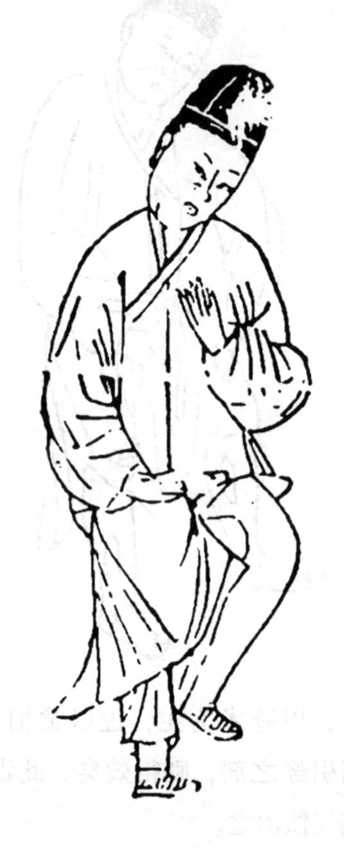

此毒受在肾经，寒气阻滞而成。加减紫苏流气饮治之，先用败毒流气饮。

先服败毒流气饮。

紫苏　厚朴　枳壳　桔梗　陈皮　乌药　白芍　白芷　香附　槟榔　木香　木瓜　牛膝　杜仲　防风　甘草

姜三枣一，煎服。

后服紫苏流气饮。

紫苏　厚朴　甘草　香附　乌药　槟榔　杜仲　木瓜　枳壳　桔梗　川芎　防风　当归

姜三枣一，空心服。排脓，加人参、黄芪。

臀疽

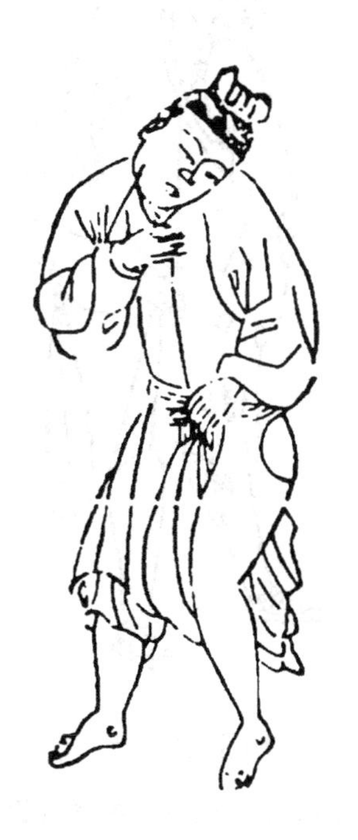

此痈受在肾经，而臀属少阳，后此阴中之阴，道远位僻药力所难及者，须预补之。皆因受虚寒湿毒，结聚成风，故生此症也。当用上下肋痈药治之：败毒流气饮、内托流气饮、内托羌活汤。

羌活　官桂酒洗　大黄酒洗，各四分　黄芪一钱五分　藁本　连翘　归梢各一钱　炙草　陈皮　苍术各五分　白芷

上作一服，水、酒各一钟，煎，空心热服。以被覆患上，使药力行之，方能奏功。如或不愈，用铁箍散、姜汁、醋，火上熬热，调敷，留孔，时令热余汁润之，以助药力。

腿游风

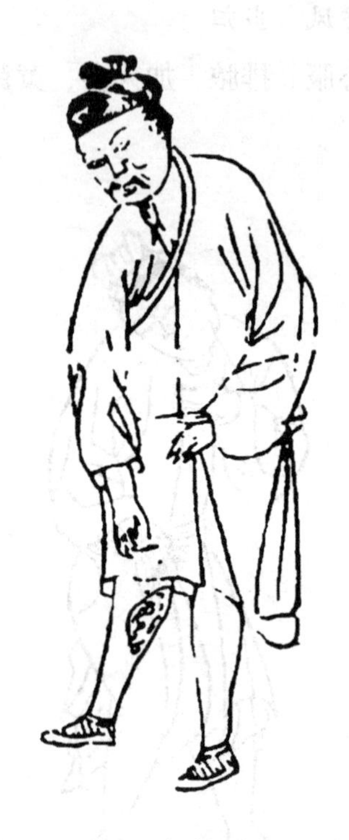

此痈受小肠、肾经，伤于寒热邪气，毒流于腿，此是游毒也。当用紫苏流气饮治之，后服败毒流气饮。

紫苏流气饮

紫苏　槟榔　厚朴　甘草　香附　乌药　独活　白芷　荆芥　苍术　黄柏　陈皮　木瓜　枳壳　川芎　防风

姜三枣一，煎服。

败毒流气饮

紫苏　桔梗　枳壳　槟榔　陈皮　羌活　防风　荆芥　木瓜　桂枝　黄柏　独活　乌药　甘草　香附　山栀仁

热服。

先用金丝膏贴四五日，以拔其毒水，后用搽药治之。

搽药

轻粉二钱　黄连末三钱　孩儿茶一钱　黄柏末一钱　白芷末一钱　荆芥末一钱　鸡内黄一钱　冰片二分　枯矾二钱　韶粉三钱

上和匀，为细末。先用温苦茶洗净，再用纸挹干，滋水干搽。

阴囊毒即外肾痈

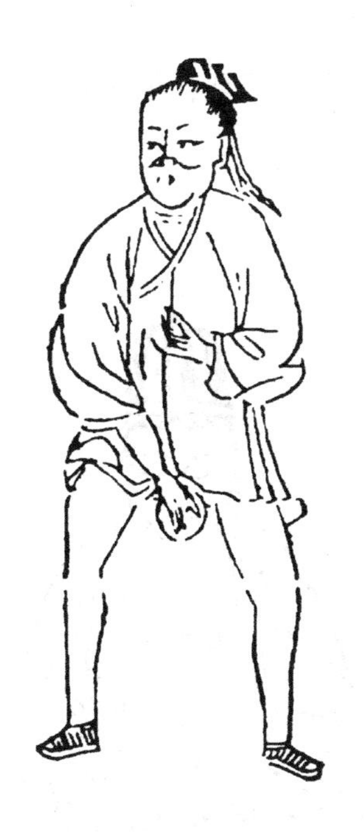

此症因肝经湿热不利，遂流毒于膀胱、肾经，感冒寒暑邪气，偏肾于阴之经络，以至血气凝聚，寒湿不散，阴囊上肿而痛。或溃烂皮脱，肾子悬挂。宜用泻肝清热汤服之。

龙胆草酒拌炒　当归梢　车前子炒　泽泻　生地　芍药　黄连　黄柏　知母　木通　淡竹叶　防风各二钱　甘草梢五分

上作一剂，水二碗，煎八分，食前服。

外用铁箍散围之。此症腐坏，急用乌金散敷之。

乌金散

麸不拘多少，煅存性，为末　紫苏叶

俱为末，香油调搽，干掺亦可。

或溃烂，饮食少思，日晡发热，急服加味小柴胡汤。

小柴胡　人参　黄芩　川芎　白术　黄芪　当归　甘草　黄柏　知母各一钱　半夏五分　白芍五分

上，水煎服。

痛甚，加黄连；小便不利，加木通、车前子；口渴，加天花粉、麦冬、五味。

肾痈

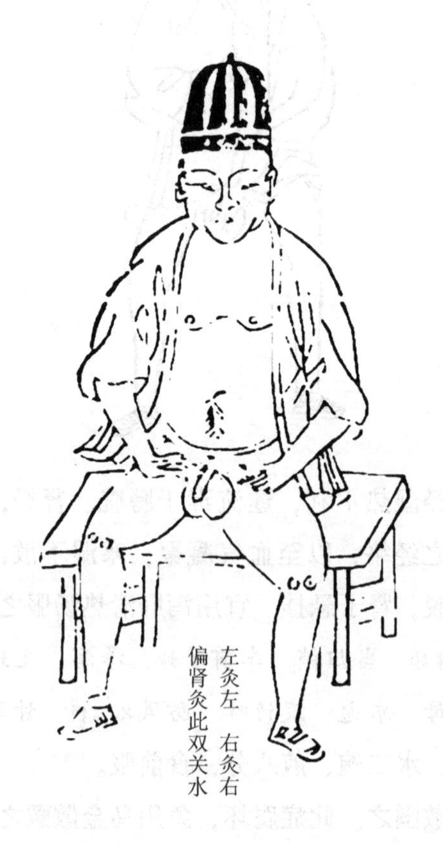

此毒，年高者因宿有疝气疾，及感冒寒湿气，辛勤少壮为因房事所得。初起阴囊赤肿，身发寒热，攻小注①、归来二穴，痛不可忍。用手按之，皮宽不急，可用败毒散加入当归须、川楝子发散。用手按之急胀似火之热，急用阴囊毒之药治之，更服黄矾丸。倘或开刀，须待其熟，以油头绳扎住肾子，以小刀开海底穴②，其脓血即流尽矣，外贴金丝等膏。少劳戒色，并避汤火风气及诸毒物。

阴蚀疮

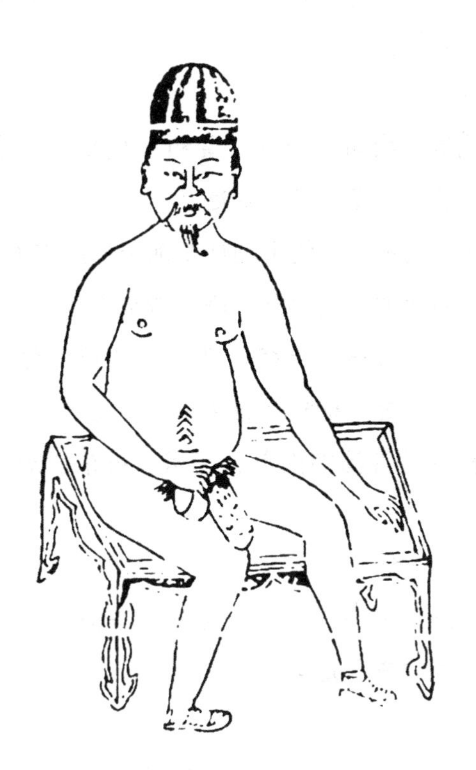

此阴蚀疮之生也，皆由脏中虚怯，肾气衰少，风邪入腑，

① 小注：水道穴，属足阳明胃经。
② 海底穴：会阴穴，属任脉。

毒恶损伤荣卫。或与有毒妇人交接，不曾洗净，故时痛时痒，以渐成窍作疳，脓水涌流。若不早治，命亦难保。先用蛇床子，地骨皮，桑、槐枝，煎汤温洗。内服清热消疳解毒汤，外用掺药。先用金丝膏，后用紫金膏，拔出毒水，易能长肉。

掺药

轻粉二钱　孩儿茶二钱　红绒灰一钱五分　飞丹①一钱　冰片三分　珍珠五分　鸡内金煅存性，一钱　麝香二分　炉甘石煅，一钱

夫阴蚀疮者，即下疳也。阴汗燥臭，故茎根生疳疮，此处乃肝经所属之分野。

清湿泻肝汤

升麻　羌活　柴胡　知母　黄柏　生甘草　泽泻　青皮　川芎　生地　苍术　龙胆草　木通

水煎。热加黄芩，小便不利加车前子，虚加人参。

又方　气弱无力，茎根下生疮，脓水不止。

人参　黄芪　当归　柴胡　升麻　草稍　黄柏　知母　胆草　红花　白芍　黄芩甘草稍能缓茎中痛，故用之

又方　补中益气汤加南星、苍术、黄柏、知母、黄芩、牛膝、灯草。

防风羌活散　治下疳。

防风　羌活　荆芥　独活　黄芪　牛蒡子　山栀　甘草　木通　苍术　车前子　天花粉

洗方

冬青叶四五十叶　甘草　黄柏　防风

煎汤，洗之。

---

① 飞丹：朱砂。

下疳

掺药，轻者用轻粉末一味掺上。

又方

孩儿茶　轻粉　黄柏　冰片　橄榄核煅，一钱

为末，干掺。

蛀疳

轻粉　韶粉各等分

为末，掺之。

外蛀捍、内蛀捍

冰片二分　轻粉六分　麝香五分

为细末，掺孔内。

内外蛀疳疮　并小便一切疳疾。

苍术二钱　黄柏二钱　秦艽一钱　滑石二钱

水煎服。如小便涩滞疼痛，加甘草节、蒲黄。

又方

黄芪　白蒺藜　羌活　白附子各二钱

末之，用猪腰子一付，竹刀切破，入药在内，线扎定，白酒煮熟，空心服之。

内外蛀疳，身热，小便涩滞，宜服小柴胡汤加龙胆草、黄连、车前子。

下疳掺药

青橄榄烧灰，一钱　孩儿茶一钱　冰片三分

为细末。先用杏仁四分，去皮尖，另研，又加轻粉四分，和研如泥。先敷患上一日，米泔洗之，后用前掺药。

又方

红枣去核嵌　明矾二分　珍珠四粒，煅过存性

末之，干掺。

疼痛不可忍

黑羊角　穿山甲煅过研末，各二钱　乳香　没药各一钱

空心酒下。

熏法

绿豆一升煮极烂，茶叶五钱研末，乘热倾在多年马桶内，在无风处熏之，待出一身汗妙甚，男妇并用。

小便疳疮大烂者

面粉一两　黄蜡八钱　白蜡一两　冰片一钱

先用麻油三两，火上熬化二蜡，随下面粉，次下冰片，为隔纸膏，贴之，五日后痛即止，肉即生矣。

女阴蚀疮①

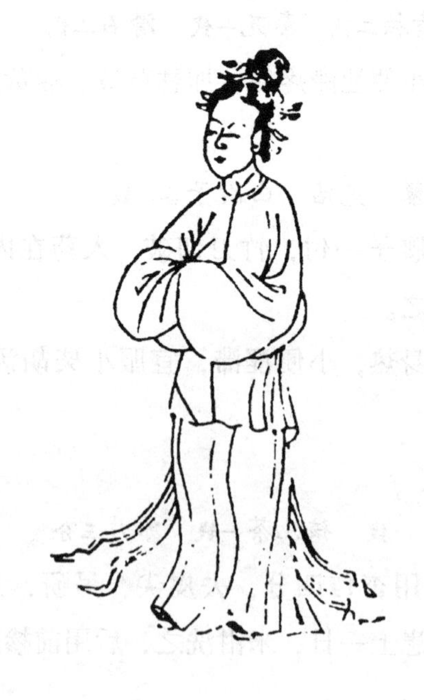

① 女阴蚀疮：原为“阴蚀疮”，与前重复，据目录改。

妇人之性多偏而多郁，若有不遂，则心、肝、胃三经之火勃然而起，遂致阴内生疮，其种不一。或生阴蚀疮，或生阴茄，或生阴蕈，或生疳疮，或生翻花疮，或生䘌疮，极痛极痒，状如虫行，淋沥脓汁等症，皆由湿热与心火相击而生，惟阴茄难治。性气和缓之妇，胸次坦夷，服药易愈。若性急悍妒之妇，习与性成，服药百帖方愈。必须忌口，绝欲戒性为要。当以补心养胃，与茯苓补心汤、内补托里流气饮间服之。其阴中肿块如枣核者，名阴茄。扁如蕈者，名阴蕈。阴中极痒者，名蚀疮，名䘌疮。余类仿此。

茯苓补心汤

白茯　干葛　前胡　桔梗　甘草　陈皮　白芍　紫苏　人参　半夏　当归　熟地　川芎　枳壳

姜三片，枣肉二枚，灯心二十茎，水二钟，煎服。

补心养胃汤

陈皮　半夏　茯苓　甘草　台术　黄连　当归　川芎　生地　青皮　白芍　槟榔　乌药　远志　滑石　山栀仁　车前子　玄胡索

内补托里流气饮

甘草节　茯苓　泽泻　猪苓　紫苏　山栀　黄连　台术　当归　川芎　生地　白芍　人参　黄芪　木通　紫苏　青皮　香附　苦参　泽泻　白蒺藜

冰黄膏

用黄连二两、水二碗，文武火煎至一碗，滤去渣，再重汤慢火煎至一酒杯，加冰片三分、麝香二分、轻粉五分、硫黄末一钱，俱研末调和，用鹅毛润阴内，立效。

一抹散

黄连末　鹿角灰各一钱　红绒灰七分　鸡内金灰一钱　孩儿茶七分　珍珠末五分　冰片五分　轻粉五分　麝香三分

上为细末，干掺患处。

洗方

芭蕉根捣烂，煎汤温洗，避风。

又方

川椒五钱　蛇床子半升　矾三钱　桃、柳枝各七枝　艾一两　苦参一两

米泔五六碗，煎滚，去渣，乘热熏洗之。

又方　治阴蚀疮䘌疮。

雄黄一钱　硫黄五分　桃仁五粒　木鳖子一枚，去壳剉片

艾五钱，入前药在内，作条，放在马桶熏之，其虫即死。

麻黄汤　阴肿或疮或烂。

麻黄　黄连　蛇床子各五钱　艾三钱　乌梅三枚　大戟　防风　白矾

上剉，煎汤熏洗。再用孩儿茶一钱，轻粉、冰片、杏仁灰各五分，为末，掺之。

阴中极痒及蚀䘌疮

用大蒜捣碎，煎汤洗之。后以杏仁不拘，烧烟尽，研末，丝绵包，纳阴户。

又方

取鸡肝或牛肝、猪肝煮熟，乘热纳入阴户，其虫入肝内。

又方

水银、轻粉、雄黄，和枣肉研细无星，纳阴户。

又方

以鲫鱼胆搽之。

阴茄

用茄根烧灰末之，香油调匀，鹅毛润内。

阴中坚痛

白矾五钱　生大黄　生甘草各二钱五分

为末，绵包如枣核大，入阴中。

阴中生疮，黄芩汤。

当归　黄芩　川芎　大黄　白矾各二钱　黄连三钱

上剉，水五碗，煎熏洗。洗敷雄黄、硫黄、轻粉末。

阴烂

孩儿茶　鸡内金各一钱　轻粉五分　冰片三分

为细末，干掺。

阴疮　与男子妒精疮略同。

黄丹①　枯矾　扁蓄　藁本各一两　硫黄五钱　蛇脱一条，烧灰

为末，搽之。如不干息，再用芍药末掺之。或隐处疼痛，盐三合炒热，青皮包，熨之立止。

阴冷

母丁香十粒，研末，缝纱袋如指大，入药，内纳阴户。

小便湿痛

牛膝五两、酒二升，煮半升，去渣，作三服。亦治血结痛。无故血尿，龙骨一两研末，热酒调下一匙。

---

① 黄丹：铅丹。

左右便毒

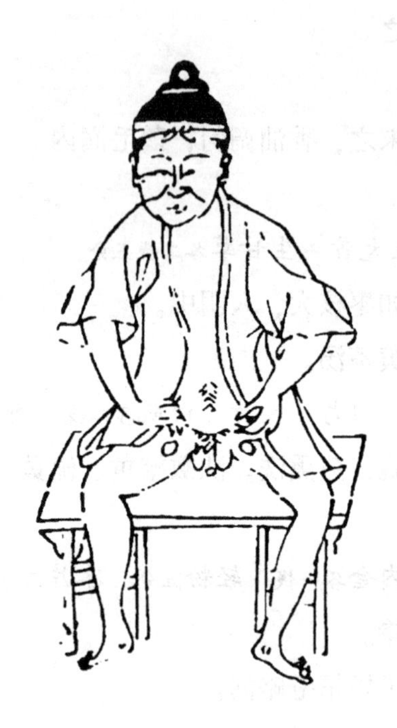

夫便毒者，生于小腹两腿合缝之间。或行路远涉辛苦，或上或下，低闪肭气，或房事所伤，或男女大欲不得直遂其志，故败精滞血留聚中途。或梦寐之间而不泄，或妄想不能忘情息念，故结成毒。然肾者，作强之官，伎巧所出，一有所感，精血凝滞，此症遂生。初起之时，寒热交作，两腿牵绊肿起不能屈伸，乃症之渐也。急服龙胆汤。

龙胆草一钱　木鳖三枚　大黄三钱　瓜蒌一枚　桃仁　红花　归须各等分

水、酒各一碗，煎八分，去渣，夜露一宿，早空心温服，行利十余次。

荆防败毒散

穿山甲　甘草　红花　羌活　当归　川芎　赤芍　生地

金银花　防风　木通　枳壳　乌药　天花粉各一钱　槐花末二钱　牛胶五钱

小肠流注

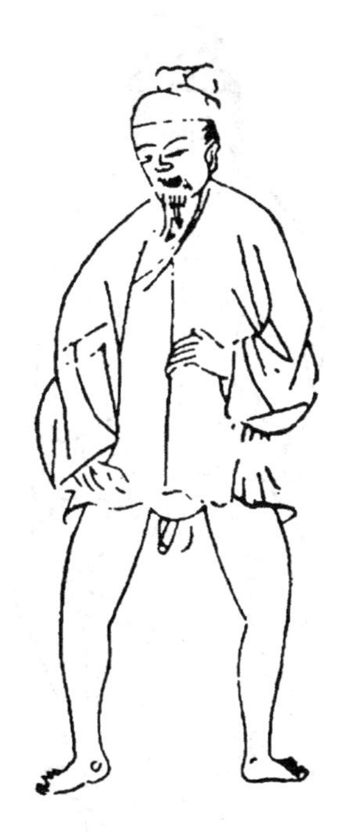

此症受在心经，伏热结聚成毒也。当用败毒流气饮，再服清心流气饮治之。

败毒流气饮

紫苏　桔梗　枳壳　甘草　香附　防风　川芎　羌活　独活　白芷　白芍　槟榔　茴香　泽泻　玄胡索

姜三枣一，煎，空心服。

清心流气饮

白术　茯苓　猪苓　泽泻　麦冬　青皮　防风　柴胡　羌活　赤芍　香附　生地　川芎　紫苏　甘草

姜三枣一，煎服。

小便不利，加车前子、滑石、木通。时服蜡矾丸。

穿裆发一名瘨瘖一名横痃

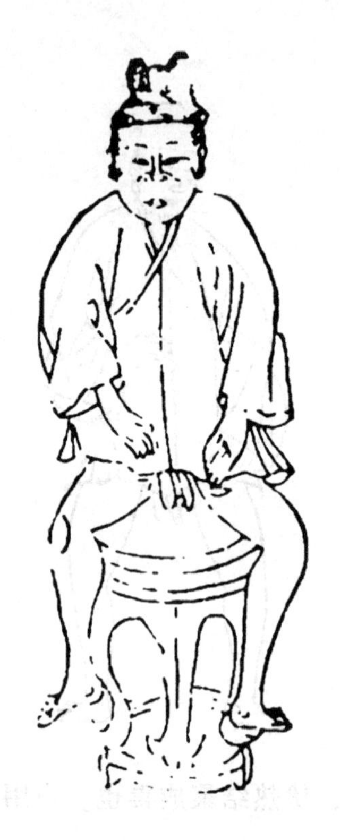

此毒因辛苦得之，生于穷骨穴①上。若不速治，毒溃伤于谷道内烂，脏腑即死。急服蠲毒散。

蠲毒饮

甘草　贝母　赤芍　当归　白芷　金银花　青皮　木通　连翘　桃仁　龙胆草　天花粉各一钱　穿山甲炮

如元气欲泄，加酒蒸大黄三四钱煎服，饮酒随量，以助药力。行痢十余次，其毒无，脓血从大便中出。

---

① 穷骨穴：腰俞穴。

又方 欲作未作之时，服之立消。

牙皂七片，灰火煨黄色，去皮，阴地上去火毒，为末酒下。

代刀散

穿山甲 僵蚕 枳壳 姜黄 牵牛 赤石脂 大黄 白芷 贝母各等分

为细末，每服五钱。早晨空心用酒调下，行利十余次，用薄粥补之，其脓血从大便中出。

灸初起便毒脏毒法

用湿蚯蚓粪，捻成饼，如铜钱厚，放患处，以艾火在饼上灸之，觉热，一二十壮为度，或痛或痒即可。后服黴毒散。

冷漏湿毒流注

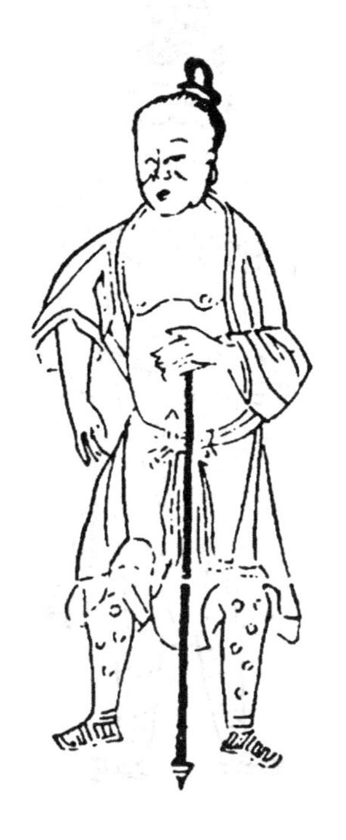

此毒或因足痒爪破有伤，汤火风气，或因寒湿流注于足胫，

生疮形如牛眼，四畔紫色、黑色，常出臭血水。先用三棱针刺周回①，血出尽，然后金丝膏贴之，呼出毒水腐肉，然后将紫金膏贴。看疮已红活，再合隔纸膏贴之。方具后。

面粉三钱　轻粉一钱　白蜡一钱　黄连末一钱　黄柏一钱　血丹飞过，一钱

为细末，清油烛调和，摊隔纸膏贴之。

又方，掺药。

黄连末二钱　轻粉二钱　冰片二钱　血竭一钱　孩儿茶一钱

上为极细末，干掺。

紫疥疮

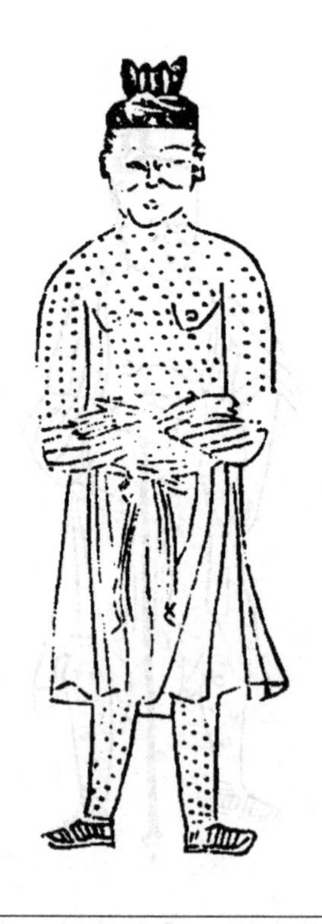

① 周回：周围。

此症五脏六腑之积毒，其气蒸肺，而肺主皮毛，故发于经络，相传头面体肤手足，形如紫疥，或疼或痒，遍生不拘何处，项中黑陷，久则呕逆、沉重、神思恍惚，速治之，方保无虞。

清肌解毒汤

升麻　干葛　粉草　防风　荆芥　连翘　薄荷　白芷　山栀　白术　苍术　黄连　苦参　花粉　桔梗　羌活　胡麻　青皮　胆草　当归　川芎　生地　赤芍　灵仙　白蒺藜

虚，加人参煮酒，加白花蛇、蝉蜕、黄芩、肉桂、天麻、马鞭草等味，以意消息之，宜服苦参丸。

煎汤洗法

荆芥　薄荷　苦参　白芷　苍术　柏树枝　独活　桑枝　柳枝　槐枝　凤仙梗　金银藤

用水不拘，煎汤去柤，在无风处熏洗之，拭干，用搽药。

搽药

杏仁一两，去皮　风子肉一两，二味另研如泥　轻粉真者，五钱　川椒末三钱　硫黄末二钱　荆芥末一钱　防风末一钱　白芷末一钱　樟冰二钱　枯矾二钱

上各另末，和匀，雄猪胆汁加生桐油调匀，搽入肌肉，不见药为效。

清肌燥湿解毒汤

苍术　白术　防风　荆芥穗　胡麻子　白蒺藜　苦参减半　当归　白芍　羌活　薄荷　白芷　川芎　石菖蒲　甘草

上十五味，各等分，磨末，水和为丸。每服二钱，百沸汤送下。

坐马痈

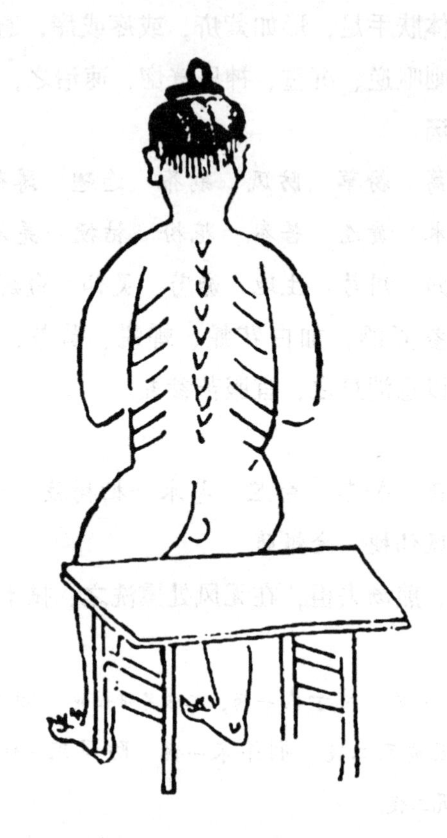

此毒痈受在肾经，虚毒气热，毒伤于内大肠之经，并聚成毒，发为漏疮，此乃毒症。先用宣毒汤，次用败毒流气饮。

宣毒汤

白芷　赤芍　甘草五分　大黄三钱，酒蒸　当归梢二钱　连翘　枳壳各一钱

水、酒各一钟，煎一滚，去渣，早晨空心服。

又方

紫苏　人参　桔梗　枳壳　甘草　柴胡　川芎　羌活　白芷　防风　白术　芍药　金银花

姜三枣一，煎服。

后用内托追毒饮。

人参　黄芪　厚朴　甘草　桔梗　枳壳　金银花　黄连　乌药　当归　芍药　白芷　川芎　防风

附骨疽痈论

夫贴骨痈者，即附骨痈也，皆附骨贴肉而生，字虽殊而病则一。此症之发，盛暑身热，贼风入于骨节，与热相搏，复遇冷湿所折。或居劳太过，两足下水；或坐卧湿地，身体虚弱而受寒邪。然风热伏结壅遏，附骨成疽，着大骨节间。其急者，身不得转动，按之应骨痛，经日便觉皮肉生急，洪洪如肥状；其缓者，一点酸疼，渐觉长大，行步艰涩，以致骨肉不相续。若失治，合身成脓不溃，至死身变青黯，但痛按之至骨，久则结肿，或结瘰疬。其附骨疽久而即肿结脓，以此为异。若治附骨疽作贼风中之，则病深脓多。凡偏枯挛曲之生，乃附骨疽之渐也。四肢困倦，乍寒乍热，小便赤，大便涩，无汗，须用紫苏、蕲艾、凤仙草煎汤热熨之，使腠理开发，以布拭干，再用干被覆之，烧乳香熏之。如虚甚，随服人参膏，略加附子以助其气复，以艾火攻之，万无不愈者。

贴骨疽

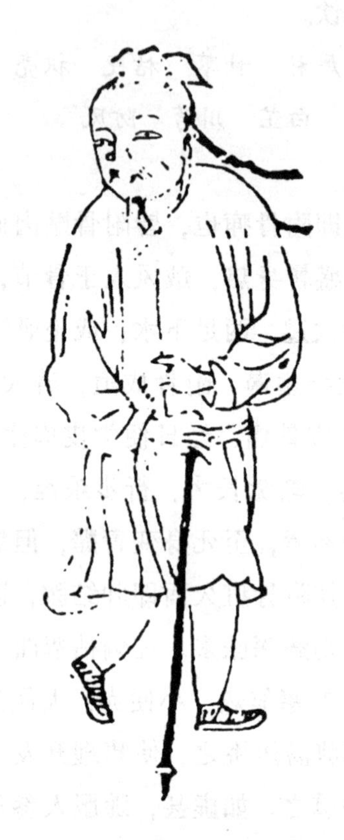

此症用筋头按患处，极痛是穴，以墨点定，艾灸百壮为期，忽而艾壮爆起，不拘壮数，乃其验也，不必灸矣。独活寄生汤加人参二钱一服。

附骨疽痈之症，其毒入于骨髓，所犯甚深。外肤若好，而贴骨之肉已先内溃，骨肉已不相连，日轻夜重，煎寒发热，至百日有脓，方可用火针刺之。不若初起之际，艾灸百壮，方可保命。若待其出脓，百人之中能生几何。急服蜡矾丸。

久雨阴湿，倍加苍术、白术、泽泻、防风、木瓜。

附骨痈治法同前

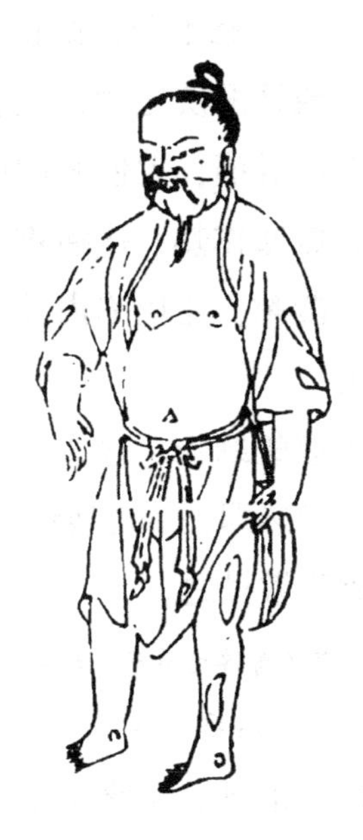

脏毒症

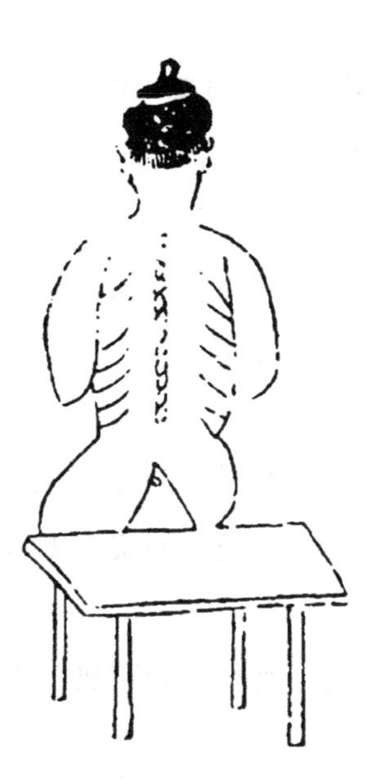

脏毒者，其大肠尽处是脏头，一曰肛门，又曰屎孔，内是也。毒者，其势凶也，皆喜怒不测，饮食不节，阴阳不调，脏腑不和。或房劳太过，或饮酽戾之酒，或食五辛炙煿等味。畜毒在内，流积为痈，肛门肿痛，大便坚硬则株痛。其旁生小者如贯珠，大者如李核，煎寒作热，疼痛难安，势盛肿胀，翻凸虚浮。早治易愈，失治溃脓，孔烂陷内寸许者，难生。血脓出而肿消痛减者，易生也。

一初起微肿，即用湿蚯蚓粪，捻成饼如钱厚，放患上，艾壮如半粒豆大者烧之，微热即去。再换饼烧之，再易，如前法，以十四壮为期。外用冰香散搽之。

炉甘石火煅，二钱，黄连膏淬之待干，乳末，听用　乳香一钱，另研　石膏一钱，另研　冰片二分　麝香一分

和研细末，田螺捣烂取汁，调涂患上。偶无田螺，煎黄连汁亦可。

先服行药一剂追其毒。

归尾二钱　生甘草二钱　白芷一钱　黄连一钱五分　枳壳　槟榔　乌药　赤芍药一钱　生地　天花粉一钱　皂角刺　桃仁泥二钱　红花各五分　大黄三钱　穿山甲焙，二钱　玄明粉二钱

水二钟，浸一宿，明早煎至一滚，空心服之，行利六七次，用薄粥补之。若补早，腹反痛。

清脏内托散

人参　黄芪　当归　川芎　陈皮　甘草　黄连　生地　赤芍　白术　黄芩　独活　枳壳　白芷　防风　牡丹皮　槐花　升麻　乌药

水二钟，广胶五钱，煎服。倘寒热，脾胃余症，以意增减，全在随症活法。

卷六

图 论 方

鹤膝风

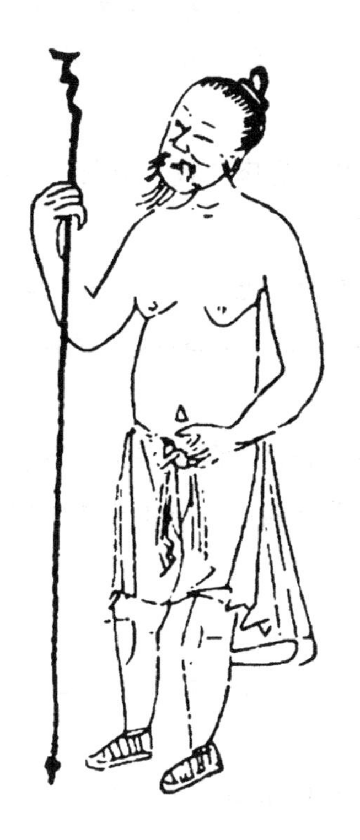

鹤膝风，痢风、鼓槌风之类也。气血相并而行，周于一身，得寒则行迟而不及，得热则行速而太过。内伤七情、外伤六淫，则血气之运或迟或速，而病作矣。多因日久得热，已自腾沸，后复感冒湿热，血受邪郁为瘀滞，不得运行，所以作痛。夜则痛甚，行于阴也。治以辛温，监以辛凉，流散寒湿而积热得发，其血自行，与气相和，其病乃止。或因涩药取效，性急作劳，常享厚味，感冒风雨，腿肿则痛甚，皆瘀血流于经隧，行久不治，恐成偏枯，以致膝肿筋缩大痛，两足无力，脚弱渐细，髀胫枯稿，拘挛不能屈伸。治宜祛风顺气、补血壮筋、养阴除湿，则气血通畅，自然愈矣。

大防风汤

人参一钱五分　羌活　独活　甘草　牛膝各一钱　白芍　熟地　白术　防风三钱　黄芪　杜仲　川芎各二钱　苍术一钱五分　附子二钱

水二钟，姜五片，枣肉二枚，煎服，饮好酒以助药势。

追风除湿围药

多年陈小粉四两，炒焦色　干姜一两　官桂一两　五倍一两　白芷一两　龟板醋炙，一两　当归一两　防风一两　白及三两　乌药一两　乳香一两

上为细末，用老姜汁、酽醋各半，葱汁一分，蜜少许，火上熬热调药，乘通手搽四向，空中出毒，时用余汁热润之，以助药力。

四妙丸

苍术二两　白芍　龟板好酒炙酥，各二两五钱　黄柏五钱，盐酒拌炒

上为细末，酒糊丸如桐子大，每服六七十丸，当归汤下，酒亦可。严寒，加附子二钱。

膝眼毒

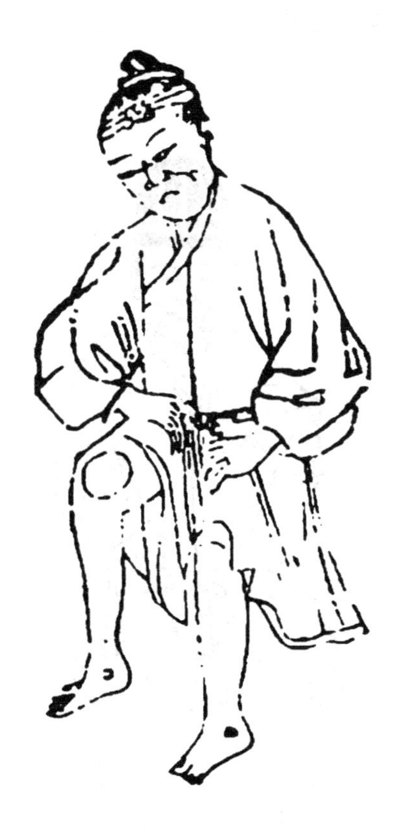

此毒受在肾经，膀胱不流气血，凝滞而湿热攻于膝眼，结成毒也。围药用鹤膝风药敷之，煎剂用木香流气饮。

当归　苍术　白芍　白术　白芷　川芎　木香　牛膝　木瓜　乌药　泽泻　薄桂　红花　五加皮　茯苓　威灵仙

水二钟，姜七片，葱白二根，煎服。次服大防风汤，方在前。

又方　治膝肿。

归须　赤芍　桃仁　苍术各一钱　黄芩　连翘　羌活各五分　木通　红花　甘草生，各三分　黄柏七分　金银藤二钱一人痰湿流注，膀膝红肿如肿毒相似，脉浮滑，用前药十二味加南星、牛膝、龙胆草。

人面疮

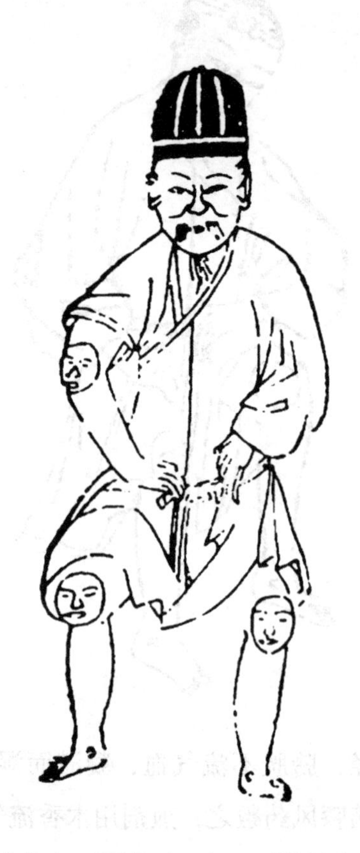

此症生于两膝之上，形如人面，口眼俱全，患人饱则不动，饥则口眼俱动，俗呼为冤业疮。膝盖之间，然膝者，筋之府，屈伸不能而行则偻附，筋将惫矣。此系皮肉坚硬之所，且生疽毒，则里先溃，后烂皮肤，攻作故成此形。宜作善事解之，须要真诚忏悔，然后方可用药。初用流气饮，久不愈者，服苦参丸补肾水，再用猪蹄药汤洗之，以生肌定痛散掺之，后用膏药贴上。

流气饮、苦参丸。方具瘰疽图后。

又方 掺药。

贝母末，用竹筒吹入疮口内，数日成痂而愈。

肫[1]疽 骨槽疽

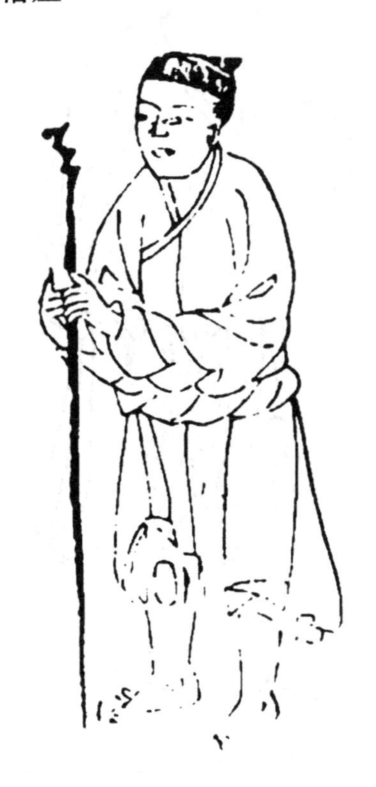

肫疽，肿高而硬，俗言此疽坚硬无脓。殊不知其因成脓在内，一时不能出皮肤，须用内托发出，方可用针刺破。

骨槽疽，生于膝盖上，并脚趺上腕，其痛时如刀割，其痒似虫钻。急用艾灸疽上三五壮，便贴乳香万应膏，更服黄矾丸。

治法同附骨疽。

① 肫（zhūn 谆）：面颊。

脚手发背

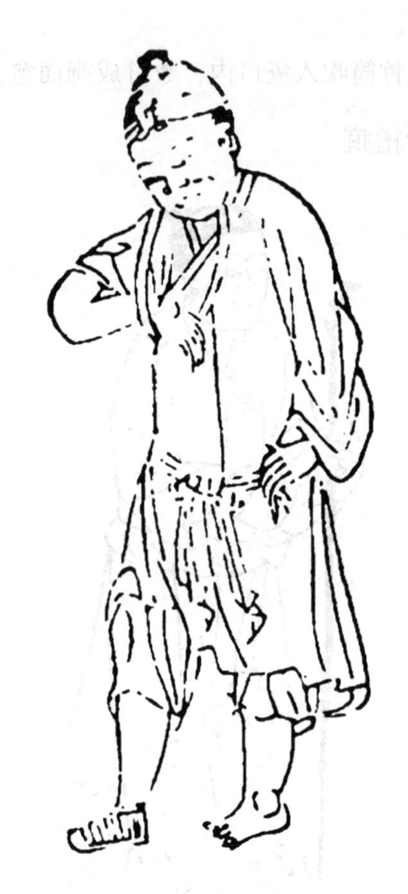

此症因心经有热，行履高低伤于足趺，血聚成疽。治法同冷漏湿毒流注。

加味流气饮 治足上。

川芎 麻黄 甘草 肉桂 干姜 半夏 茯苓 枳壳 白芷 厚朴 芍药 陈皮 苍术

姜三片，水煎服。

木瓜槟榔散 治足上。

槟榔 木瓜 紫苏 陈皮 甘草 木香 当归 赤芍

再服蜡矾丸。

羌活散 治手上。

羌活 独活 前胡 荆芥 甘草 乌药 桔梗 薄桂 升麻 当归 威灵仙

骨瘘疽

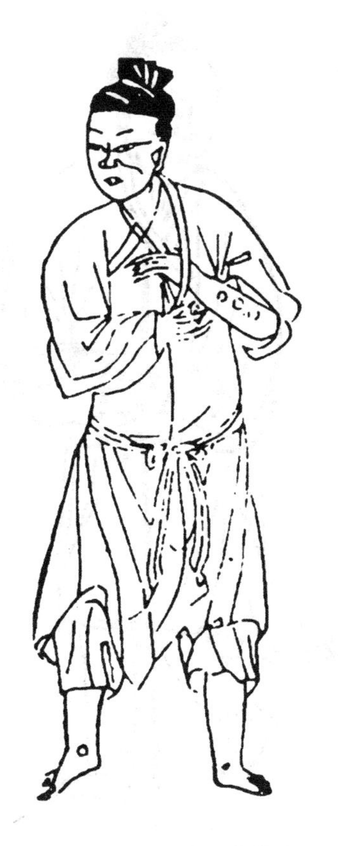

此症生于手阳明之间。初如粟，渐长如赤豆，其痛不可忍，渐长大如杨梅之状。血不出亦不生脓，毒从经络流于遍身。有此疾者，宜当谨防，不可视为轻疾。昔日山东唐世民感此，医者云：此疽生为奇相，恐是恶毒。世民笑而言曰：吾乃识字人，天赐与吾为笔架。后及一月，遍身攻串，其疽只口内出臭黄血水三五碗，出水不至十日，其亡矣。后待洗浴停尸，众人持起，遍体俱烂，皮肉尽落。今有此疾，各宜仔细推情施治之，宜用治疗之法加减行之。

脚拐毒

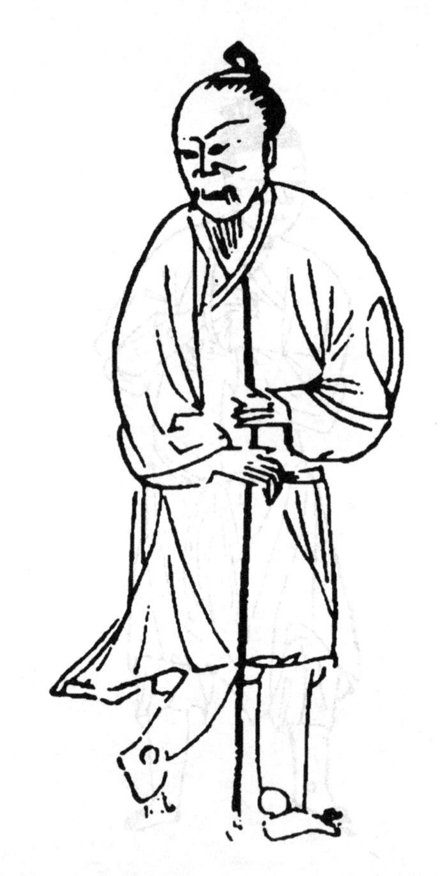

此毒受在肾，通于阳明筋聚之处，疼痛伤心成毒也。当用膝眼毒、跟疽毒及鹤膝风药治之。

骨疽疮

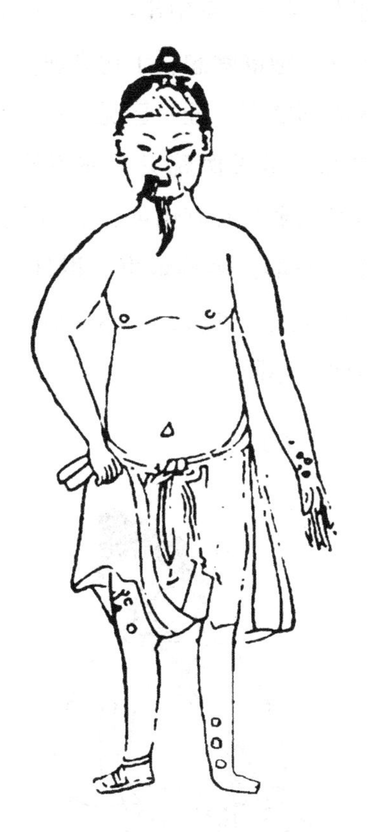

且骨疽疮之发，皆由血凝气滞，彻骨酸疼，或房事过劳，或乘虚入水感风合寒，或风毒邪热侵乎荣卫，或忧郁伤于心、肝、胆、肾经，或饮醇酽烧酒、煎炒炙煿等物，或远行又伤于酒色，自然肿痛，日久成脓。初起宜灸百壮，以骨热为度。久宜用银火针破之。血脓元气盛易愈，白脓气弱难愈。治法以独活寄生汤兼服十全大补汤，备加茅山苍术、新昌白术及肉桂、干姜、人参、黄芪、当归，为先锋之要剂。继以霹雳灵应散治之，无不愈者。肉桂、干姜、白芷、防风、苍术、乌药、龟板酥炙、五倍、多年陈小粉炒黑，各等分为末，麝香少许，和匀，老姜汁五合、醋三合、葱半斤、和蜜一两，同捣取汁，火上熬滚，乘热调药搽患处四向，空中出毒气，时用余汁煎热润之，以助药力。少劳戒气，绝欲除想，十旬方愈。

若病人不遵从医师之训，任一已见，恣情傲物，忧虑万端，不能制六气七情之私，虽天医院灵官亦不能治，而况中医乎？噫！恬淡虚无，病安从来？心有怫郁，诸病生焉，实此之谓也。凡患病者，宜自修省恐惧，洒落坦夷，指日可愈。何须多服药饵，耗伤元气，并免馈送于良医，不亦善乎？

治法与附骨疽治之亦同。

跟疽一名牛茧蚕，一名土栗

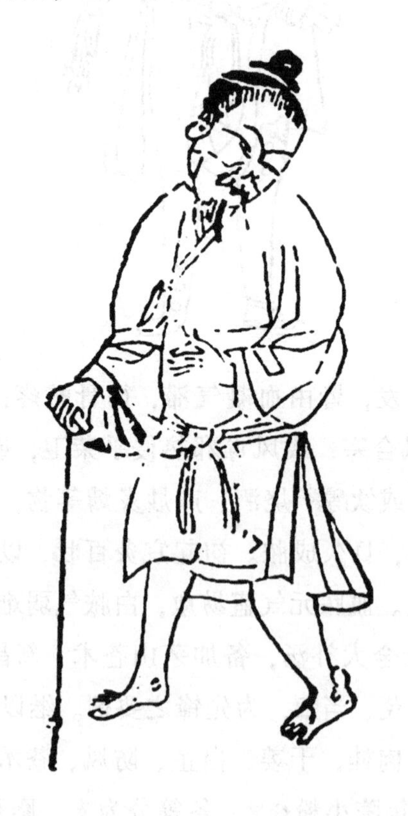

此毒生于脚跟之上，因行动高下朒伤，故生此疽。形如琉璃色，无脓，惟有紫色便不可刺破。先用金箍散或铁箍散敷之，避风戒色，不宜行动。先服蠲毒流气饮，后服除湿木瓜汤。

苍术　白术　茯苓　甘草　木瓜　薄桂　泽泻　薏苡仁　柴胡　青皮　蝉蜕　当归　白芍　生地　乌药　牛膝　黄柏　知母　防风

痛加乳香，如虚加人参、黄芪，冬加附子。

待其将溃，用针挑破，出脓水，贴金丝、紫金二膏药。

鞋带疮　脚心毒

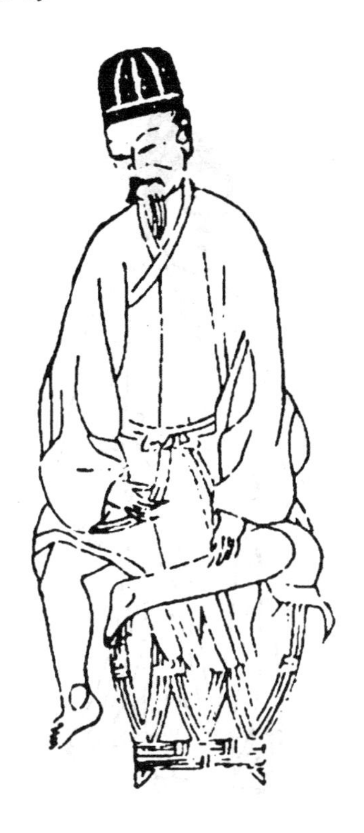

鞋带疮，受在寒湿，足阳明为毒气血相聚而成也。当用定痛流气饮治之。

槟榔散

紫苏　枳壳　厚朴　甘草　芍药　陈皮　青皮　腹皮　香附　槟榔　防风

姜三片，枣一枚，煎服。

脚心毒，受在肾、心经，在脚心，是为湿毒也，乃名脚心痈。当服定痛流气饮，并槟榔丸治之。

定痛流气饮

人参　桔梗　芍药　枳壳　乌药　当归　川芎　茯苓　白芷　甘草　乳香　黄芪

血风疮

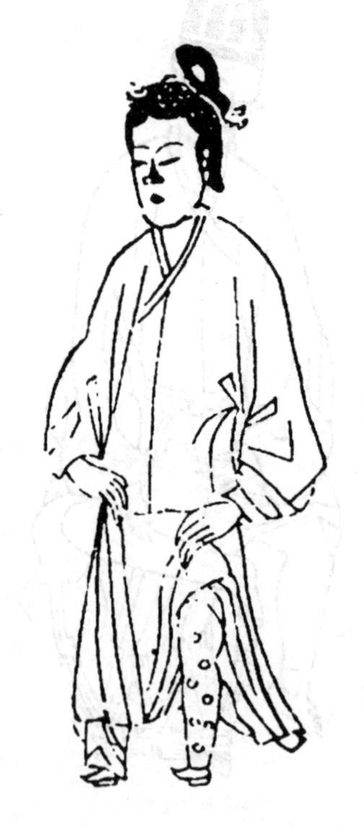

此疮因妇人经脉不调，或一月两次，或过月不来，以此血气渍入足阳明经，故生此疮。宜用木香流气饮、五积散。

隔纸膏

黄柏蜜炙　飞丹各二钱　轻粉一钱　面粉一钱

桐油调，作隔纸膏，贴之。

又方

黄柏蜜炙　黄丹　蜜陀僧　芦荟各一钱　船底灰二钱　轻粉　樟冰　孩儿茶　五倍各一钱

上为细末，清油调搽。痛加乳香，臭加麝香，浸淫加青黛。

又方

轻粉　黄连　黄柏　飞丹　五倍　枯矾

各等分。

风痔疮

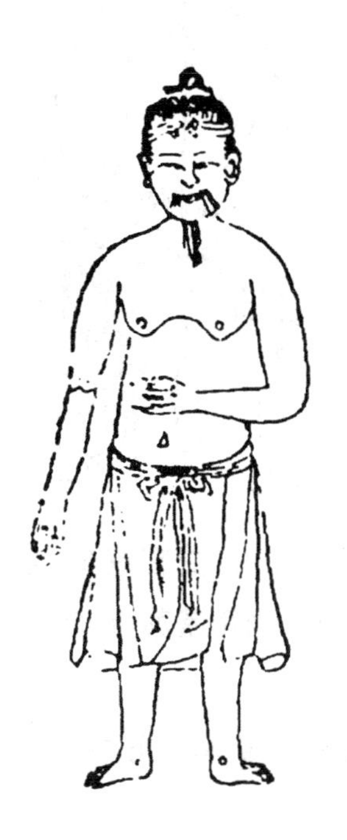

且风痔者，经连脾胃，络足阳明经，寒湿相传，风毒交接，客于谷道之间，注于承山之侧。初生癣疥，破有黄水，浸淫成

疮，攻于遍体，或麻木而破裂。治法同前，其中加减之法，难以指明，宜推类消息之。

如圣膏 治一切风疳、疥癣、痒痛终年不效。

麻油八两 巴豆仁三钱 当归五钱 轻粉二钱 黄蜡三两

上为细末，先将清油锅内熬，次入巴豆、当归末，后下轻粉、黄蜡，搽患上。

治法与脚拐毒方同。

肾气游风

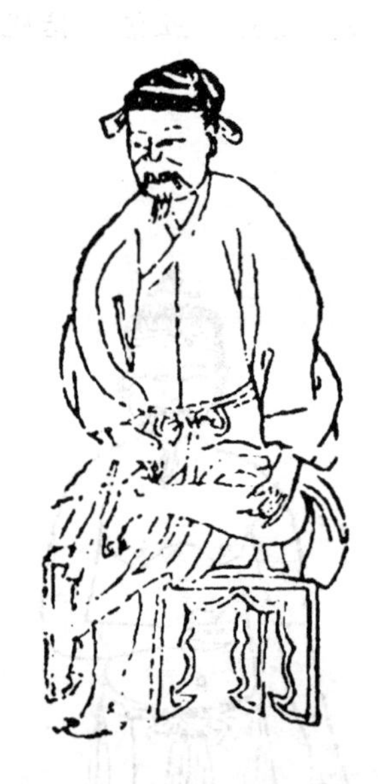

肾气游走，毒在脚肚，受在膀胱经。冷气伤肾之实，后在[1]膀胱，此乃风毒也。当用紫苏流气饮。

紫苏流气饮

紫苏 桔梗 厚朴 甘草 芍药 白芷 陈皮 槟榔 香附 大腹皮

① 在：原脱，据浩本、蔚本补。

姜三枣一，煎服。

槟榔丸

槟榔二两　枳壳二两　大黄四两　木瓜一两半　木香一两

为末，炼蜜丸如桐子大，每三十丸，空心任意送下。

用铁箍散敷之。

里外廉疮

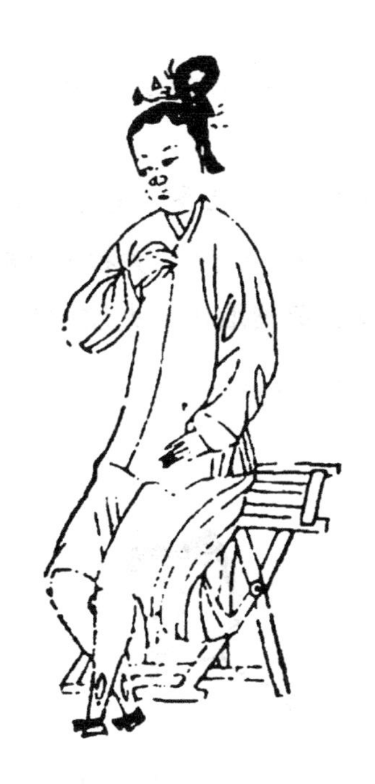

三里之旁、阴交之侧生之者，因肾经寒气攻于下焦，内因风邪之所攻，外有冷气之所搏，或因撞损而致生此疮。渐然溃烂，脓水不干，盖因湿热风毒相搏而致然也。治方于后。

紫苏流气饮　三香和气饮

又方

轻粉　黄丹　黄连　当归　白芷　生地

为末，干掺。

又方

飞丹　黄蜡各等分

用火熬作隔纸膏贴之。

又方

伏龙肝即灶中红土　轻粉一钱　黄丹煅过水飞　没药二钱　血竭二钱　滑石二分　孩儿茶一钱　绒灰一钱　凤凰窠灰一钱，即鸡胎子内白嫩皮

上为细末，干掺。肉深加天灵盖，臭加麝香。

隔纸膏方

自然铜五分，好醋煅七次　乳香　没药　血竭各一钱　黄蜡五钱　铜青五钱　细芽茶八钱，各另研为末　黄柏末四两

先用生桐油四两，煎滚取出，先加柏末，后加茶末，待略温再加细药，次加麝香五分。

飞游毒

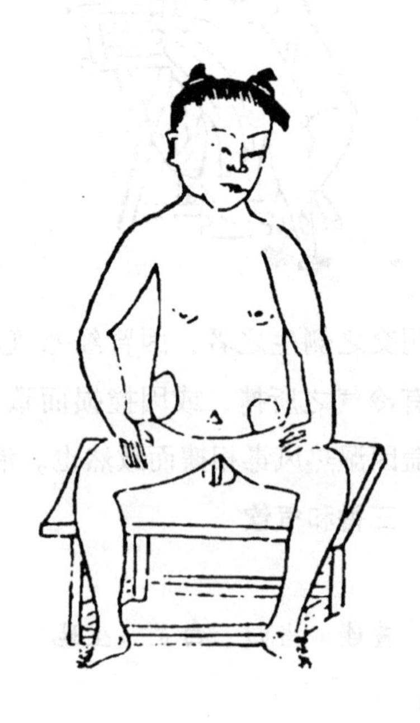

此毒因荣卫受其肌热，故生此疽。赤肿走注不定，用温水洗患处，用三棱针刺毒上二三十针，或磁锋砭之亦妙。用拔毒散敷之。

拔毒散

乳香　黄柏　黄连　雄黄

末之，鸡子清调敷，干用水润之。

解毒十宣汤

猪苓　泽泻　当归　生地　白芍　防风　荆芥　木通　甘草　黄芩　枳壳　小柴胡①　天花粉

白水煎，乳母及子同服尤妙。

红丝疮

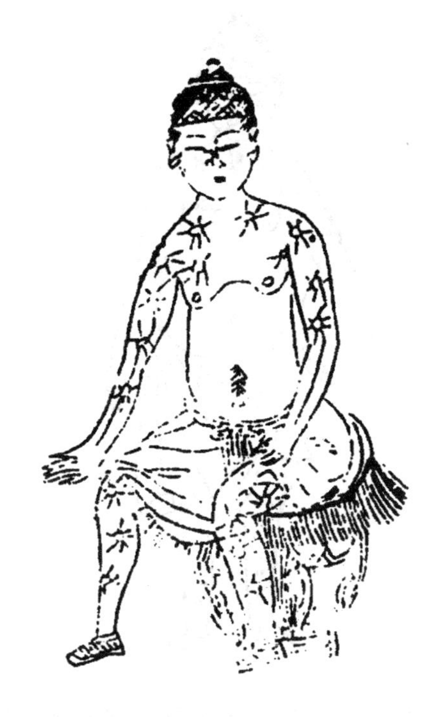

① 胡：原脱，据浩本、蔚本补。

夫红丝者，心肠积毒，气血相凝，灌于经络之间，发于肌肤之上，红丝贯穿，或如一红线，或疼或痒，皆由风热相乘而生。如箭之速，若行至心间即死。急当头以磁锋刺破，挤出毒血，其红丝之中再刺之，方绝其根。急用当归连翘解毒之剂治之，须戒酒数日。

清心解毒饮

当归　生地　赤芍　川芎　升麻　干葛　连翘　山栀　蝉蜕　黄芩　防风　桔梗　羌活　木通　青皮　枳壳　玄参　天花粉

杨梅疮一名广东疮，一名霉疮。霉音梅

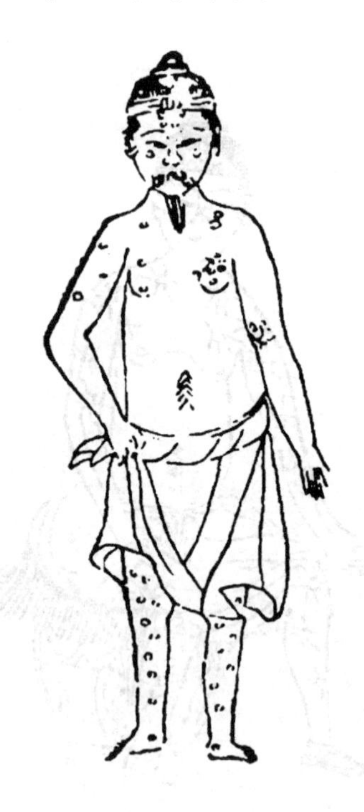

此疮皆脏腑之积毒，脾家之湿热。其起也有三因：男子与生疳疮妇人交感，熏其毒气而生；或体虚气弱，偶遇生疮之人，

秽气入于肠胃而生；或先患疮之人在于客厕，去后其毒气尚浮于客厕之中，不知偶犯其毒气，熏入孔中，渐至脏腑，或在头顶中，或在肋下，或粪门边。先起有雄有雌：雄者，大如白果，遍身生五六十或百枚，分棵不成片；雌者，小如豆瓣，遍身连片，脓汁淋漓，深能累人。婴儿患此者，皆父母胎中之毒也。宜用汗药，宜用服药，宜用搽药。不可服丸剂，恐内藏轻粉易愈故也，但轻粉乃水银升也，腐肠烂骨，害不旋踵。

汗法

用槐花半升，拣去石灰枝梗，锅内炒焦，下酒三升，煎滚，滤去渣，乘热饮之，以衣覆身，出汗为妙。

又汗药

升麻　白芷　甘草　苍术　当归　穿山甲　赤芍　羌活　独活　防风　荆芥　大柴胡　麻黄　连翘　木通　薄桂　桔梗　金银花

水、酒各一钟，煎八分，乘热服之，以衣覆身，出汗为妙。

煎药方

防风一钱　木瓜二钱　白鲜皮一钱五分　连翘　黄芩　金银花各一钱　皂荚子大　薏苡仁炒　当归　川芎　白芍　熟地各八分　升麻　甘草各三分　人参一钱　白术一钱

颠顶，加藁本。

冷饭团四两，水六碗，煎至四碗，滤去渣，每药一剂，用汁二碗煎至八分。疮在上，食远；疮在下，食前；疮在遍身，不拘时服。忌茄子、糟物及牛肉、茶叶。此药服四十剂，方无后患。

熏洗方　夏天一日一洗，冬天两日一洗。

防风　芍药　山栀　苦参　薄荷　金银藤　苍术　黄柏

地榆　黄芩　连翘　蕲艾　骨皮　花粉　荃草各三钱

加铅一斤，紫苏一把。水二斗，煎至数沸，去渣，倾在浴盆内，将板一片放在盆上，坐之，上下周围以竹圈或芦席遮护之，无风处拭干滋水，然后搽点药。

点药

珍珠一钱，另研　杏仁五钱，去皮另研　轻粉五钱，另研　麝香二分

上四味和匀，每用雄猪胆汁调匀，搽入肌肉，不见药为效。如有脂水出，再挹再搽。

又方

鸭嘴胆矾为末，水调涂之亦可。

又方

水银　轻粉和研　杏仁　风子肉　孩儿茶各另研

上各等分，和匀。在头面者用鹅胆，在身者用猪胆，在脚用狗胆汁，调搽。

服药久不愈，下行药。

白僵蚕三钱，炒　全蝎七枚，酒洗瓦上焙　当归　白芷　穿山甲炮，各二钱　大黄四钱，焙

末之，五更空心蜜汤调下，作丸酒亦可用。行利数次，用薄粥补之，明日或再隔一日，如前服，则湿热虫毒自消矣。

轻粉毒方　此毒之发，皆由起疮之初，求速愈而服轻粉，故生此毒也。发于四肢者易治，发于头面者难愈。

人参一钱　当归二钱　杜仲一钱五分，铜器中酒炒　茯苓一两　牛膝三钱　赤芍一钱五分　黄柏　知母俱用盐酒炒褐色　防风　甘草　白蒺藜　五加皮各一两　白术　陈皮　羌活　麻黄　白芷各一两五钱　冷饭团四两

煎服二法同前。

年久轻粉毒

土茯苓五斤　当归四两　铅一斤　川椒八两

大酒[1]二十斤，文武火煮，焚三枝官香为度，埋土中三日出火毒，饮之。

轻粉毒膏

轻粉三钱　炉甘石一两，火煅过，黄连汁浸之　牡蛎一两，盐泥裹，火煅通红　真绿豆粉二两，焙干

上为末，同生桐油调匀，入瓷盆中，以艾火熏熟，作隔纸膏贴之，两日一换。

梅疮破碎掺药

五倍一两，去中间白花虫，屑为粗末，炒断烟为度　鸡内金七钱，生用　黄柏一两，去粗皮，猪胆汁润，炙褐色　血丹少许　冰片二分　大红绒灰二钱　天灵盖煅存性，二钱

上各研细末，和匀，掺之。

梅疮掺药　家贫不能办药者。

大黄一两，信[2]三钱，俱为末和匀。外用面团包前药，炭火煨熟，内药如糕样，再用火炙干，研细末。先用防风荆芥汤或茶清洗过，然后掺之，黄水出即愈。

断根丸

龟板童便浸七日，酥润，炙黄研末　槐花净　桦皮煅

各等分为末，蜜丸，酒下。一方加木香。

又，日夜痛不能行动。

---

① 大酒：醇酒。

② 信：砒石。

紫花地丁草　蜂房煅　乳香　没药　升麻各三钱

为末，每用五钱，酒调下。

轻粉毒　烂深不长肉。

乳香三钱　血竭五分　孩儿茶一钱　天灵盖煅，二钱

末之，加冰片二分，干掺。

广疮轻粉煮酒方

车前草一束，生用，洗去泥　蕲黄蛇一条，去头尾　生地四两　白蜡二两　归尾二两　藁本四两　川芎二两　牛膝四两　白芷梢二两　羌活五钱　白术四两　甘草节一斤或半斤　石南藤二斤，徽香，长沙一分半一斤　防风八两　薏苡仁四两　槐花四两，净炒　郁金四两　小红枣四十九个　冷饭团一斤，江西白色者好

用好葱三十根，好大酒十五斤，将药切片各称准，酒放瓶内。将药入瓶，内白绵纸数层，又放竹叶，缚紧瓶口，不令出气，重汤煮之，放大米在瓶口上，米熟方好。取瓶埋地下，去火毒，酒冷了，取酒面上白蜡，用铅一斤打成饼。将前酒内药渣取出晒干，共为一处为末，糊丸如桐子大。每服六七十丸，酒送下。

广疮膏

松香一斤四两，熬去渣　杏仁四百九十粒，去皮尖　乳香一两　没药一两　铜绿二两　黄蜡一两　轻粉一两　蓖麻子四百九十粒，去皮净肉　麝香三钱，以上俱另研

将各药为一处，放柏内捣及千余下。柏头上抹油，不沾柏头。不许鸡犬见之，不绿矣。膏用红绢摊之，绝妙。

癣疮

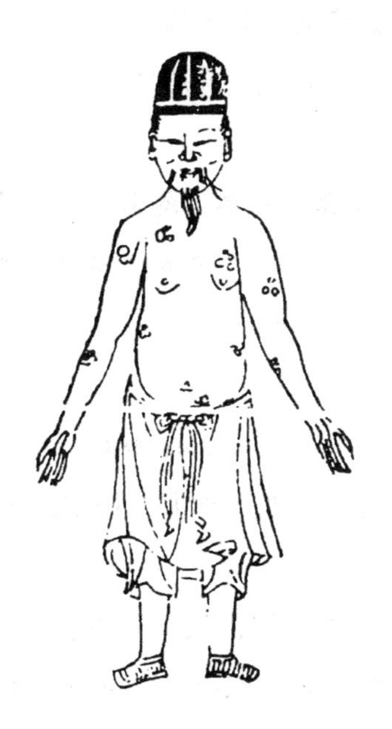

夫癣之生也，由于脾经湿热，及肺气风毒所致。或坐卧当风，酷暑渍水，以致皮肤不仁，遂成顽癣。或如云，或如铜钱，或如荷叶，或长，或歪，其形不一。发于上者，属阳，易治；发于下部胯间豚腿，属阴，难愈。年久者，癣内湿热所化，有疥虫极痒。其名有六马①：

一曰干癣，搔则出白屑，索然雕枯，如蟹爪路之形。

二曰湿癣，搔则脂水浸淫，如虫在内，极痒。遇热汤浴之，其痒不可当。

三曰风癣，搔则痹顽不仁，全不知痛痒，皮肤如木。

四曰牛癣，其状如牛领之皮，坚而厚，竹片刮之，觉有脂水出。

---

① 六马：六种。马，量词，堆、种。

五曰狗癣，时作微痒，白点相连。

六曰刀癣，轮廓皆无，如云岩之气，运行无定。

治法当清心火、散肺风之药服之。

疏风涤火汤

半夏菜油拌炒　升麻　甘草　薄荷　石菖蒲　生地　当归　防风　荆芥　苦参　天花粉　白术　白芍　桔梗　白芷　连翘　白蒺藜　羌活　黄芩酒拌炒

三味丸

苦参净末，八两　白蒺藜炒去刺，净末，四两　皂荚一斤

煎膏，加炼蜜为丸，如桐子大。每用二钱，或酒或汤下。

黑鱼汤

用豨莶叶铺在锅底中间，放鱼不拘多少，上以叶覆之，白水煮熟，食鱼肉并汁，其叶取出晒，磨末，炼蜜丸服。

搽药

川槿皮四两　白及四两　剪草四两

俱为末，加巴豆肉十四粒、木鳖肉四枚剉碎，川椒末一两，河水调匀，入竹罐中，用银簪搅千余下，埋饭内煮一滚。每用少许搽之，先以穿山甲刮损，方可搽药。

疥疮及白疱疮

用小麦一升，锅内炒焦，下水银一两，搅和如星，取出为末，用菜油调搽。

又方

雄黄一钱　硫黄二钱　槟榔一①钱　枯矾五钱

为绝细末，香油调搽。

---

① 一：浩本作“二”。

又方

枯矾　苦参　白芷　花椒　蛇床子　风子肉各一两　轻粉五钱

上为末，柏油[①]为丸，搽入肌肉。

又方

防风　荆芥　白芷　五倍　枯矾　樟冰　硫黄　轻粉　槟榔

上为末，菜油调搽。

清肌汤

半夏　菖蒲　苦参　胡麻　防风　何首乌　苍术　当归　生地　干姜　威灵仙　红花

水煎服。

清心泻火丸

苍耳草叶二两　当归　天麻各一两，酒浸　苦参六两　薄荷叶　荆芥各二两　防风　黄连　蝉蜕各一两

上为末，酒糊丸。每七十丸，白汤送下。

又方

何首乌、艾各等分，煎汤洗之。

清心泻火丸

槟榔五钱　硫黄五钱　面粉五分

各为细末，和匀，每用少许香油调。夜卧时涂外肾囊，不可洗手，但揩擦干，三日即愈。

① 柏油：乌柏子油。

雀子斑

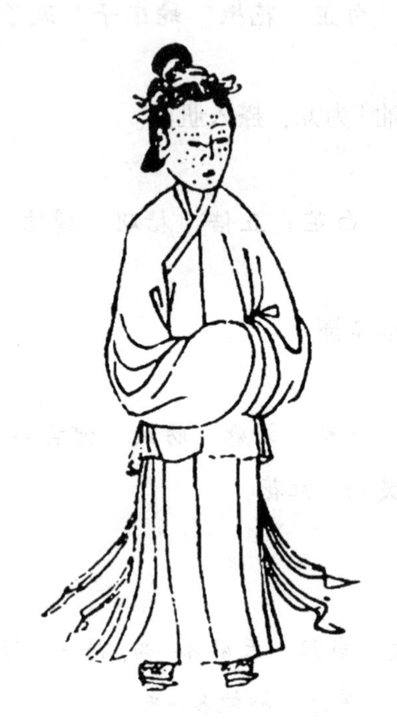

雀子斑者，出于肺经，或母受胎之际，不守禁忌，因夫醉酒，当风行房，感集邪气。况肺为五脏之盖，故肺风发外而成雀子斑也。宜用驱风换肌膏治之。

肥皂二斤　甘松二两　三奈[1]二两　牙皂二两　轻粉五钱　白芷二两　薄荷一两　天花粉一两　柏末一两　细辛一两　干葛一两　草果一两　防风一两　独活一两

上为末，成丸。每朝洗面用之，再用玉面桃花粉。

玉面桃花粉

杏仁三钱，研如泥　轻粉一钱　面粉三钱　白芷末一钱　麝香二

① 三奈：即山柰。

分　冰片二分①

用鸡子白调匀，每少许，如妇人搽面法。

诸瘤

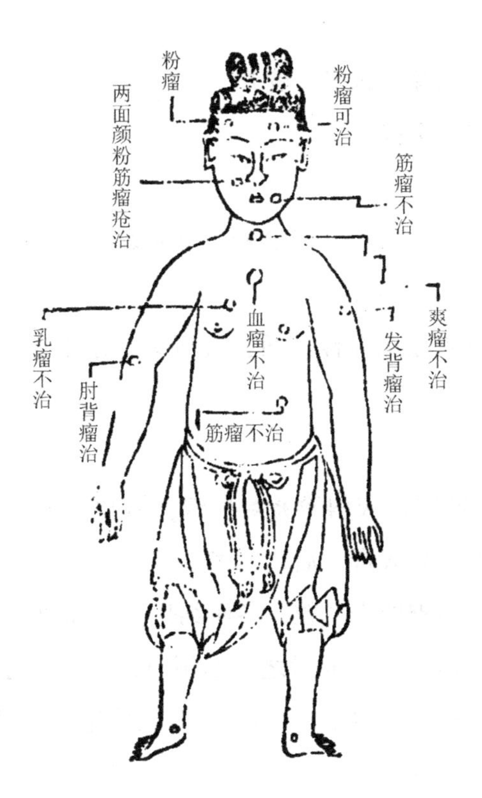

此瘿瘤受症，阳在六腑，流在经络，风寒湿热伤于心肝脾肾之经，血聚不散，日渐增长。或有破者，可将梅花散敷之。已结聚者，先用点药敷于瘿瘤中心，待七日后方可取去恶物，后用膏药贴之，内服秘方流气饮。治之不可轻易，此乃宿瘤之疾。

---

① 二分：原脱。浩本同，据蔚本及文义补。

粉瘤红玉膏

石灰一块如钱大，糯米十四粒，同醶水①化开一夜，加辰砂。

梅花散

寒水石　龙骨　血竭　黄丹

上为细末，干掺。

箍瘤方

草乌八两　川乌四两　干桑叶　朽木各三两　桑柴灰二碗　梗灰石灰未化者，一斤，打末

上朽木等四味烧存性，同二灰研匀，以水十碗淋汁，如法熬膏用之。

消瘤方

荞麦烧灰半碗，灰料菜烧灰半碗，风化石灰一碗，同和一处，淋汁三碗，熬成膏，后用木鳖一二枚，巴豆五六十粒，二件去壳去油，胡椒四十九粒，各研细烂，再和研细，入灰汁内，再熬成膏，入罐内，蜡纸封之。如用时，不分大小，用药点于瘤上，其药自至根，再上，候茶褐色，须臾间其瘤皆黑色，不须再搽。二三日其瘤干枯。自有疮口，用紫金散敷之。

紫金散

黄丹一钱五分　轻粉二钱五分

为末，干掺疮口。

药线系瘤法

先用莞花根洗净，带湿②，不犯铁器，捣取汁，用生丝线

---

① 醶水：卤水。

② 湿：原作"温"，据浩本、蔚本改。

一条浸汁中一宿，以线系瘤上，一夜即落，不过二次。将龙骨、细茶、诃子末三味，敷疮口。如无根，以芫花煎浓汁浸之亦妙，下部痔亦可用。

瘀瘤煎药

陈皮　半夏　茯苓　甘草　升麻　鼠黏子　连翘　柴胡　昆布　黄芩　桔梗

时以自溺搽瘤上，甚妙。

卷七

图论方

大麻风毒

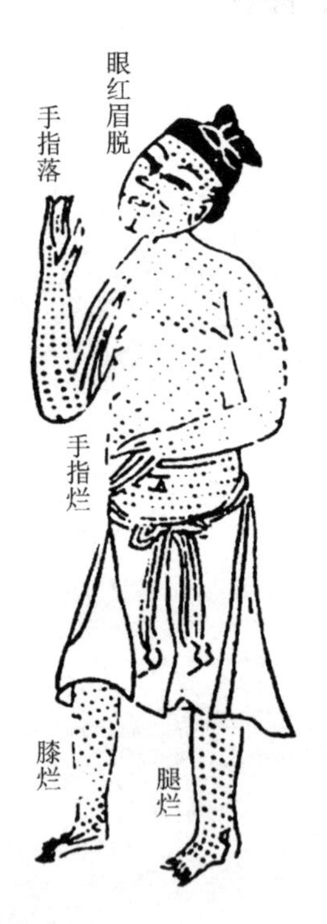

治麻风毒，用胡麻散。

胡麻子十二两　苦参　荆芥　何首乌　威灵仙各八两　白蒺藜八两，炒　防风　菊花　甘草　石菖蒲　牛蒡子各八两

上为细末，用好酒调下。日午、半夜服之。

白花蛇丸

白花蛇一条，酒浸三夕　白附子　天麻　牛膝各一两　当归酒浸，一两　何首乌二两　僵蚕一两，炒　威灵仙二两　羌活　独活　防风　萆薢　蔓荆子　苦参各一两　甘草七钱，炒　石菖蒲二两，酒浸　蝉壳一两　白芍四两　川芎一两　苍耳草四两　雷丸三两　赤芍一两　风子肉三两　枳壳一两　雄黄五钱　皂角三两　乌药

上为细末，炼蜜丸，如桐子大。每五十丸，空心好酒送下。

芫荑酒　治久患枯挛，三十年癞着床，及诸恶风眉毛脱落。

生地　独活　丹参　白附　甘遂二两　赤脂二两半　干姜　芫荑　麦冬　莞花　苏子一升　柏子仁　苁蓉　茯神　金牙　薯蓣　白术　蔓荆子　杜仲　石楠　白芷　人参　乌头　山茱萸　狼毒　川椒　防风　细辛　牛膝　寒水石　麻黄　当归　柴胡　乌药　牡蛎　枸杞子　桔梗　狗脊　天雄　石斛　桂心

上计四十一味，以酒二斗浸，夏三日，春秋六日，冬九日，合用。

秦艽散　治手足酸疼，皮肤一身尽痛，眉毛脱落，耳聋，湿痒。

秦艽　川椒　人参　茯苓　牡蛎　细辛　麻黄　瓜蒌　干姜　白附子　白术　桔梗　桂心　独活　当归　黄芩　柴胡　牛膝　天雄　石楠　杜仲　莽草　乌头　甘草　川芎　防风

酒浸，服之。

又方　治眉毛脱落，生发。

白芷　附子　防风　川芎　莽草　辛荑　细辛　当归　川椒　大黄　猪膏三升　荆子　马鬐膏[1]五两

---

① 马鬐（qí 其）膏：马项上的皮下脂肪。

大麻风论

人身中有八万尸虫，共成人身，无尸虫则人身不成不立。复有诸恶、诸癞、横病、诸风，若生必害于人身也，皆因喜怒不节，坐卧湿地，故为癞疾也。

宜服黑白散。治大风麻癞，眉毛脱落，及疔遍身生疮，迁延岁月，犹如癣疥，或如鱼鳞，其症不同，痛痒不一。若服百日，眉毛再生，仙效甚应。

乌梢蛇三两　白花蛇三两，将黑白二蛇用好酒浸一宿，取出去皮骨，用肉　川乌一两，手切片如钱大　何首乌　草乌一两，同川乌用好麻油浸一宿，取出去油，炒干用　石菖蒲　荆芥　薄荷叶　白芍　木香　当归　防风　白芷　川芎　天麻　羌活　独活　甘草各一两　大黄四钱，生　自然铜三钱，火烧赤色，好醋淬七次，另研细入用

如患人禀受虚弱，或遇中年，将荆芥、大黄、羌活、独活、薄荷各退一半用。

上二十味，并制度为末，每服一钱，酒调服。夏月冷、冬月热服之，一日三服，午前茶清调服。如能用一半末子，打酒糊为丸，每服七丸至十丸，加至十五丸，茶清送下，一日亦三服。单日服丸子，双日服末子。按巢氏云：风者十有九症为癞病，有虫者迁延年岁多死。余传此方，果为应效，可以全生。洗浴除虫法，具述于后。

淋洗浴汤法　治大风毒气生疮，五虫食肌，痒痛如癣疥之类，或如鱼鳞之形，赤黑瘾疹疮，并皆治之。

何首乌　苦参　荆芥　朴硝

上先用四味各剉四两，水十五碗，煎沸，却入雄黄、白矾各五钱，乳末初入合煎二三十沸，去滓淋洗，留滓再煎。又加雄黄、白矾末共各三钱煎，淋洗。

末煎药，先用蜡脂同好麻油匀和，用鹅毛扫遍身有疮又脓血痒甚处，了却，将药汤同①候。少时其虫闻香必出，方用汤洗，兼服煎药，百日可愈。如或有一切久远年深风毒疮者，皆可服之。

解风丸

荆芥穗　防风　白蒺藜　苦参　胡麻子　薄荷

上各等分，为末，皂荚水和为丸，一日服四五次，用百沸汤或清饭汤送下。

天泡疮

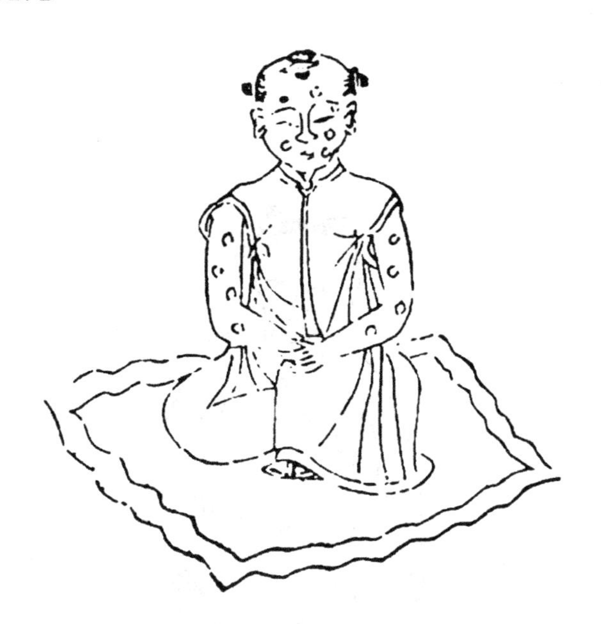

此疮之发，不拘老幼，受酷暑热毒之气，蒸入肌肉，初生一泡，渐至遍体漫烂无休，合家相染。此症须要净汤淋洗，切勿以秽气触之。内服清肌燥湿汤，外用泥金刮毒膏。

---

① 同：浩本、蔚本作“伺”。

清肌燥湿汤

苍术　白术　升麻　甘草　泽泻　木通　生地　白芍　苦参　黄柏　知母　黄芩　茯苓　枳壳　连翘　小柴胡

水二钟，姜三片，枣肉二枚，煎服。

泥金刮毒膏

韭菜地上蚯蚓粪三钱　玄明粉二钱　滑石末一钱

研细末，用新汲井水调匀，鹅毛润患上两三日，然后再用茶洗净，将槟榔、天花粉、黄连、黄柏末各一钱，面粉四钱，和匀，干掺，自愈。

又方

白荷花贴之。

冷疳

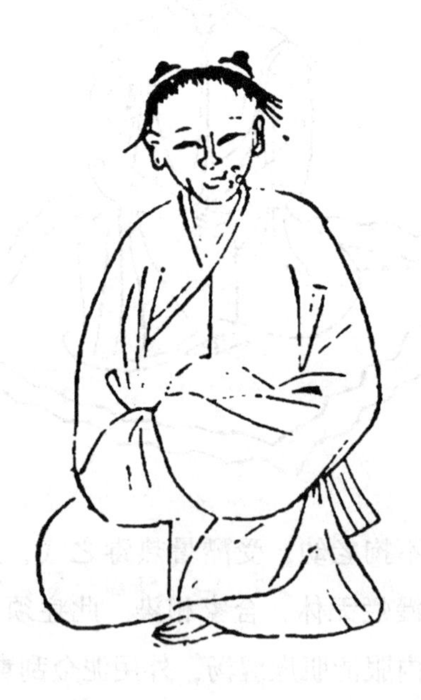

夫冷疳者，脏腑虚寒，腠理毒恶，腹中热气熏于肺，而肺主皮毛，故发于肌肤，损伤荣卫，乃有四疳之名。血疳者，风

热注于皮间；紫疳者，赤晕行于时气；风疳者，四肢如疥疮之痒；冷疳者，脓水长流，不得干息。若不早治，日久深入骨髓，损伤元气，命必难保。治法以消风解毒、活血除湿之剂为主，并附搽药于后。

十神散

轻粉三钱　松香三钱　杏仁三钱，去皮尖　风子三钱　柏末三钱，蜜炙　硫黄二钱，另研　枯矾三钱　飞丹三钱，火煅水飞　面粉三钱　鸡内金三钱，煅存性

干，用桐油调搽入肌肉；湿，用干掺。

小儿癞疮

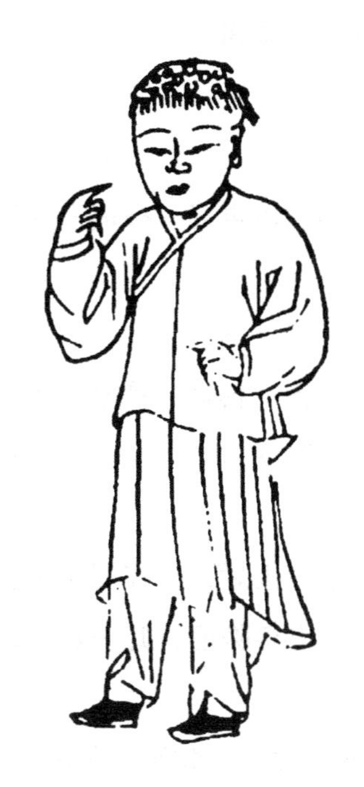

诸癞疮

松香四两　川椒二两　白矾二两　轻粉五钱　黄丹五钱

上为细末，陈菜油调搽。

如圣膏

清油八两　巴豆肉三钱　当归五钱　轻粉二钱　黄蜡三两

上为末，先将油锅内，次入巴豆、归末，后下蜡溶收，搽之。

头耳面痞疮

枯矾　松香　黄丹　轻粉　平底红　甘蔗灰　五倍　铜青

各为末，先用葱、椒煎汤洗净，干擦。或用菜油调和，搽入肌肉见效。

辣梨疮　先用黄齑汁洗之，醋汤亦可。

皂荚七荚，厕内浸七日，洗净，晒干，火煅　榆白皮烧灰　枯矾　牛烟膏　轻粉　铜青　霜毒肉

浸油调搽。

又方

诸小鱼胆捣烂，加生矾再捣，搽疮上入肌肉。

又方

治一切风痞痒疥，终年不效。

轻粉　鸡内金　铜青　槟榔　樟冰　雀梅藤皮煅灰

各等分为末，搽入肌肤内。

又方

剃去头发，用糯米煮极烂，擂碎泥头上，其虫尽在糯米中，日后脱落，其发日生，方得除疮，此一妙法也。

服酒制防风汤

防风　黄芩俱酒拌　升麻　甘草　苍术　金银花　川芎　生地　当归　白芷　连翘　鼠黏子

羊须疮

五倍子和枣肉煅，三钱　铜青一钱　枯矾二钱　轻粉二钱　松

香二钱　羊须三钱，煅灰，如无，以杨柳根代之　黄连一钱　樟冰一钱　槟榔末　杏仁去皮尖　风子肉各三钱

上为细末，香油调敷之。

眉瘤疮

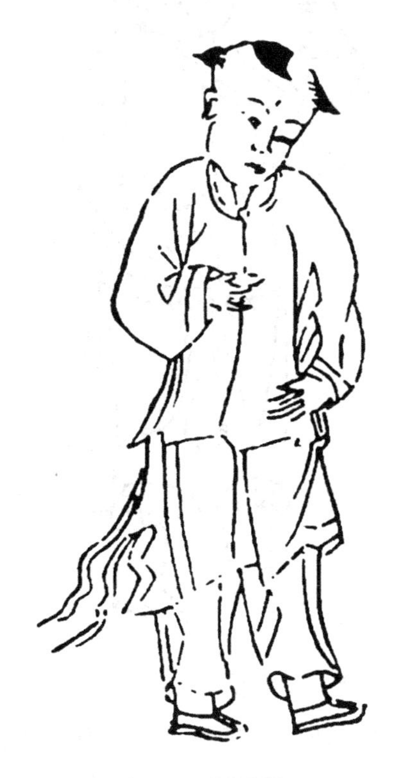

治小儿眉瘤疮、耳额疮，用麝香散。

麝香散

香附一两　铜青五钱　麝香五分

上为细末，用米泔洗净，疮湿干掺，疮干用油调搽。并治耳颏牙疳。

治法具在小儿癞疮之内。

颏疳疮

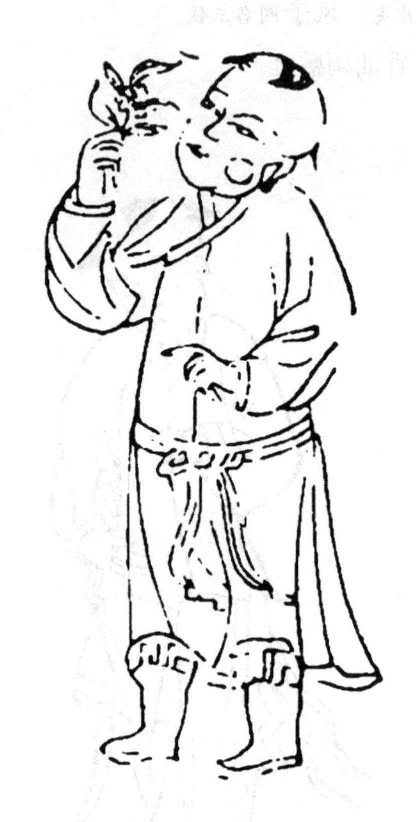

治小儿鼻唇龈疳，此症受在心肝脾胃，因食炙甘甜煿，热毒所伤为疮，流滞皮处，结成恶毒。或有白风，或有赤风，此小儿之疾。眉疳、鼻唇、牙龈，先服牛黄清心丸，次服败毒流气饮治之。

如治牙口疳，用米泔水漱净，用前喉科冰片散，内量加珠子、铜青、枯矾。龈音银，齿牙之根曰龈。

赤游丹

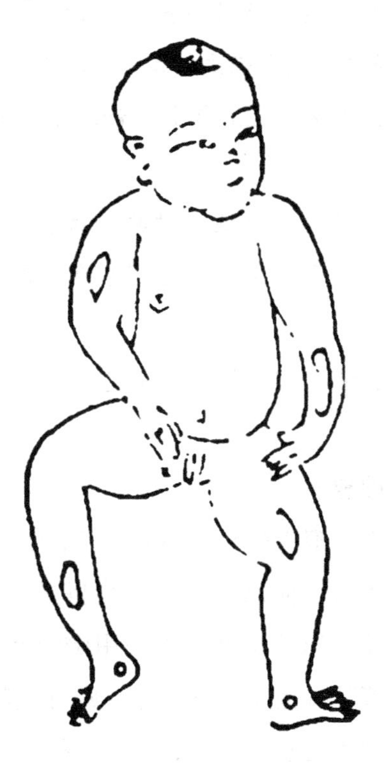

小儿患此赤丹，皆从母胎中受蕴热，故发皮肤，游走不定。但腹起于四肢收者轻，四肢收于腹者重，急治得生。小儿赤游丹，固蕴热所致，即胎毒也。或母怀胎之时，好食辛辣毒物，沐浴热汤，冬天炭火，以致热气入胎，嗜欲无度。或生下火烘衣裳，或火烘床褥，以致热毒内外交攻，半岁上下，无有不发者。初起身体发热，燃火视之，其色红赤，啼哭不止，其光游走不定，发于四肢生，发于腰腹者死。急用碗锋砭去其紫血，自下而上，则毒血流下，不可逆砭，急用乳香末、鸡子清调匀，涂砭处。时用芭蕉根汁涂之，内服珠砂化毒丹，生蜜调下，再服紫金锭，水磨汁下。

拔毒济生散

牛黄二分　珍珠五分　冰片一分　郁金如无，蝉肚姜黄代之，一钱　犀角镑①，二钱　辰砂二钱　绿豆粉二钱　文蛤末五分

或加化毒丹，生蜜、粪清调下。若加粉草末尤妙。

乳母流气饮

归须　赤芍　升麻　黄连　甘草　鼠黏子　连翘　生地　黄芩　薄荷　青皮　天花粉　木通　黄柏　槟榔　小柴胡

又方

露天客厕内粪清，和水花珠，搽之亦妙。

又方

热鳝血涂之即愈。

凡丹入于腹中，饱闷脐凸，体若燔炭，仓公复生不能治矣。

或游丹发于头者，何以治之？必须将患儿眠在床上，以脚根一头加砖一二块，以坠毒气，于头用磁锋砭之，使毒气毒血皆从头顶而出。若乳母抱立在身砭之，则毒气顺下，遂壅咽喉，必难生矣。近观同道之友，颠倒砭之，不得其手法，以害诸儿，故不辞琐琐又明言之，并附十丹毒于后。

小儿十种丹毒

一飞灶丹，从头顶肿起，渐发红肿，颈项俱浮，眼睛红色。用生葱一束捣烂，取汁涂之。又方，以朴硝五钱、雄黄末二钱和匀，芭蕉根汁调和，用败笔蘸汁润之，须令病者卧之，将此汁自下润至颠顶，其毒从百会穴出。若随下润之，则毒气侵于咽喉，亦难治者。大人患此亦同治法。

二吉灶丹，从头额肿痛。用赤小豆末，鸡子清调敷之。前

① 镑：削。

方亦妙。

三鬼火丹，从面上起赤肿。用伏龙肝末，鸡子清调敷，再用芭蕉根汁润之。益母草灰为末，醋调敷之，亦妙。

四天火丹，从背上起赤点。用桑皮末，羊脂调敷之。

五天灶丹，从臂上起赤肿黄色。用柳树枝烧灰为末，蜜调敷之。

六水丹，两胁虚肿。用生铁屑末，或针砂，或锈丁末，猪粪调涂。

七胡次丹，从脐上起黄肿。用槟榔末，米醋调敷之。

八野火丹，从两脚上起赤肿。用乳香末，羊脂调敷之。

九烟火丹，亦从两脚上起赤白点。用猪槽下土，麻油调搽。

十胡漏丹，从阴上起黄肿。用屋漏处土，羊脂调搽。

又方

用瓦花①捣汁，和水取汁，同伏龙肝末涂润之。

小儿烂皮火丹

莲蓬煅灰　面粉　伏龙肝　柏末

和匀为末，干掺。

凡小儿火丹，或头上起，或背上起者，俱用慎火草捣汁搽上。慎火草即瓦花。

又方

芊芊活②，随处有之，取汁搽之。

并附，小儿生下满身无皮但是红肉，速以早稻米粉干扑，生皮方止。

---

① 瓦花：瓦松。

② 芊芊活：接骨木。

又方

以伏龙肝末，鸡子清调涂。土墼泥研末涂亦可。

鼻痔一名息肉

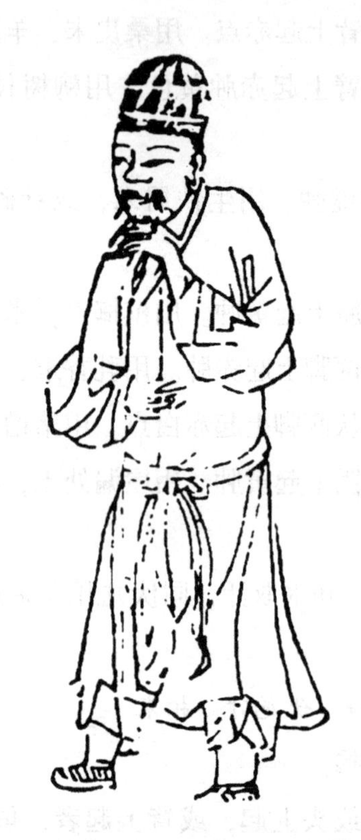

鼻居面中，为一身之血运，而鼻孔为肺之窍，其气上通于脑，下行于肺。若肺气清，气血流通，百病不生；肺气盛，一有阻滞，诸病生焉。鼻孔中息肉名曰鼻痔，皆由六气七情所感而成。若生上入眼，名曰胬肉①；若生下入鼻中，名曰息肉，窒塞不通。戒酒绝欲、除烦恼、戒忧愁，内服煎剂，外用点药，庶平复矣。

① 胬肉：指眼球结膜增生而凸起的肉状物。

通气辛荑散

藁本　羌活　防风　薄荷　白芍　辛荑　升麻　甘草　川芎　当归　生地　黄芩　连翘　桔梗　白芷　黄连　麦冬　柴胡　山栀仁

水二钟，姜一片，煎服。

消痔散

蜜陀僧一钱　信一钱五分　白矾一钱

煅法：陀僧、矾四边，信居其中，放在新瓦上煅，烟尽为度，入地下一夜出火毒，取出，加麝香二分，为末，吹入鼻孔内，时用手指揉鼻上下三百度，其药味渐入痔，易化水矣。外用搜湿面团塞鼻孔，使药味上行。一日三四次点之，其药瓷罐收贮。

又方

仰卧时用白卜汁滴入鼻孔中，即消。

又方

鸡内金炙，研末细如尘，五钱　麝香三分　鸭嘴胆矾二钱　铜绿二钱　枯矾一钱

上各研极细，和匀，瓷罐收贮，以蜡固口，勿令出气。临用时点鼻中如前法，夜间多点之，其息肉十日之内渐渐脱落。或点药揉鼻后出水，不须忧虑，此息肉所化也。如不能尽脱，用镊子徐徐摆动，取出亦可。恐落后其根不能尽去，再点药四五日，以绝其根。凡点药务揉之。

附鼻不闻香臭通气汤

羌活　独活　苍术　防风　薄荷　荆芥　升麻　干葛各一钱　甘草五分　川椒　白芷三分

冬天，加麻黄一钱。水二钟，姜三片，葱白三寸，煎。

附酒鼬鼻

四五年久藏糟茄露，调硫黄末涂之，四日后即消。

连翘仁、细茶各半为末，临睡茶清送下三钱。

附鼻衄

山栀烧灰，为末，吹鼻内。或田螺冰滴入鼻内。

耳鼻出血方

麝香一分　沉香三分　白矾一钱　糯米五十粒

各为细末，面糊丸如豆大，丝绵包之。如鼻中出血，塞于两耳；耳中出血，塞于两鼻。如左耳出血，塞右鼻孔。如右耳出血，塞左鼻孔。如左鼻孔出血，塞右耳孔。如右鼻孔出血，塞左鼻[1]孔。即愈。

前药，二神汤，耳鼻皆可服。

生地一两　麦冬一两

水煎服之。

痔漏症并图说附

凡痔有五，即牡痔、牝痔、肠痔、脉痔、血痔。《素问》曰：因而饱食，筋脉横解，肠澼为痔。脏腑所发，多由饮食不节，醉饱无时，恣食肥腻，胡椒辛辣，炙煿酽酒，禽兽异物，任情醉饱耽色，不避严寒酷暑，或久坐湿地，恣意耽看，久忍大便，遂致阴阳不和，关格壅塞，风热下冲，乃生五痔。天道失常，民心益肆，今痔变成五五二十五类，或左或右，或内或外，或状如鼠奶，形如樱桃。或脓或血，或痛或痒，或肿或臖[2]，久而不治，斯成漏矣。大法以凉血为主，徐徐取效，切

---

① 鼻：疑当作“耳”。

② 臖（xìng）：肿痛。

不可有砒霜毒药，亦不可轻易割取，致成漏疮。又有肛门左右别有一窍出脓血，名曰单漏。治之须以温暖之剂补其内，生肌之药敷其外。其窍在皮肤者，易愈。脏腑有损而致窍者，未易治也。甲子冬梦麟谨识。

二十五类图注

莲子痔
状如莲子
气痔
感气即下
勾肠痔
肠头者其形远，
鸡心痔
其心如鸡心
贯炼痔
穿而贯脓血
菱角痔
形如菱角
子母痔
一大一小
鼠妳痔
形如鼠妳
泊肠痔
紧泊肛门者
夫妻痔
即雌雄也一圆一长
脱肛痔
下痔漏肛门脱
三迷痔
故多之色迷、酒迷。有三珠，财迷、
通肠痔
出粪即下其根生于脏，
漏痔
不曾洗净久劳淹腻，气血衰败，
莲花痔
形如莲花
垂珠痔
其形垂下如珠
栗子痔
其形如栗子
盘肠痔
盘肠而生
翻花痔
登厕即出形如翻花，
双头痔
有两头
血攻痔
即血出
珊瑚痔
形如珊瑚
担肠痔
其痔横在肛门
樱桃痔
形如樱桃
雌雄痔
此间黑色酒色食毒不慎，

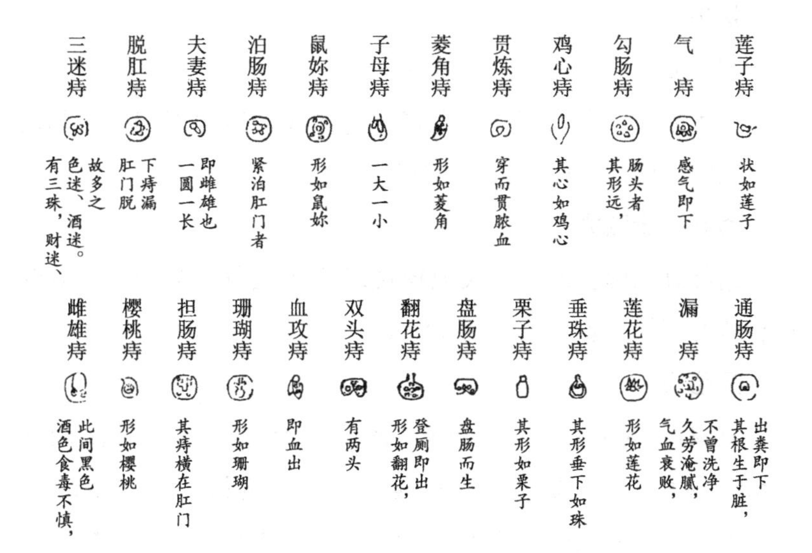

上诸痔名类不同，其种则一，何也？皆由大肠传道以成。风热深而肾虚，为冷气相攻，饱食猪、鸡、鱼脍、烧酒、酽酒、生酒、辛辣等味。或登厕脏虚为风邪所袭，六气七情所感。人生素不能饮酒，亦患痔者，脏虚故也。亦有父子相传者，母血父精而成肠风者，血痔之渐也。速服凉血补剂，少劳、戒怒、远色、忌口，斯能愈矣。

法制枯药法

信一两　白矾三两，为末　飞丹五钱　朱砂五钱，临时生用　巴豆五粒，去壳

先将矾一两半安于瓦盆中，随将信掺在矾上，再将矾覆上，

火熬枯，取出为末，加朱砂末五钱，和匀碾细，末如尘。先用鱼腥草煎汤洗净，每用少许点上，少顷，黄水渐出，一日夜三四次。如无鱼腥草，或荼蘼花，或野蔷薇花，红白槿树花代之，或甘草汤亦可。

今用药开于后。

护肉药

郁金五钱　黄连五钱　白及三钱

上为末，用蜜水调稀，先将此药涂在痔四边好肉上，却用薄纸贴定，固济了好肉，方用痔药点之。

痔漏千金秘方

用牡蛎二两，煅过，入地挖坑埋之去火气，为细末。痔漏疮，若湿干掺，若干以津调搽痔上。

又秘方

砒霜白色明净者，五钱　白矾一两二钱，明净者　黄丹六钱，水飞过二次，焙干　草乌头二钱，为末，骨去皮生用　蝎梢八个，瓦上焙干

上件用旧铁杓或熟铁铫，先将炭烧铁铫透红，放冷揩拭净。将砒打碎如豆大，将白矾烧令滚沸，将碎砒投矾内拌匀，以文武火煅，旋旋搅入草乌、蝎梢、黄丹同研末，收放新小瓶内。如用，先将痔漏以甘草汤或葱汤洗净，将生麻油调药少许，以鹅翎扫药在痔漏上，日三次。第一日、第二日疮内必出黄水如胶，其痔渐消。看漏深浅，就将薄绵纸裹猪鬃三根，先入在漏内，试漏深浅，就将药纸捻之，药插入漏内，其药纸捻久不取出。如换药纸捻，方取出，再换新药纸捻入漏内。日上三次，早、午、晚用药俱要洗净漏。用药三五日，痔漏头并疮口俱黑色，然后不用纸捻药，其漏疮根自落。如漏不深，入内上用药点搽。如疮红活平复不收口，方用生肌散药敷之，立愈，其疮

根永不再发矣。

生肌长肉药

血竭五钱　龙骨五钱　光粉二两　白芷五钱　黄丹三钱，水飞，炒　软石膏一钱　黄连五钱　海螵蛸一钱　黄柏一两　五倍子一两

上为细末。如疮孔深，用芦管吹入里面。如疮口浅，止干掺入内，生肌平复不用。

点痔药

冰片　乳香　没药　熊胆

俱为末，用蜗牛一枚，碎其底，入前四末，放盏内化水，以银簪滴汁痔上甚效。田螺代之亦可。

痔漏药

用铜杓内制牛黄末一分，先炒微烟，即下砒末二钱，候烟起再下白矾末九钱，待滚干取起，仍入火微炒煅，安地上出火毒，为末，后入乳香、辰砂、没药、冰片各一钱，其①为极细末。每用一钱许，以稠糊调和，随漏孔大条子量深浅长短用之。如疮孔烂大，止用津唾调之，填入孔内，待痔已溃动，毒水自流。如好肉生疮，即以五黄膏护外。如入锭时，仍用唾调前药末，敷在痔根上。如痔根脱落，掺生肌散，并多服蜡矾丸。

生肌散

龙骨煅　海螵蛸　赤石脂各一钱　乳香　没药　血竭　轻粉　雄黄各五分　未出毛小鼠二枚，炙干

各为末如尘，临用加冰片少许。

又生肌散

寒水石煅，一钱　龙骨煅，五分　干胭脂三分　轻粉一分

---

① 其：浩本、蔚本作“共”，义胜。

为细末，干掺。新疮加薄荷一分，老疮依此。

辰砂锭子 久痔成漏。

信一钱 白矾二钱 蜜陀僧五分 辰砂五分

先研信细，入瓷盆中，次用矾铺信上，烟尽为度，再将蜜陀僧、辰砂研细，白面一些，和作尖锭子。顽漏纳疮口，腐去败[①]肉，方可生肌。

盘肠通肠痔散 痔在内，用此敷之。痔头顶自出，以前药枯之。

磁石一钱 枯矾五分 白干姜五分 草乌尖三枚

上为末，葱汁调敷。

痔肿者

用壳木鳖[②]、五倍为末，蜜水调敷。

诸痔

用蝼蛄五枚捣碎，水银一钱，麝香三厘，冰片五厘，用银簪蘸汁滴[③]患上。

痔漏

用团鱼一枚，扯出头杀之取血，即将团鱼头烧灰为末，血为丸如枣核大，谅[④]痔之大小为之入内。

漏孔不合

用石楠叶煎汤，放在桶内熏洗，待汤通手就将漏洗净，后将黄牛面前牙齿四枚，装在小瓶内，用木屑燃之，待白烟出为度，取出研末，用津液蘸牙末，点入漏孔处，出黄水为效。黄

---

① 败：原作"腹"，据浩本改。
② 壳木鳖：木鳖子。
③ 滴：原作"滴"，据浩本、蔚本改。
④ 谅：诸本同，疑当作"量"。

牛牙齿散，预制备用。

益气清脏汤

人参　当归　条芩凉大肠　黄连　生地　赤芍药　槐角　川芎　升麻　枳壳宽大肠　秦艽　白术　茯苓　甘草

水二钟，姜一片，灯心二十根，煎服。

秦艽苍术汤

秦艽一钱二分　当归一钱　泽泻　防风各三分　苍术五分　桃仁一钱，研为泥　槟榔末五分　大黄一钱，虽大便燥亦不宜多　黄柏五分，若大肠头沉重者，湿胜也，更加之。天气大热或燥热喜冷者，以意加之　皂荚烧存性，去皮，一钱

上用桃仁、槟、皂三末。另外余作一服，水煎去渣，加三味末调匀，再上火煎一二沸，空心服之。再食美膳压之，不犯胃气。忌生冷、硬物、桃李、梅杏、果品、油面、大料、生姜、胡椒之类。第二服如前，加木香末三分。

秦艽防风汤　痔漏，每日大便时发疼痛。如不疼痛，非痔漏也。

秦艽　归身　防风　白术各一钱半　黄柏五分　陈皮　大黄煨，各三分　粉草　泽泻各六分　红花一钱　桃仁三十枚

上作一服，水煎，空心服。

秦艽羌活汤　痔漏成块，下垂疙瘩，不任其痒，惟鸡心、垂珠、栗子、双头、子母、夫妻、樱桃、下垂等痔。

秦艽　黄芪各一钱　升麻　大柴胡　甘草　麻黄各五分　羌活一钱二分　细辛　藁本　红花各三分　防风七分

秦艽当归汤　痔漏，大便结燥疼痛。

秦艽　枳壳　当归各一钱　桃仁二十枚，去皮，研　红花三分　大黄四钱，煨　泽泻　白术　皂角仁各五分

白水煎。

当归郁李仁汤 痔漏，大便硬胬，大肠下垂，多血，苦痛不住。

皂荚子另末 郁李仁 麻子仁各一分 秦艽一钱五分 苍术 当归 生地各五分 枳实七分 泽泻 大黄煨，各三分

水二钟，煎成，加皂荚子末。切不可在风寒处大小便。

红花桃仁汤 痔漏如勾肠、莲花、菱角、翻花、珊瑚、盘肠等痔，年久不愈，治法当补北方、泻中央。

生地 当归 红花 防风 猪苓各五分 苍术六分 泽泻八分 麻黄二分 黄柏一钱五分 木香二分

白水煎。

槐角子汤 外痔并漏根蒂落下，然后服此药，除腹内之毒。

槐角子 枳壳 黄芪 黄连各五钱 薄荷二钱

上㕮咀，作二服，水二钟，煎至八分，空心服。

木香散 用药后小便不通，服此药。外痔不用。

山栀子 木通 车前子各三钱 淡竹叶 生地黄一两 黄芩五钱 灯心三十根

上㕮咀，每服四钱，水一钟半，煎七分，空心服。

又方 痔，贴药之后，恐毒未尽。

将槐米一两，炒黄色，用水一钟，煎至七分，加酒半钟，温服之，痔永不发矣。

苍术泽泻丸 饮酒、食热物，脾主大热而助三焦气盛，火生土也，当泻三焦。若火热退，金得气而反制木，若木受制，则五虫不生矣。

苍术四两，去皮 地榆 皂荚子各一两，烧存性 泽泻 枳实 秦艽各二两

末之，捣饭丸，每服五十丸，温酒、米饮任下。一方去苍术加白术。

秦艽白术丸 痔漏，有脓血，大便结燥，肿硬疼痛。

归尾 枳实 泽泻 白术各五钱 秦艽 桃仁制 皂角仁烧存性，各一两 地榆三两

末之，和桃仁泥，炼蜜丸，每百丸，盐汤下，干物压之。

槐角丸

槐角去梗为末，入乌牛胆内，挂透风处，为末，炼蜜丸，每服四十丸，平胃散作汤下。

肠风，痔漏，下血，脏毒。

大黄煨 桃仁各三分 当归 槟榔 皂角仁 黄柏 荆芥 枳壳各五钱 猬皮①炙 黄连 秦艽 槐角各一两

末之，面糊丸，每五十丸，食前白汤下。鲜血下者，加棕毛莲蓬灰。

大肠内结燥疼痛

秦艽 枳壳紧小者，各一两 桃仁四钱 皂角仁七钱 红花三分 泽泻 白术 黄柏 黄连 防风 当归各五钱 大黄四钱

末之，面糊丸，每六十丸，白汤下。

黄蜡丸

黄蜡四两，丸如桐子大，月朔服一丸，次日服二丸，三日服三丸，渐加至月尽三十丸，以后每日减一丸，至一丸止。用酒送下，轮流服之，其疮自痊。一则不必服矣。

润肠丸

当归五钱 枳壳五钱 百草霜一两五钱 大黄五钱，纸包煨

---

① 猬皮：刺猬皮。

上为细末，糊丸桐子大，每服三十丸，白汤下。

已破未破痔漏方

当归酒浸二宿，晒干，火焙　槐角子麸皮炒　猬皮炒黄　地骨皮净，晒干

上为末，各等分，每服三钱五分，空心温米汤调，五更服之。后略睡一二刻，少进米粥，但宜干饼一块，少言语，自早坐至午，怡情适性方愈。

一方

用青荷叶烧灰为末，空心酒下三钱。

又方

用金银藤并花，为末，每日酒下三钱。

疗痔神方

橡子粉　糯米粉各二升，为末，炒黄

每用二合，滚汤调成饼，饭上蒸熟，空心食之。

壮气收肠方　治翻花内痔，痔头落肠不收，服此药。外痔不用。

黄芪　白芷　防风　厚朴　当归各二两　川芎一两　蔓荆子一两　桔梗一两　木香一两　人参三钱　肉桂五钱

上为细末，每服三钱，空心枣子汤调下，日进三服，力壮其肠自收矣。

猪肚膏

用雄猪肚一枚去垢净，入皂角刺一两，缚定两头，煮烂，去药，空心任意吃。又不可用盐酱，服三肚后即除根。

一人患痔，每日食海螺蛳半升，因咸以苦茶漱口，约及二斗，又能清心寡欲，痔即消矣。痔乃脏火，属阳。海蛳乃性寒，味咸，属阴。寒能敌火，咸能软坚，茶又苦凉之味，要又论之，

殆有理也。

小儿生痔，空心服甘草膏自愈。

孙真人麝香膏

麝香二分　乳香三分　血竭四分，各为末

上为一处，以小红枣煮去皮核，肉和药作饼。依痔大小，放痔上，用膏药贴之，痔内血水、黄胶水流出，此痔患之毒也，一二次即愈。

丹溪先生治漏疮，先用补药以生气血，参芪归术为主，大剂服之，乃王道。平平之剂外以附子末，津液作饼如钱厚，放漏处，艾灸之令微热，不可令痛，饼干再易之，其饼随症大小为之。如困倦止之，明日再灸，以肉平为度。仍前服补药，掺生肌长肉药。

熏痔方

用大雄鸡宰去血，在汤锅内焊①去毛，取出鸡。将此焊毛垢汤烧一二沸，倾在净桶内，盖定其气。少顷，将阳物放桶上，坐紧熏之，候汤温，洗痔净，拭干。随将蜈蚣一条碾末，艾二钱和捻成条，放马桶内，坐熏之，其痔焦热尤妙。新生者一两次得愈，久生者五次得愈，备加蜈蚣并艾熏后，随服益气清脏汤、秦艽苍术汤调治之。

洗痔方

马兰一斤，皮硝四两，煎滚，坐熏，候汤温洗之。

又方

牛膝捣烂，煎汤洗之。红花子打碎，煎汤洗之。

① 焊：方言。把已宰杀的鸡或猪等用开水烫后去掉毛。

又方

鱼腥草煎汤洗之。白地菘煎汤洗之。

洗痔国老汤

荆芥一两　甘草一两　藿香五钱

上不拘多少，煎汤温洗，洗一次用药一次。用药之后，如大便闭塞用此，外痔不用。

又方

皮硝　凤尾草　五倍子　韭菜子等分

水一桶，煎数沸，放桶内，坐之熏洗。

脱肛痔

肺与大肠为相表里，故肺脏蕴热则肛闭结，肺脏虚寒则肛脱出，此至当之论。又有妇人产育过多，力尽血枯，气虚下陷。及小儿久痢，皆能使肛门突出。治之惟温补肺脏，滋荣肠胃，久则能自收矣。

血虚脱肛，以四物汤为主。气虚脱肛，以参、芪、归、术为主。血热，以凉血为主，四物汤加黄柏。

掺药

乳香五分　没药三分　血竭一钱　红绒灰五分　牛黄五分　冰片二分　珍珠三分　孩儿茶二分　象皮灰三分　升药三分　五倍二分

上为极细末，用后药汤洗净，干掺。须要避风。

大人小儿掺药

赤石脂　伏龙肝各一两

为末，敷肠头上，日三次。

升元大补汤

人参三钱　升麻五钱　白术二钱，土炒　白芍药一钱，酒炒　生地一钱，姜汁煮　归头二钱　黄芪三钱　黄柏　知母各一钱，俱盐酒制　粉草五分，炙　山药一钱　防风一钱　肉桂五分　附子七分　红花六分

上作一服，水二钟，姜五片，枣肉二枚，煎服。川芎不用，因泄气故止之。虚甚倍加参、芪、归、麻。

虚人脱肛，补中益气汤加黄柏、知母、苍术、黄芩。肛门痒，加秦艽、桃仁。大便塞，加皂角仁。

冬至前，天道严寒，其气极沉、极降之际。况人身小天地，天在上，人居中，地局下，岂不相应乎！治之不能，即奏功也。阳生后，日长一线，阳渐长，阴渐消矣，宜用灸法治之，无不效者。病人亦要戒气少劳为上策，择晴明和暖吉日，在不通风净暖室中坐卧，取顶上旋毛中百会穴，以酱一匕搽上，艾灸三壮，随服升元大补汤，其肛渐收矣。盖百会为一身之枢杻，大能升提下陷之气，故能奏功。若冬至前不可灸，灸之何益，次日再灸尾翠骨①，又灸脐中随年壮。此法余用之甚效。诸痔漏亦治之。

洗法

用生铁五斤，水二斗，煎至五升，出铁，洗之，日三次，明日再易新铁，如前洗之。

又方

枳壳　朴硝　川芎　当归　桑枝　艾叶各一两　地榆　苍术

上煎汤洗之。

但肛门收上，十有一二，须服补剂调摄之。其余者，渐渐干息、结痂，偶遇喜乐之事，忽然脱落一黑圈。噫！此肠有余，乃截肠也。

① 尾翠骨：长强穴，属督脉。

跋宋太师疮疡经验全书后[1]

天地之大德曰仁，仁者生生不息，乃天地万物生成之理也。故神农、黄帝造命生民，尝百草以治诸病，立种绘形，图成本草，以诏后世，故今之学者知药性气味，皆赖此书之存也。追黄帝好生之德，师岐伯设为问答之词，着《内经》以觉后人之所未觉，医道斯昭昭矣。予家世业医，自宋太师子声公发际疡科，绘形成图，因症立方，秘藏久矣。予次子梦麟，弃儒学医，素欲刊行此书，以广前人之绪，自揣力薄止之。今夏麟儿病中复翻阅太师公书，并予试效疮疡痘症诸方。叩之，议论多切实有裨补，愕而喜曰：向为佥人[2]浸谮[3]，责汝违吾意，不期汝果能潜心于斯道也，更能严训子侄，予深望焉。乃以绣梓[4]请命于予者四三，予以家窘固却之，复承同心诸友悯子之勤也，各助赀[5]乐成其善，勉录成帙，刊行于世，推广济物，一念之仁。予性素粗直，恒多取怨于人，陷以虚名困役，老不能解，尚赖斯业，贻谋耳。凡我后之子孙，务存仁心，为大本永继箕裘[6]，毋与贪念以废世业，遗笑后世，实予惓惓之至望也。予不文，僭书末简。

维时为隆庆戊辰一阳吉旦燕山后裔乳泉窦楠顿首敬跋

---

① 跋宋太师疮疡经验全书后：该跋为窦楠所作，浩本、蔚本等版本已删。

② 佥（qiān 千）人：小人。

③ 谮：诋毁、诽谤。

④ 绣梓：版刻印刷。

⑤ 赀（zī 姿）：财物。

⑥ 箕裘：祖业。

卷八　附世传秘方①

图　论　方

小儿痘症

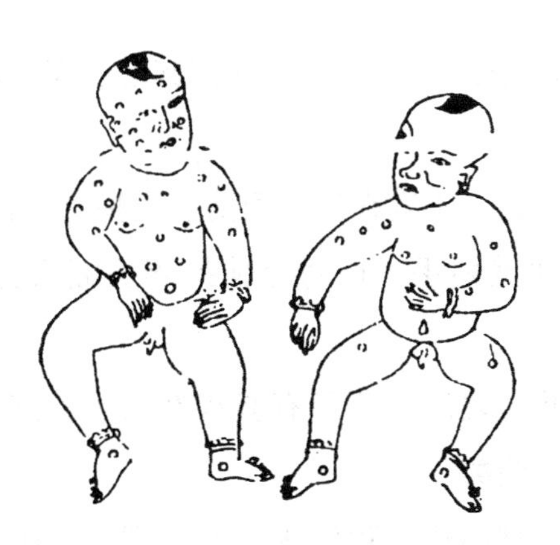

小儿痘疮，乃五脏六腑胎养秽液，毒气发于皮肉之间，人生无不发者，自幼及长，必生一次，又名曰百岁疮。胎毒之浅深，发痘之稀密具焉，其理出于太极隐微之妙，非天地至仁之心，焉能斡旋此造化之大功乎？保养之道，盖不容已也，逐一开后，以便学者览焉。

痘禁忌要略

凡男女欲出痘，身体发热，鼻尖及耳并中指冷者，要出痘也，须要避风，为第一要策。若身体发热，则腠理空疏，邪风入之，而肺主皮毛，伤风重者则咳嗽，而风邪郁于经络，痘多

① 附世传秘方：浩本、蔚本等均无此字样，卷九至卷十二同。

而细，并发不出，深可虑也。

将卧房内打扫洁净，将门路有风入者，即用纸糊之。

将独女胭脂揩眼眶，则痘不入目。

夫妇及役使之人，须要穿洁净衣服，夜亦着衣服而寝，须要斋戒，以尽诚敬，切不可起妄念。倘少妇月经来者回避之。

孝服、鸡犬、面生、狐臭之人亦不许入出痘之所，亦不宜喧哗。

出痘孩童睡卧，切勿惊之，以伤其心、胆、肝三经，致有他症。

父母役使之人，不宜在痘儿面前搔头摸耳，待其浆足之际，谨谨轮流看，执其两手，切勿容他抓碎头额天庭，以泄元气，务要小心。

春夏天气暖热之时，不可有炭火在房。若感火气，非坏眼即成热痱，不可治矣。

夏天出痘，宜用薄草荐洒水，上用席一条卧上，周围再用盆盛水，以收暑热，切不宜点蚊烟。

痘后不宜即与豆腐、鱼腥、肥肉，食之以泄脾气及后致病。

痘疮出不透，腹痛，甚或黑靥者，用蝉蜕十五枚去翅足，洗净，微火炙，为末，每服一钱，滚汤调下，酒亦可。其腹即不痛而透出，乳母亦服之。

山楂红色者，取肉为末，汤调下，其痘立透。

陷入不起，其色黑，气欲绝，用穿山甲洗净，炒令黄脆，为末，每半钱，紫苏煎汤并加酒调服。

倒陷黑色，用人中白火煅，为末，水调三钱服之，年大倍加。

初起光壮，忽然光陷，心烦躁急，气喘妄语，如见鬼神，用人牙齿以酒湿纸，包煨，为末，酒下。

神仙透膜汤 痘发不起。

红曲酒席中染色者，南货店有之，三钱　红花一钱　人参二钱　穿山甲炮，二钱　蝉蜕一钱　黄芪一钱五分　白术土炒，一钱　当归头七分　甘草五分　肉桂五分

水一钟，姜、枣各三枚，大米一撮，煎服。

发痘时作泻。

人参一钱　白术土炒，一钱半　干山药焙，一钱　莲肉去心，一钱　茯苓一钱　砂仁五分　藿香叶五分　木香三分　肉桂五分　苍术三分，去皮　肉豆蔻面包煨去油，一钱　诃子肉三分

为末，清饭汤调服。

出痘，虚弱不能发齐，急服人参膏。

用上等人参五钱，剉片，重汤文武火煎膏。不拘时，日夜服之。一日夜服一二两参为妙，以多为胜。

痘不起

用白老雄鸡冠上血，白酒浆热调服之。

痘疮不能脱靥，每用乳香熏烧之。此味能敛疮口，善治秽气，枣子亦可。

痘经月不能脱痂，眼亦不能开，此积热在内，宜用鼠黏子解毒汤治之，立瘥。

鼠黏子一钱，炒研　当归　生地　芍药酒炒　白术　防风　荆芥　甘草　黄连　升麻　黄芩　木通　红花　小柴胡

水一钟，灯心煎服。大人倍加。

痘疮入眼或病后生障翳，用蝉蜕洗净、白菊花各等分为散，每二钱入蜜一匙，水一钟，食远服之，一日两服。

又方 兔子粪焙干，或末或丸，茶清下。

又痘入眼，痛楚，恐伤眼睛，用浮萍阴干为末，每服三钱，随儿大小。以羯羊肝半个，用竹刀切碎捣烂，和水取汁调，食后服。不甚者一钱，已生伤目者，十服方瘥。

出痘后，身体肢节上生痈，或生蚀疮，脓水不干，用蚕茧入白矾末填满，炭火烧灰，研末，干搽。若不早治，则溃筋骨以致难治。

痘后生疮

枯矾　轻粉　鸡内金　蛇床子末　飞[1]丹　硫黄　雄黄　柏末　白螺蛳灰

上研末，和匀，桐油调搽。

痘后口中后疳，用咽喉科中冰片散吹之。或日久腐烂臭气，此散中加人中白煅、铜青、枯矾、麝香。

出痘崩裂泄气，已为危矣。用绵纸摊紧，面糊封之，内服独参汤。三日之内色红而浆足，平安者多矣。

疏痘丹

冬月取活兔杀血，大瓷盘内阴干刮下一两，雄黄二钱，朱砂三钱，同研细末，用白雄鸡冠上血和前药，丸如细绿豆大。待小儿发热时，与服六七丸，则出痘稀矣。用白酒浆和砂糖汤下，择吉日修合。

又方

狗蝇七枚，犬身上能飞者，夏月极多，冬月藏于耳中以镊取之，焙干为末，酒调下

此方乃括苍[2]陈氏一孙三岁，出痘发热七日，而见忽倒、靥色黑、唇口冰冷，诸医不能治。危迫之际，有一士人告云有

---

① 飞：原作“非”，据浩本改。

② 括苍：古县名。今浙江丽水市东南地区。

药可起。因以此调服之，移时即红润如常。甚秘其方，久乃得之。

又方

蛇蜕一条，洗净，焙干　天花粉各等分

上作细末，以羊肝破开，入药在内，麻布缚定，用米泔煮熟，切片食之。凡痘后余毒上攻，目成内障，不辨人物者，食此旬日，无不愈。

又方

未出天花时，三四岁者，每月初一、初二、初三，或十五、十六、十七日，用稿苗上青虫，晒干末一撮，辰砂四五分，三日吃。七八九岁，用辰砂一钱，余倍之，连服三日，此痘决少。八月十五日，对月剪葫芦丝藤，煎汤洗，止可夫妇二人，余不见洗。

疏痘散　身体发热时吃。

辰砂一钱　丝瓜蒂三寸，七枚　明僵蚕七条，去头足，酒炒　蝉壳七枚，去头足

上为末，砂糖、白酒浆调服。

发痘奇方

用蛇蜕一条烧灰存性，将白鸽血调和，白酒浆调下，即发起。

神功消毒保婴丹

缠豆藤一两五钱，其藤八月间收，取毛豆梗缠绕细红丝者是，阴干。此药为主，妙在此药　黑豆三十粒　赤豆七十粒　山楂　生地　辰砂　牛蒡子各一两，纸炒　新升麻　连翘各一钱五分　防风　荆芥　独活　甘草　当归酒洗　赤芍药　黄连　桔梗各五钱　丝瓜二条，煅灰

上各为极细末，砂糖拌匀，李核大，每一丸煎甘草汤化下。其前药预办完，每遇春分、秋分、正月十五、七月十五日修合，勿令厌忌云云。向太阳祝药曰：神仙真药，修合自然，婴儿吞服，天地齐年，吾奉太上老君急急律令。敕七遍。

疏痘鸡子方

冬月养童子雌鸡于静[1]室中，饲以米谷，不令食毒秽虫等物。守其生卵，记取次第，自一至七完足，以稀网袋盛第一卵，投粪厕中厕中不可有六畜粪。次日，乃投第二卵，余次第如之。至第八日，则第一卵七昼夜足矣，取埋土中一昼夜去秽气，次日煮熟，空心与食，乃既起第二卵，如前去秽，煮食，余渐次如之。

上鸡子，每年冬月与食七枚，可使痘疮轻者不发，重者轻快，试之有验。

万金不换丹

辰砂一两　防风　荆芥　苍术　黄芩各一两

先将辰砂布包之，悬于砂罐内，次将四味入罐内，用河水注满，煮一昼夜止。将辰砂晒干研末，酒下，蜜调亦妙。每服五分，服至二三钱，正能保一生不出痘，虽出不多。若有出痘不好者，服此就退。

四味万两金丹

用人、猫、猪、犬屎，晨烧少许，微将蜜水调，百者救生无一死，万两黄金也不消。四味为末，凡小儿出痘，调服甚效。

小儿痘疹危急　起死回生。

婴儿女三四月者尸骨烧末，一钱，酒调灌下，如草木回春，

---

① 静：浩本、蔚本作“净”。

速效。

稀痘散

五月五日取屎坑内蛆虫，洗净，绢袋盛在风处待干。出痘时取下为末，砂糖调服。

痘始形图

<table>
<tr><th colspan="3">痘始形图</th></tr>
<tr><td>阴始交阳</td><td>○ 血载毒犯阳，纯阴之象</td><td>血初定位</td></tr>
<tr><td colspan="3">初出一点血，纯阴之象也。血初载毒犯阳，循窍而出，未受阳制故也。吉凶悔吝于此而生焉。</td></tr>
</table>

痘交会图

<table>
<tr><th colspan="3">痘交会图</th></tr>
<tr><td>阴中之阳</td><td>○ 气至微阳，始形之象
○ 气满微阴，渐亏之象</td><td>阳中之阴</td></tr>
<tr><td colspan="3">二变，微阳之象也，乃阳始制阴，血盛之势未降故也，由是气血交会之机，于此而出焉。三变，微阴之象也，乃阴受阳制，气盛之势独尊故也，由是气血尊卑之道正，则邪毒自降，一有不得而凶咎于此定矣。</td></tr>
</table>

痘成功图

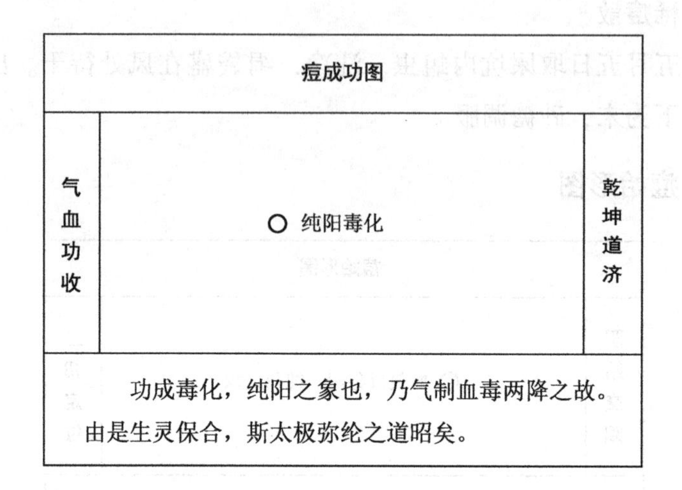

气血交会图说

夫人身一太极耳，盖气血传变，阴阳交会之理，无非一太极中来也。故曰人生与天地一般大，且人身所受之火毒，中于有形之先，发于有生之后。曰痘者，以其形而名之也，发必假气血而后解。予尝究其气血形色之象，宜乎有太极之道存焉。故痘之发也，有则形于中者曰气，周于外者曰血。中白处曰气，外黑处曰血，以一而为例，则百千皆类。即阴阳动静，互为其根之理。阳动阴静，阴动阳静之义，此举太极之理，以正痘之形象也。一皆气血交会，制化其毒而形之也。非气之尊、血之附，则不能成其形也。

阴始交阳初出一点，血气未至，阴虽交阳，未得会之象也，血能载毒犯上谓荣血犯卫气，其体立也。

阳始会阴气会血也，气能定位制下谓气制血毒也，其用行也，是以阳刚于上气居中而制血。阴柔于下血闭而附气，各能顺其性也，而健顺之理得矣总结上文之意，言阴阳性情，守而不失，各得其正也，二变而为。

阴中之阳阴血盛而阳气初长，血附于外，体气之道致言血性柔而附气，则不失于顺之义，三变而为。

阳中之阴阳气盈而阴血渐亏，气尊于内，成血之功效言气性①刚而拘血化毒，则不失于健之义，气和血就此极言气血交会之道得其正，万殊皆贯同乎一春举一而言，则物物皆太极，物物皆阴阳也。阳施阴化非阳则不能以发其毒，非阴则不能以化其毒，血收气足毒既发于外，与人身之气血无干矣。

痘始成形痘之发，千态万状，总归于痘之形色，斯为气血交会制毒之妙。如逆其形色，天命莫不由此而终焉，而火毒斯解，厥功成焉。足以见阴阳交会制毒，得其全道矣。斯毒也，虽则巨细稀密之有殊，而百千形状皆类乎一性也。痘之性能员，如火之炎上，水之润下，万殊一本之义，此言天地自然之理也。惟其变态不一情也。毒出陷塌，紫褐黑白之形，不类乎痘者，此皆阴阳气血亏盈之使然也。性出于天地，情出于阴阳，情可化性，岂人力为哉。此申言毒受之理，虽周流四体百脉，阖辟有准，立有乖离，实气血之所为，人可得而修为？如理有偏倚而欲斡旋，虽圣人莫能焉②。

然阴阳者，气血之司命也，交会克胜之理有违，毒势反盛，曷可解耶？拟治若阴始交阳之际，阳交阴会之初，忧虞之象，未可加治，恐其药性紊乱气血交会之机。若气始定位，血初归附，吉凶得失，由此生焉。苟失其正，则宜治矣。不然，恐其气血亏弱，毒必内攻。业是者，当加调燮，气尊血附，乾坤道济，足以见阴阳治化，收其全功矣。窃观造化生生，非太极中求之，安③可得而知？此诚百世不易之定法也与。

---

① 气性：原作“性气”，据《痘疹博爱心鉴》乙正。
② 虽圣人莫能焉：《痘疹博爱心鉴》作“惟圣人能焉”。
③ 安：原作“世”，据《痘疹博爱心鉴》改。

气血亏盈图说一

天道亏盈，地道变盈，此自然之理也，人之气血亦然。故虽①痘之为证，不可使气血之有亏盈也。盖气体天而常亲乎上，血体地而常亲乎下，气②有生血之功，血无益气之理。是故气不可亏，亏则阳会不及，而痘之圆浑③之形不成；血不可盈，盈则阴乘阳位，而痘之倒陷之祸立至。如此者则交会不足，外剥内攻之大患，不复有可拯矣。此虽岐黄，尚何益之有哉。予固④立亏盈图，以明其治道。当以急务为先，必须益气之亏，引血而入。血入气盈，盈则能制血之有余，庶可以保合太和，告诸究⑤者，使知气血之不可庸治，而谨之以隆斯道焉。

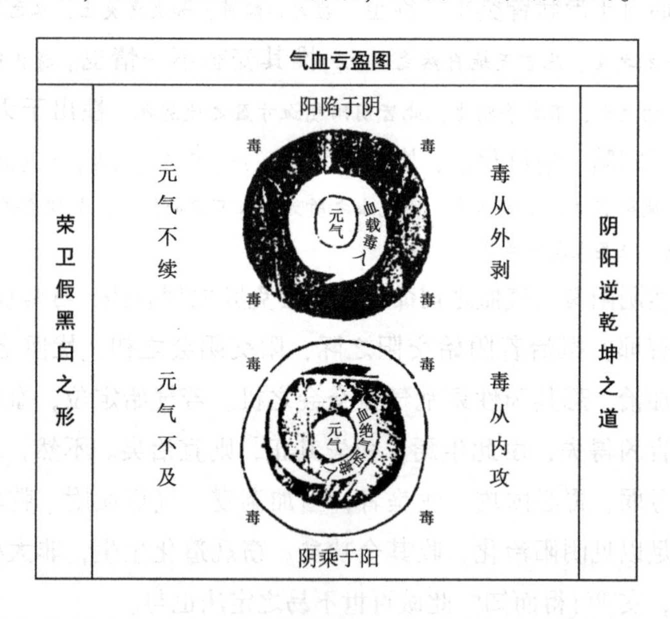

---

① 虽：诸本同。《痘疹博爱心鉴》作“惟”。
② 气：原作“每”，据《痘疹博爱心鉴》改。
③ 浑：《痘疹博爱心鉴》作“晕”。
④ 固：《痘疹博爱心鉴》作“故”。
⑤ 究：《痘疹博爱心鉴》作“学”。

气血亏盈图说二

气血者，二五之精也，始于有形，付受之先，以至于有父①，长养之后，五内百骸，周流不息，如日月之经天，潮汐之运海。同此枢机，运行无停而不少缓也。故人之真元藉此而滋培，一有碍而不及则诸证生焉。信乎！痘毒中乎阴阳之偏气，气血自得阴阳之正理，二者虽混于一途，同其原而不同其道，同其情而不同其性，情性善恶，各有攸分，故不得出。人之生灵亦非气血之能，又乌足以保全哉？且气血之有亏盈，果何而如是耶？夫血载毒，奔流诸脉，上犯气位，是阴乘阳也。阴血盈则阳气亏，亏则交会不及而陷于阴也。且阴有乘阳之能，而无陷阳之理，故气愈亏而血愈盈矣。何则？气血自咎，各失其政，则无以当其毒势，诚所谓剥床以肤者也。譬诸君子小人之不相得，犹冰炭之不可同器而处。虽则圣人大化行于天下，亦无如之，何也？已是故亏盈之理不可不明，非扶阳抑阴之能，岂足以捍其大患哉。然治气血之要，犹大禹治水，相山川之形势，度土地之高深，一凿一浚，地平天成，斯为顺利。业是者，虽小道亦有可观者焉。务须深究其旨而行之，庶可以全中和之道，孰曰不能。

气血交会不足图说一

夫一身之气血有限，慨所中之毒火无涯，以有限而欲济无涯，则人之微命其能保乎？苟非气之制血，血必泛滥不附毒，斯下陷内攻之患立至矣。虽天地圣人至仁之心，不能以大造化而斡旋之，况其下者，可不谨耶？予尝深究其旨，必当加治于

① 父：《痘疹博爱心鉴》作“生”。

始陷之先为要。开明图式，俾其知乎我者。用心于补益，助气拘血成浆，则何陷之有哉。

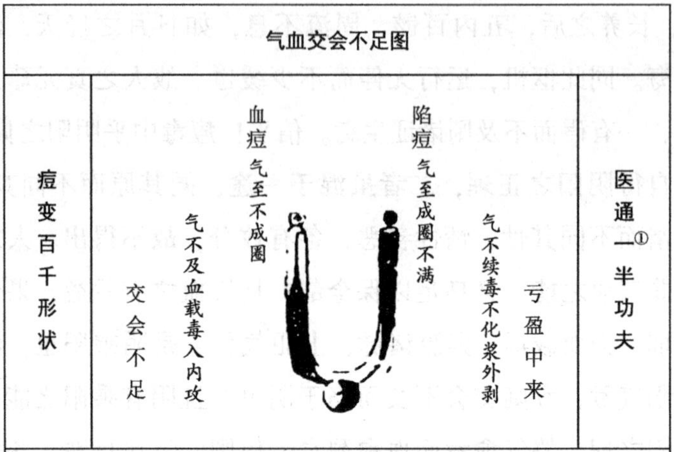

气血交会不足图

医通一①半功夫

亏盈中来

气不续毒不化浆外剥

陷痘 气至成圈不满

血痘 气至不成圈

气不及血载毒入内攻

交会不足

痘变百千形状

血痘者，气不至，元气损也。五日前则血载毒入泡，炽脏腑为内攻，如硕果之腐仁矣，世无可治之理。陷痘者，气至不满，生气绝矣，不治。七日后则血悖，不附毒，不化浆，为外剥，如佳木之无肤矣。但气至不满，血附有力，辅翊②得入，虽功亏一篑于九仞，亦可以修为。故复系五陷之说于下，虔告学者，当潜心于斯图③，则道自见矣。

气血交会不足图说二

阳始会阴，气至血附，根窠既立，而中陷者为因元气不足，则不能续其后来而然也。盖阴血虽有附气之功，而阳气使无制毒之力，以致陷而不满，生生之道绝矣。且陷有五：一曰黑陷，二曰血陷，三曰紫陷，四曰白陷，五曰灰陷。黑陷者，为初出

---

① 一：原作“乙”，据《痘疹博爱心鉴》改。

② 辅翊（yì义）：辅佐，辅助。

③ 图：原脱，据《痘疹博爱心鉴》改补。

少稀，后出加密，阳会阴之次，阳气弱不能续其初出，血无气养，故枯萎而黑陷也。血陷者，血盛于气，气弱不能拘领其毒，久则变而为紫陷也。紫陷者，为气愈虚血无气，畜毒之盛，负载不能前行，血亦为之离去也。白陷者，为气不足，其血亦弱，久则变而为灰陷也。灰陷者，气血衰败而不荣也。此等之陷，一皆气之亏损使然。如折奇花，少顷生气既绝，则憔悴不荣矣。噫！毒纵狼戾肆虐有生之正气，非药之灵慧神功，孰能裨补乾坤之大。奈何灰紫二陷，俱从自吉向凶传变而来，则难于施治矣。于乎！毒设陷阱，气蹈危机，而又非造化人力之可及①也。

保元济会图说一

惟人之荣卫，根乎元气，元气固则荣卫行脉之内外，阴阳相济，周流不息而无间断矣。盖痘毒之为患，非药之神②品灵性，奚足以平气血而收治道也。是故人参为君，守中修德，由是元气得以滋养。甘草为鼎鼐③之臣，参赞造化，由是阴阳得以和平。黄芪为藩维④之臣，承宣济时，由是卫气得以补益⑤。桂为使，令行中外，通运四维，由是荣血得以开导。然此方有君臣协恭，上下相济之道，故总而名之曰保元。惠及生灵，建大功，御大患，诚王道之大，岂虚语哉。

---

① 及：《痘疹博爱心鉴》作“夺”。
② 神：原作“补”，据《痘疹博爱心鉴》改。
③ 鼎鼐（nài 奈）：喻指宰相等执政大臣。
④ 维：《痘疹博爱心鉴》作“篱”。
⑤ 益：原作“盖”，据《痘疹博爱心鉴》改。

保元济会图
君臣道济
君臣济会体天道不息之机
人参甘草补益元气之内
黄芪官桂出入荣卫之门
气血复元全药性回天之力
荣卫相生
荣行脉中
元气
卫行脉外

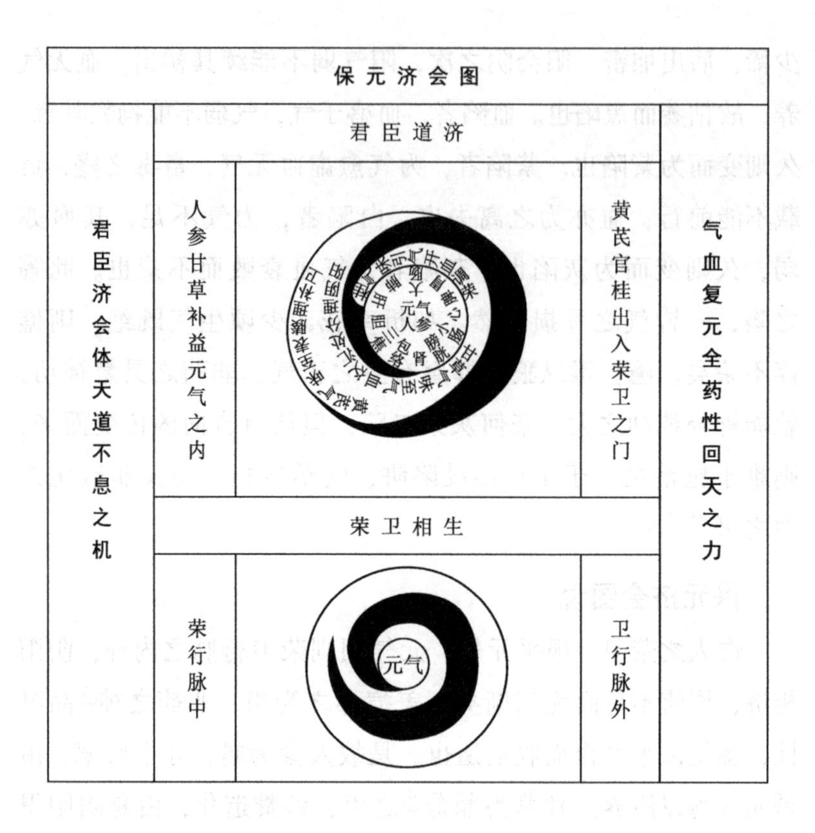

保元济会图说二

夫元气荣卫者，即太极阴阳之根本也。盖荣行脉中，卫行脉外，内外回护，互相滋养，得天地生生之道而无替也。且痘毒之火，实阴阳相亢而中，与天之殄①气，同其轨辙，莫不因时感动而发，犹镜之取火。镜中之火虽在焉，使无日之晶光相射，则何能发也？是故治痘之要，非得阴阳传变盈亏之理，则不能加治于气血。然气在内，外不及，则血载毒出，为外剥；气在外，内不续，则血载毒入，为内攻。即阳道虚，阴往从之；

① 殄（tiǎn 舔）：病。《痘疹博爱心鉴》作“沴”，指天地四时反常之气引起的灾害、恶气，义胜。

阴道虚，则阳往从之之义。非保元汤善补气血之过，则不能施其功妙。故用人参以固元，内实则能续其卫气之不足；黄芪以补表，外实则能益其元气于有余。而又以桂制其血，血在内，引而出之，则气从内入血；在外引而入之，则气从外出。而参芪非桂之逐血引导，则不能独树其功。桂亦非甘草平和气血，则不能绪其条理。虽则从其土地所宜以他药攻之，终不能出乎四品君臣之要剂。予摄立此方，立此图，开明治法，将欲利乎①天下国家，俾其从吾道者，不费骊珠之索，而有得焉。

荣卫相生图序

荣卫者，气血之德也。气血者，痘毒之庐也。痘毒者，气血之贼也。荣卫德盛则庐舍全，荣卫德衰则庐舍剥。盖人身荣卫亏盈之理，攸系气血之盛衰，则痘有满陷，即亏盈感应之使然也。岂在形躯肥瘠、毒出多寡可比哉？然痘有稀稠不均，亦出于气血不周耳，又非形躯宜与不宜出之地欤？彼其气血充溢，则荣卫自然长养以施其政。痘毒为贼，讵②敢剥其庐而为寡耶？苟其气血德衰，固不得不加滋养以顺荣卫之情。荣卫受益，坚固内外，力戬③其贼而有余矣。观下图式，非济会中来，讵可得也。夫人身元气，得太极之理而命以荣卫，行运造化之功也。保元汤，亦得太极之理而命以气味，补益荣卫不足，以成造化之功也。是皆天地成就，生人之大道存于中，见于理，昭然于停毒④间，以待人之知识，非深契玄默，又焉得而彀其机矣。

---

① 乎：原作“平”，据《痘疹博爱心鉴》改。

② 讵（jù 句）：岂，怎。

③ 戬（jiǎn 剪）：剪除，灭除。

④ 停毒：化育，养育。停，通“亭”。《香囊记·看策》：“真是八柱擎天，高明之位列；以致四时成岁，停毒之功存。”

尚冀善医者宝焉，斯为得道也。

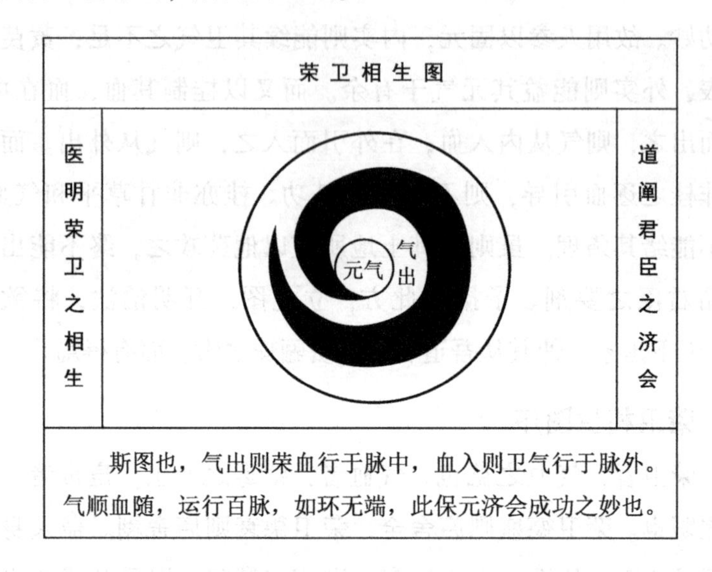

荣卫相生图解

血生之谓荣，气守之谓卫。荣性好静，卫性好动，动则情随言阴血之性随气之情，则体气之道致也，静则情顺言阳气之性顺血之情，则成血之功效也，顺则血生，随则气守。血生则内固，气守则外旺，故血向心生，气从肺主，血荣气卫，各尽相生之道。人身荣卫，即天地之乾坤。乾坤者，施天地之德也；荣卫者，施气血之德也。由是尊卑有位，动静有常，合造化于一机而无差矣。譬之荣卫者，气血之先锋也。痘毒者，气血之敌人也。知者必加滋养①，以攻其贼，诚万全之策也。及窥其内之交会得失，必应于外之形色善恶，则痘有枯荣变易，信可验也。盖痘出皮肤间，稀处必荣，密处必枯，亦滋养及与不及之应耳。惟人受气血于身，是处有之，犹天有风焉，地有水焉，二者于天地间

① 滋养：《痘疹博爱心鉴》其后有“荣卫”，疑脱。

无往而不在也。夫开落万物赖乎风，滋养万物赖乎水。如天失应于风，则开落不成；地失应于水，则滋养不及。荣卫应痘，正在此耳。有若痘发光泽必先应于荣卫盛者，枯陷必先应于荣卫弱者，信乎荣卫即痘之蓍龟①也。苟有不应乎形色，正者不得不加治气血，以待充溢，然后荣血得以随气之情培根于内，卫气得以顺血之情保障于外。血入气出，交会顺德，痘必克应，若桴鼓焉。非保元汤可得而济其功美，以应其滋养开落乎。是方功效，力在守气，气守则能拘血附位，于是痘形善而变化应矣。否则荣卫相背，交会逆德，血不能载则塌，气不能拘则陷。一有乖离，抗若矛盾，则痘毒恶形，亦必感于中而应于外也。彼气血之不守，犹风水之泮涣②，理之自然，其可疑哉，于乎大哉。保元奏功之玄微而能效，顺太极之大道，不可得而言也。

顺逆险三法图说一

凡治痘症，非有钧衡气血之能者，不得任其职也，何哉？人在气交之中，未免有内伤外感，以致百病生焉，唯痘之出则异于是，自帝王至于士庶，无不由此而一患也。且夫毒之为害，最为恶极，必当察其气运兴衰，以钧衡之法而施治于气血，乃克有济。苟或气血交会不足半功之能，奚足以制其毒，必须药之半功协助气血收其全功，斯为至矣。故立顺、逆、险三法，以为保元汤，治痘之钧衡，永为定例，使为医者之有则焉。生灵得失、吉凶悔吝，攸系乎其间。噫！非三法之钧衡，则何以

---

① 蓍龟（shīguī 诗归）：预测、预示。蓍草与龟甲为古人占卜凶吉的器物。

② 泮涣（pànhuàn 判换）：分散，涣散。

济其气血之亏盈，上以报答帝王，下以惠及士庶。及观古人作医案，效于药者则书之，乃出于一时之权耳。审其掩之于无效者，不知其几多，讵可为后人之治例哉。愚谓以权为例，不若以例为法，权出于变，例出于恒，宁可法其常，以为后世之例，则权在其中矣。

顺逆险三法之图

立三法治痘之科						成百世医宗之本
	阴阳交会	顺	◎ 吉之兆也	痘	光明润泽	
				治气补过从顺		
	大小不等	险	◎ 悔吝之象也	痘	气陷不满	
		不治气陷从逆				
	气交不至	逆	● 凶之象也	痘	死不复生	

顺逆险三法图说二

夫痘有顺、逆、险三者，古无有也，愚意妄立之名，何则？顺者，吉之象也；逆者，凶之象也；险者，悔吝之象也。治痘而执此三者，于以观形色、验吉凶，将无施而不当矣。盖痘之一证，始于见影，终于结痂，凡十四日之间而已。苟非三者察形色之善恶，定性命之吉凶，尚何以决生死。人将治所不当治，不治所当治，妄投汤剂，乱施死方，贸贸焉不知所之，被其枉死者多矣。此三者之法，所以不得不立也。是故吉不必治，治则反凶；凶不劳治，治则何益。至如险者，则宜治矣，治之则可以转危就安，此皆必然之理。予视痘三十年，见其顺者多，逆者少，惟险者介乎其间。要之，气血有厚薄之不一也。夫气血盛，斯毒易解；气血损，则毒难愈。惟气血少弱者，虽毒不能顿解，然生意未始，不固乎其中，故必加以补益扶持之功。治所当治，顺所当顺，斯其悔吝，无不平矣。予尝苦心究讨，定立法式，未足指迷于已往，或可援溺乎将来。观者幸不以予言为僭妄，而少加绎之之功，庶乎此生精神不至虚用也。

痘出形证日期顺逆险治例图

医家之法，有望、闻、问、切四者，所以审其证之由也。惟痘之为咎利乎，观其形色深浅，始终悉于此乎，备矣。且痘出乎淫火，淫火者，人身之精华妄动之异名也。以气血而中，以气血而守，以气血而发，以气血而解，信非气血不能始终也。盖观气血，则吉凶传变之证可验；治气血，则拨乱反正之道可收。治者要之，留心于其间，则痘无难观[①]矣。苟能察其理而行之，则不失其本末根据，如有他法，吾所不知也。今以初出至痂落日期、形证、吉凶之象，参以顺、逆、险三法为则，以明可治不可治之证，画为图式。凡圈内白者，气也；圈外黑者，血也；圈内之圈者，陷也；圈外黑散者，血不附也；圈内黑圈者，血干也。以次开列于后，少备三法之阶梯，而圈下复立著意。定形辨色，证有体用之分；投剂取功，治有折衷之妙。其体用之应变折衷之效，顺而有数存

① 痘无难观：《痘疹博爱心鉴》作“目无全牛”。

焉。学者又不可不留心于此，振吾道于生生之间，亦足以近乎仁之用矣。

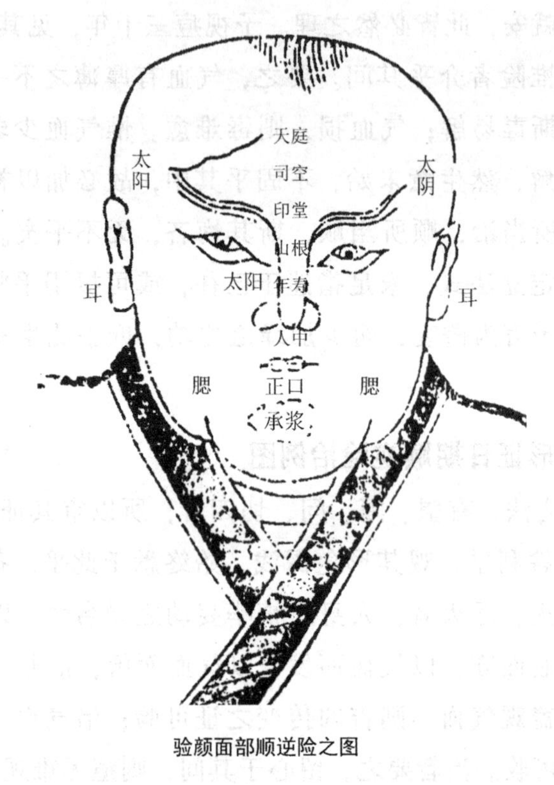

验颜面部顺逆险之图

始出图

气尊血分者生	顺	逆	险	毒参阳位者死
	初出血点，淡红润色	形如蚕种，紫黑干枯	圆晕成形，干红少润	

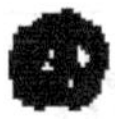

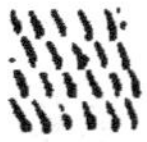

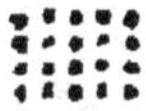

一二日，初出之象如粟，于口鼻腮耳年寿[①]之间。先发三两点，淡红润色者，顺之兆也。顺者，不治自愈，为气得其正，血得其行，其毒不得妄行肆其虐也。

于天庭、司空[②]、太阳、印堂方广之处先发者，逆之兆也。逆者，不治，为气涩血滞，致毒妄参阳位，无以当其势也。

虽稠而红，润泽成个者，险之兆也。险者，毒虽犯上，其气血未离，忧虞之象，未可加治。俟其气血交会之后，以保元汤加桂治之。谨防气泄血散，将无救也。

---

① 年寿：指鼻尖。
② 司空：指额前部。

圆混图

阴阳得道而形圆	顺	逆	险	气血成功而毒化
	气溢血附，饱满光洁	气失血散，枯死不荣	顶陷不满，光洁有神	

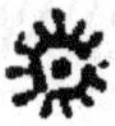

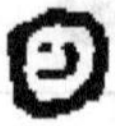

二三日，根窠圆混，气之冲满也。气之冲满，血必归附为顺。顺者，不治自愈，为气血得其道也。

根窠无晕，气离血散为逆。逆者，气血交会不足，致毒乘机而犯内也。

根窠虽圆而顶陷者，血亦难聚为险。险为气弱，不能领袖其血也。以保元汤加芎、桂，扶阳抑[①]阴，岂有不痊者哉。

---

① 抑：《痘疹博爱心鉴》作“益”。

<table>
<tr><th colspan="5">形色图</th></tr>
<tr><td rowspan="3">形圆而体天象</td><td>顺</td><td>逆</td><td>险</td><td rowspan="3">色润而现精华</td></tr>
<tr><td> 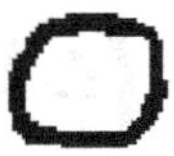</td><td> 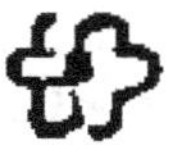</td><td> 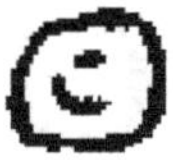</td></tr>
<tr><td>气满血荣，
鲜明光泽</td><td>绵密如[1]泡，
黑紫干红</td><td>根窠难起，
色忝[2]不明</td></tr>
<tr><td colspan="5">四五日，观痘势之形色，则知气血之壮弱，受毒之浅深，此治法之大要也。其形尖圆、光泽、大小不一等，气和血就，顺也。顺者自愈，为气归[3]血附，各得其道，而毒自释[4]矣。
其形绵密如蚕种，黑陷干红紫泡者，逆也。逆者不治，为气血相离，纵毒内攻也。
其形根窠虽起，色不光洁，生意犹在，险也。险而治，为气弱血盛，势虽挟毒犯上，然得交会分明，用保元汤加芍药、桂、米，助卫制荣，斯为调爕[5]之妙也。</td></tr>
</table>

① 如：原作“加”，据《痘疹博爱心鉴》改。

② 忝（tiǎn 舔）：弱。《痘疹博爱心鉴》作“惨”。

③ 归：《痘疹博爱心鉴》作“拘”，义胜。

④ 释：原作“仆”，据《痘疹博爱心鉴》改。

⑤ 调爕（xiè 谢）：调和阴阳。“爕”原作“捍”，据《痘疹博爱心鉴》改。

<table>
<tr><th colspan="5">起发图</th></tr>
<tr><td rowspan="3">气血并隆能制毒</td><td>顺</td><td>逆</td><td>险</td><td rowspan="3">盈亏双治见神功</td></tr>
<tr><td> 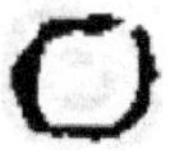</td><td> 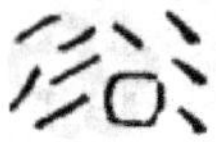</td><td> 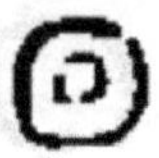</td></tr>
<tr><td>气会血附，红活鲜明</td><td>气背血离，干枯绵密</td><td>气弱血荣，色昏红紫</td></tr>
<tr><td colspan="5">五六日，气盛血荣于内则发，扬于外为顺。顺者自愈，为气血丰厚，毒受制也。气虽旺而血不归附，其色灰陷，或紫陷，或发水泡，痒塌为逆。逆者不治，为气弱血衰，致毒下陷而外剥也。气虽旺，血虽归附不厚，其色光白不荣为险。险者易治，为气盈血弱，不及归附，用保元汤加木香、归、芎，助血归附气位。非乎气，不足[1]以全中和之道也。</td></tr>
</table>

① 非乎气不足：原脱，据《痘疹博爱心鉴》补。

浆行图				
气血胜淫邪之毒	顺	逆	险	乾坤顺造化之情
	气化浆行，光洁饱满	浆毒不行，神去色枯	气血少足，光润有神	

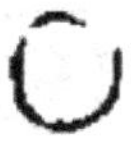

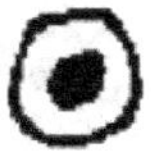

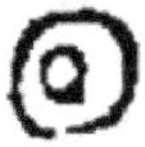

五六日[①]，气盈血附，其毒自化，化则成浆，顺也。顺者不治自愈，为气血得中，其毒自解也。

气陷血衰，其毒内伏，伏则不成浆，逆也。逆者不治，为气血相离，不能制毒而外剥也。

气交不旺，血虽归附，不能成浆，险也。险者虽[②]急治之，为气血少寒，不能起[③]作，急投保元汤加桂、米，助其成浆，而收济惠之伟功，斯为治矣。

① 五六日：据文义当作“六七日”。
② 虽：《痘疹博爱心鉴》作“须”，义胜。
③ 起：《痘疹博爱心鉴》作“振”。

浆足图

豆[1]渐收而毒溢	顺	逆	险	气已满而神凝
	气足血微，神全光润	气陷不满，色枯干紫	气弱血附，光润不枯	

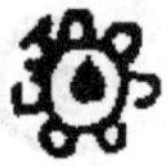

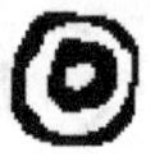

七八日，气旺血附，其毒化浆，顺也。顺者，不烦治而自愈，为气旺拘血化毒之故也。

气血乖离，其毒不化浆，逆也。逆则难治，为气血不及，不能振作以制其毒。以发痈发疔者可生，肉剥外伤者必死。

其气血少缓，毒虽化浆而不满[2]，险也。险则可治，为气血有碍，不能大振，以保元汤加桂、米，发阳[3]助浆，斯可以保全生命矣。

---

① 豆：《痘疹博爱心鉴》作“血”。

② 浆而不满：《痘疹博爱心鉴》作“而浆不满”。

③ 阳：《痘疹博爱心鉴》作“扬”，义胜。

浆老图				
血赖天和而保命	顺	逆	险	气刑毒化而成功
	气壮血化，毒始去身	气陷不满，毒成外剥	气平少冲，红黄色润	

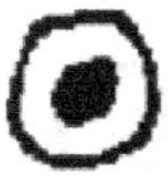

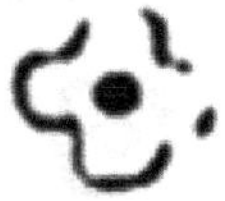

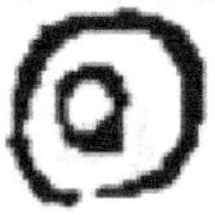

八九日，浆足，气血之功成矣。气血功成，生命定矣，如无他证，顺而已矣[①]。

浆不足者，气血尽矣。气血尽而大命临之，逆矣。

浆不冲[②]满，血附线红，气弱而险也。以保元汤加[③]姜、米，以助其气而驾其血，斯浆成矣。于此可见施治者之妙道也。

十一二日，血尽毒解，气调浆足，此生生自然之理也，为顺。

或血淡[④]而浆薄，或血凝而浆滞，以见气亏而毒不解，为逆。

---

① 已矣：原作“也已”，据《痘疹博爱心鉴》改。
② 冲：《痘疹博爱心鉴》作“克”。
③ 加：原脱，据《痘疹博爱心鉴》补。
④ 淡：《痘疹博爱心鉴》作“薄”。

<table>
<tr><th colspan="5">血尽图</th></tr>
<tr><td rowspan="3">邪正明君臣道济</td><td>顺</td><td>逆</td><td>险</td><td rowspan="3">真元固气血成功[①]</td></tr>
<tr><td></td><td></td><td></td></tr>
<tr><td>气平血收，光色始敛</td><td>气弱血凝，枯朽剥极</td><td>气少冲满，血亦有力</td></tr>
<tr><td colspan="5">血尽浆足，湿润不敛者，内虚也，为险。以保元汤加苓、术，助其收敛结痂也。</td></tr>
</table>

① 成功：《痘疹博爱心鉴》作“功成”。

结痂图				
君道成而臣力致	顺	逆	险	神化全而毒势平
	气血归本，神化功全	气血不全，功亏一篑	气血效功，神化大过	

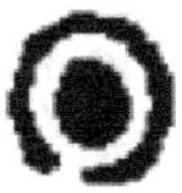

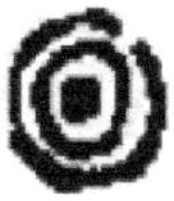

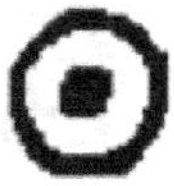

十三四日，气血归本，毒既殄灭，浆老结痂，顺也。

毒未脱形，诸邪并作，虽云结痂，此其逆也。

毒虽尽解，浆老结痂之际，或有杂症相，仍以保元汤随症加减，不可峻用寒凉、大热之剂，恐致内损之患故也。

还元图

蜕尽客感淫邪之火	顺	逆	险	补尽[1]太和造化之功
	气血无恙，痂落瘢明	气血两亏，天年尽矣	气血功收，神化少全	

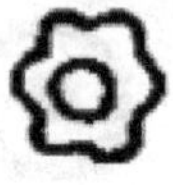

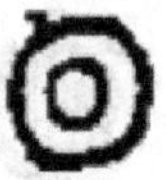

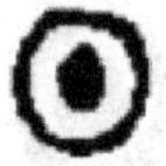

十四五六日，气血功收，痂落而无他症，顺之兆也。

痂未易落，寒战咬牙，谵语狂烦，疔肿作者，无可生之路，逆之兆也。

痂落，潮热唇红、口渴不食者，险之势也。以四君子汤加陈皮、山楂、黄连。渴甚，加参苓白术散。不解，以大连翘饮去黄芩主之。证去之后，多有内损，或余毒未解，此则尤为难治也。

痘论[2]

夫痘之体，气血之所形也，阴交于肇形之前，阳会于有象之后而成。一有不得，其形变常，毒反害正，实气血之变，非毒之能变也。人莫究赜[3]，因立顺、逆、险图式为则，以验气血制毒，吉凶得失之象焉。是故顺变为险，气失正矣；险变为

---

① 尽：《痘疹博爱心鉴》作“全”，义胜。

② 痘论：原无，据目录补。《痘疹博爱心鉴》作“心鉴篇上”。

③ 赜：原作“颐”，据《痘疹博爱心鉴》改。

逆，非[1]胜正矣；顺从险变，善补过矣。顺之性不失，是气血之功。气血虽变，不离道体，吉之象也。顺之情失，气血道微，则变而为险，险者，悔吝之象也。险不加治，气血冰释则变而为逆。逆者，凶之象也。由是顺而正之存乎道，逆而失之存乎亏，险而得之存乎治。故治痘之要，见顺勿药，遇逆莫治，逢险急治，治险至顺即止，此不易之法也。慨世之庸医，但知求其方而不求其理，诚谓买匮还珠，何益于治。

气血偏胜受伤图

痘之初发，阴阳交会，不得其一，则诸恶症生矣。盖气血不能胜毒，甚至灭亡，得其生者，百有一焉。予尝闯[2]其痘之恶症，七日前后为陷、为泡、为臃[3]、为疔、为痒塌、为倒陷。如此者，有因毒胜而不治，有因毒胜而自痊，难于知识疗理。惟其阳毒内溃，媒孽[4]于表里。受伤之初，又非气血能胜其所胜，而救其危也。故另立治法图式，开陈于后，尚冀治是者，当加慎密，深为我而察之。

---

① 非：《痘疹博爱心鉴》作“邪”，义胜。
② 闯：用同“觇（chān）”，查看。
③ 臃：同“痈”，肿毒、毒疮。
④ 媒孽：酒母，喻指酿祸。

顶陷图

气弱毒滞而成形

阳虚阴实之象，
故性好下陷也

血附浆行而顺道

七日前后五陷者，气不足也。气不足不能收血，而毒不能成浆，盖气不胜毒故也。七日前后见此，宜治以保元汤加芎、桂、糯米，温胃助气，又以水杨汤沃[①]洗之。血不荣，加归。至十一二日浆足，或有之如血气光泽有起势者，亦不可过于治也，深恐满而过盛，反虐百骸。或血如死灰，浆不满足，其血虽附，不荣而兼有内证者，生命不可保矣。

---

① 沃：浸泡。

倒陷图		
九仞山成功亏一篑	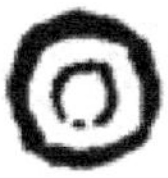 内外俱虚之象，气血势离， 故满而复陷也	两仪道否治赖孤阳
七日前后倒陷者，气血衰也。七日后根窠发，足浆行之，次因泻气陷毒，即随气血而反陷也。如血不走，归附鲜明，护卫之力犹在，治必有可拯之理。其血不顾，亦必[①]挟毒内攻，祸复起于萧墙，岂[②]可救乎？急以保元汤加苓、术、肉豆蔻。渴，以参苓白术散主之。又有峻用发泄毒剂致伤元气，而气血随毒气[③]反陷伏者有之，用予保元汤者，岂有是患？诚谓一丝九鼎，治者不可轻视也。		

① 必：原作“不”，据《痘疹博爱心鉴》改。
② 岂：《痘疹博爱心鉴》作“其”。
③ 气：《痘疹博爱心鉴》作“势”。

<table>
<tr><td colspan="3">阳毒图</td></tr>
<tr><td>毒聚媒孽之初</td><td> 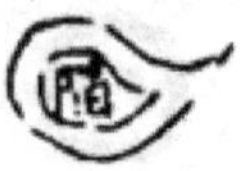外实内虚，阳之象也，故性外旺</td><td>功收裨补之后</td></tr>
<tr><td colspan="3">七日前阳毒者，凡疮也，或疮未痊，及初结瘢处，肉[①]分必虚。毒受气血相击，周流百脉，必趋虚处而出也。盖阳疮阴毒，混杂一党，反胜诸毒而名之也。其毒湿润者，为气血俱盛，而诸毒易成浆也。其毒枯燥干红，气血俱弱，毒与诸疮相抗而俱不成浆也。治法同彼顶陷。如枯转润、红变白，其浆自溢，于此可见治者之功效也。</td></tr>
</table>

① 肉：原作“内”，据《痘疹博爱心鉴》改。

臁毒图

毒聚于已发之未发

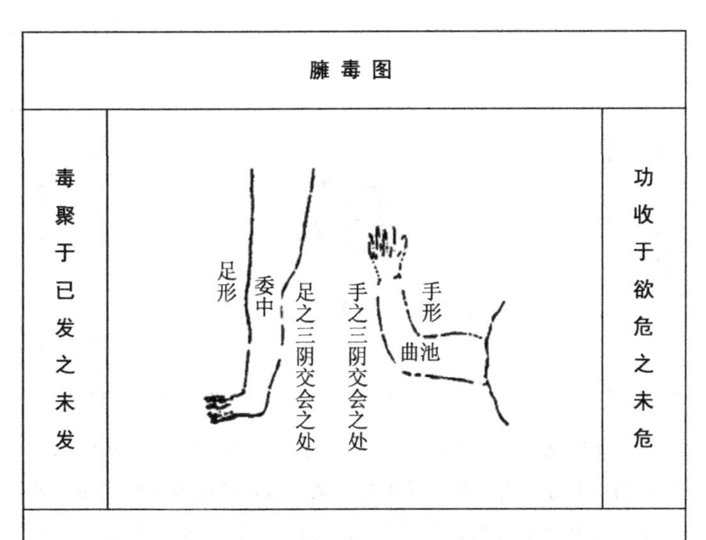

功收于欲危之未危

七日后发痈者，阳毒也，痘之毒并聚一处而假其名也。盖气血不能拘收乘载其毒，使气弱血盛，阳分空虚，血则载毒传注四肢合处。合者，海也，曲池、委中是也。毒不成浆，七日前后发者，宜纵之，发其毒并从此而出也。若治其毒，必从痘而散，内攻脏腑，必无可生之理。如痘毒已解，血气丰盛，宜解散其余毒。以保元汤加解毒汤主之为妙。

疔毒图

气有全道之功	中实外虚，阴之象也，故性犯内	毒无立身之地

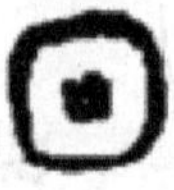

九日后发疔，疔者，钉也。毒参阳位，聚而自成窠穴也，盖气位弱而血分不密，其毒性不能自散，故聚结而成其形。如气固血盛，则毒受制归附，岂有是耶？结于四肢，或小或大，不近脏腑，虽抵穿筋骨者，易治。结于头面腹背，逼近于内者，其势必攻穿脏腑，难治。如不穿者，急治。治不可加峻，以保元汤加牛蒡子、当归、荆芥，助气逐毒，待毒溢满，自释也。

内溃图

起风寒不测之端

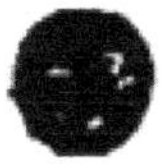

腹形凶象也

绝天地有生之路

七日前内溃者，胃烂也。盖因风寒所中，腠理固密，阴阳二分，壅塞不通。其毒内攻，气既不能拘血，血又不能载毒。脏腑之间，毒入[①]泡炽则溃而成脓，口舌皆白，是其验也。如此克害生灵，何其惨毒。识者知痘毒未出之时，或有风寒阻隔，气粗热盛，身体[②]战动，腹肚急痛，谨防此患，以和解汤、升麻汤逐散寒邪，开泄腠理，纵毒而出，岂有是证者哉。

气血顺逆篇

夫血向阴生，气从阳出，此人身自然之定理。欲向精生，毒从火中，此人身气血之外物。痘向血生，形从气见，此人身外物之虚位。火客于人身之中，寂然不动，感而必通，故痘之形一出于气血，其恶形亦出于气血，谓其为症不善，以毒名之，实阴阳相抗，气血传变而成者。盖阴盛于上，阳微于下，力不能上济而施其化，则毒从虚入，使外物不能终于虚位。由是五陷从亏，顺变险矣；倒陷从虚，顺变险[③]矣；阳毒从伤，险变逆

---

① 入：《痘疹博爱心鉴》作“火”。

② 体：《痘疹博爱心鉴》作“必”。

③ 险：《痘疹博爱心鉴》作“逆”。

矣；阴毒从悖，险变顺矣；疔毒从凶，逆变顺矣；内溃从损，逆变逆矣。是故险从顺变，逆从险变，理之自然。其险变为顺，气之功也。逆变为顺，血之功也。譬之君臣失政，夷狄乱华，夷狄不能坏天下，而君臣坏之。信乎！气血失政，致毒生伤，明矣。

保元汤加减总要

夫痘泄玄中消息，医崇心上工夫。非刺猴[1]雕刻之难，岂象罔[2]寻获之易。弥缝造化，起万命于迷途；窥窃刀圭，收全功于反掌。是以人参益内，甘草和中。实表宜用黄芪，助阳须凭官桂。前三味得三才之道体，后一味扶一命之颠危。川芎助清阳而调血，糯米温中内以壮神。豆蔻非泄痢而莫投，木香必积滞而可下。当归能活动其血，对证方加；芍药能收敛其阴，合宜则用。胃不实始议白术、茯苓，泻止即止；心烦热急与麦门、五味，渴除即除。陈皮解湿痰[3]，黄连退虚热。毒凝滞而不透，紫草当行；气郁闷而不通，山楂莫缺。加之得当，君子登堂；用之不应，小人入室。宁可缓治于尺寸，不可纵步于毫厘。毒虽系夭横之机，世可弃保元之剂？屡试屡验，能收百中之功；原吉原凶，独摄[4]一方之力。变前人之旨，阐当世之幽。坐悟行思，少罄二十年。小见回生起死，敢当诸氏大成，匪我能之，实天假也。

保元汤

人参二钱　**黄芪**三钱　**甘草**一钱

---

① 刺猴：意指在刺上刻猴，后喻指治学艰辛。

② 象罔：《庄子·天地》寓言中的人物，意指无思虑、无明目、无言辨，若有形、若无形的人。后用为典故，如“象罔得珠”。

③ 湿痰：原作“热淡”，据《痘疹博爱心鉴》及文义改。

④ 摄：《痘疹博爱心鉴》作“擅”。

上用水一钟半，生姜一片，煎至五分，不拘时服。

论曰

保元汤，即东垣所制黄芪汤，见《兰室秘藏·小儿方》。夫是汤之剂，不越人参、黄芪、甘草而已，然此药大抵性味甘温，专补中气而能泻火，故虚火非此不去也。三味之剂，借以治痘，以人参为君，黄芪为臣，甘草为佐，上下相济，治虽异而道则同。呜呼！制方之义何其妙欤。予尝讨其药性之功用，黄芪能固表，人参能固内，甘草能解毒。究其痘之宜治，必须此三味之神品。偶用他方而更密，察性味善恶之可否减削而成，暗合前人之旨，非为陋窃东垣之制也。今用以治痘，令其内固外护，扶阳助气，则气于焉而生①，血于焉而附。气血无恙，斯一身之真元可以保合，而无坏乱矣。区区痘毒藉此领载，则何难出之有哉。惟其是药，有回生起死之功，有转危就安之力，予故僭改为保元汤也。知我者，谅无罪焉。或云②气血与毒本同一途，何专理气而不理血，是亦一偏之说也。故惟痘之一症与他症不同，痘出阴分，先动其血，惟血本盛，故能载毒，使血一弱则何能有为，而毒不能以自出。此理虽然，殊不知气者又所以领载其血也。若气少馁，则血无凭藉，彼毒又将何从而载行气分哉。故治痘当先治气，此不易之常法也。又曰：血弱不能载毒，奈何？曰：毒，譬③则货也。血，譬则船也。货若船败，何以能负载耶？又，不观孕妇出痘，热盛毒壅，其胎必落，落则血去气陷，毒复归内，其人宁逭④其生欤？或曰：白术、茯

① 生：《痘疹博爱心鉴》作“旺”。

② 云：原作“元”，据《痘疹博爱心鉴》改。

③ 譬：原作“辟”，据《痘疹博爱心鉴》改。

④ 逭（huàn 换）：逃避。

苓亦多[①]益气，世多用之，今不加入，何也？曰：苓术虽益气，而性皆利燥淡泄，通利水道之剂，苟或用之，则津液随水而下，其湿润生息之气不行于上，譬诸地气不蒸，天气不降，尚何有天泽以救其物哉。由是三焦为之枯燥，气脉为之壅塞，浆毒为之不行。毒遗皮肉间，外剥之患，其可复救乎？或曰：桂，辛物也。痘已出[②]，热之极矣。今更用此，诚恐重实之症生焉。曰：是知桂虽辛，而不知辛能发散，且如毒壅于皮肉间与脉络之处，苟非此剂推动其毒，而毒能自散耶。况此药又能扶阳益气，充达周体，翊助参芪之力而成伟功也。夫我所谓治痘当固元气者，何也？譬之用兵，惟求主将无恙[③]而已，然后以戈甲粮草济其武功。若主将不能胜任，则其本先已摇矣，虽有戈甲粮草蚁叠如山，将安施耶？昔武侯未死而敌国不敢言战，武侯已死而敌国即已据营，岂非尤可信耶？予故曰：保元汤者，治痘之要剂，用兵之要道也。予愧浅识陋见，但以二十[④]年究理之心，颇得试验，故敢僭立是书，少济穷乡僻壤，行道不及之处也。

水杨汤 专治痘出陷顶，浆滞不行。或为风寒久克者。如初出、收敛时，俱不宜。痒塌、破损亦如之。

水杨柳五斤，净洗，春冬用枝，秋夏用枝叶，剉断用

上用长流水一大釜，入杨枝在内，煎六七沸，先将三分中一分，置浴盆内，以手试不甚热，亦不可太温。先服宜用汤药，

---

① 多：《痘疹博爱心鉴》作“能”。
② 已出：《痘疹博爱心鉴》作“出已”。
③ 恙：原作“志”，据《痘疹博爱心鉴》改。
④ 二十：原作“壮”，据《痘疹博爱心鉴》改。

然后浴洗患者，渐渐添汤，不可太暖[①]。浴洗久许，乃以油纸捻灯照之，累累然有起势[②]，陷处晕晕有丝，此浆影也，浆必满足。如不满，又浴如前法。若力弱者，只浴洗头面手足可也。若不赤体，不厌其多洗，少壮亦然。灯照如无起势，气血败则津液枯矣，可以辍洗。

论曰

痘毒不行浆，乃阴阳二分，气涩血滞，腠理固密，精气虽盛，不易疏通，所以有是患也。须以水杨汤浴洗，待其闭塞之处暖气透逼，发泄和畅，郁蒸气血，斯其浆可易成也。洗浴之间，灯影之下观其痘，不觉随手而发，功效岂浅浅哉，且服药不过助气血以成功耳，然药力差缓，治难顿尔[③]达于手足面目。若服药后而更以此汤沃之，其药气籍[④]此升提，可不充[⑤]豁万窍？功效如此，乌得为风寒所阻，而致遘[⑥]成大患耶。且洗之法，必添汤久沃，使其暖透骨肉，通理内外，斯毒气随暖气而发，行浆贯满，岂不如反掌也耶，彼风寒尚可得而中乎。予曾行医村落民家，见一老妪抱患痘小儿，以此汤沃之。其痘顶陷，初未浆足，至次日又往观之，则浆行[⑦]已满矣。予因扣之，彼已忘其所来，至家数里，转行转悟，其理遂得，殆即黄钟一动而冻蛰启户，东风一吹而坚冰解腹，始虽二物，竟则同一春也。

---

① 暖：《痘疹博爱心鉴》作“冷”。

② 势：原作“热”，据《痘疹博爱心鉴》及文义改。

③ 顿尔：犹突然。

④ 籍：通“借”，凭借。

⑤ 充：原作“先”，据《痘疹博爱心鉴》改。

⑥ 遘（gòu 够）：通“构”，构成，造成。《文选·王粲〈七哀诗二首〉》：“西京乱五象，豺虎方遘患。”李善注：“遘与构同，古字通也。”

⑦ 行：原作“待”，据《痘疹博爱心鉴》改。

及观群书，皆无此法，其后以是行之，百发百中，遂著为外治之法，传告于世，少补急救之一助云。治者慎勿易而废之，诚可谓有燮①理调和之妙道也。

四味升麻汤

升麻　白芍药　甘草各一钱　葛根一钱五分

上㕮咀，每服三钱，水一盏，煎六分，热服。

十一味木香散

木香　官桂　丁香　新萝参　陈皮去白　大腹皮　诃子肉　前胡　半夏汤泡，姜汁制　甘草炙　赤茯苓去皮，各等分

上件㕮咀，每服三钱，生姜一小片，煎六分，稍热服，量儿大小，加减服之。

十二味异攻散

木香　当归　人参　丁香　陈皮去白　肉豆蔻面裹，煨　厚朴去皮，姜汁制，以上各二钱五分　官桂　白术　白茯苓各二钱　半夏汤泡，姜汁制　附子炮，各一钱

上件㕮咀，每服三钱，水一大盏半，生姜三片，肥枣五枚，煎七分，空心热服。三岁儿作三次服，五岁儿作二次服，一岁二岁儿作五次服。

六味柴胡散

柴胡　甘草炙　玄参　人参各二钱五分　麦门冬去心，二钱　龙胆草一钱二分五厘

上㕮咀，每服三钱，水一大盏，煎六分，稍热服，不拘时候。

① 燮：原作“变”，据《痘疹博爱心鉴》改。

四味鼠黏子汤

鼠黏子二两，炒　甘草炙　升麻各二钱五分　射干二钱五分

上㕮咀，每服三钱，水一大盏，煎六分，温服。

三味甘桔汤

桔梗　甘草炙　防风各等分

上㕮咀，用水一大盏，煎六分，食后服。

三味消毒散

牛蒡子一两，炒　荆芥穗　甘草炙，各二钱五分

上㕮咀，每服三钱，水一大盏，煎六分，量儿大小与服，不宜多。

和解汤

升麻　葛根　芍药　甘草　人参　川芎　羌活　防风

上用水一钟半，生姜三片，煎至五分。

四顺清凉饮

大黄　当归　芍药　甘草

上用水一钟，煎至五分。

解毒汤

荆芥　甘草　鼠黏子

上用姜一片，水一钟半，煎至五分。

大连翘饮

连翘　当归　芍药　鼠黏子　防风　荆芥　木通　滑石　瞿麦　蝉蜕　栀子　车前子　黄芩　柴胡　甘草

上用水一钟半，姜一片，煎至五分。

参苏饮①

人参　紫苏　半夏　陈皮　甘草　前胡　桔梗　枳壳　干葛

上用水一钟半，姜三片，煎至五分。

四君子汤

人参　白术　茯苓　甘草

上，煎法同前。

生脉散

人参　五味子　麦门冬

上煎汤，当茶与服，止烦渴。

参苓白术散

人参　白术　茯苓　甘草　藿香　木香　干葛

上，煎法同前。

术苓汤②

白术　茯苓　猪苓　泽泻

上用水一钟，煎至四分，不拘时服。

七味肉豆蔻圆

木香　砂仁各三钱　白龙骨　诃子肉　肉豆蔻各五钱　赤石脂　枯白矾各七钱五分

上细末，糕糊为圆，如黍米大。一岁儿三十圆，三岁儿一百圆。并温米汤送下，或用木香散送下。

三味谷精散

谷精草一两　生蛤粉二两　生黑豆皮二钱

① 参苏饮：《痘疹博爱心鉴》较本方多一味茯苓。

② 术苓汤：《痘疹博爱心鉴》作"四苓汤"，药物组成与此相同。

上为细末，獖[1]猪肝用竹刀批切片子，掺药在内，以草缠定，瓷器内慢火煮熟，食之。

败草散

屋烂草乃盖屋多年烂草，如无盖，墙烂亦可

上草多年经霜雪雨露，感天地阴阳之气，善解疮毒，其功不能尽述。一味不以多少，晒干或焙干，为细末，每用干贴无时。若浑身疮破，脓水不绝，粘黏衣裳，难以坐卧，可用二三升，摊于席上，令儿坐卧，其效如神。仍服木香散加丁香、官桂同煎。

白螺散 治痘疮不收。

白螺蛳壳不拘多少，古墙上取

上用去土洗净，火炼红取出存性，为极细末。疮口湿处，干掺为妙。

金华散 专治痘症后肥疮、疳疮、疥癣，能收水、凉肌、解毒。

黄丹 黄柏 黄芪 黄连 大黄 轻粉 麝香

上为极细末，疮湿干掺。燥用腊猪油熬化调搽。

生肌散 专治疳蚀不敛，并痘后脓血杂糁不收等疮。

地骨皮 黄连炒 五倍子 甘草 黄柏

上为细末，干掺疮上。

灭瘢散 治痘疮才愈，毒气尚未全散，疮痂虽落，其瘢犹黯，或凹或凸。

韶粉一两 轻粉一字[2]

---

① 獖（fén 焚）：阉割。

② 一字：一钱的四分之一。

上二味和研，炼猪脂油调成膏，涂之。

四圣丹 治小儿斑疔，极有神效。

珍珠三五粒，研 豌豆四十九粒，煅 头发不拘多少，煅灰

上为细末，用胭脂调成膏子，先用簪尖拔开疔口，将药点入疔内，不拘大小，疮即时变为红白色，无不效者。大凡人家小儿出痘疮，若有灰黑顶者，十死一生，盖因不识内有斑疔，又不晓治法故也。今但于疮灰黑色中认出有疮大者为疔，有黑疔线者为疔，又有疮臭气者为疔，亦有数等。此药活人多矣，若依方治之，立有神效，不可忽也。

小儿痘毒

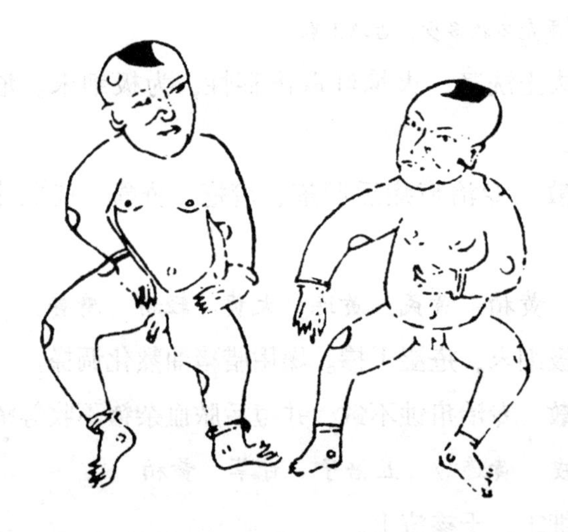

此毒俱因疮疹初作，欠发表，以致余毒不散。若发于面项胸胁者难生，发于四肢者易治。初作疼痛，便觉肿，不红，身不寒只有热，此毒未成，用**人参败毒散**。

人参 白术 茯苓 木通 白芷 白芍 防风 荆芥 黄芪 当归 川芎 连翘 甘草

水二钟，乳母同服。

寒热交作，患处红肿，用手按之，其热如火，用内托散加人参、黄芪、金银花，天花粉。其煎、围等药，具方在前。

痘疮结痂后将死者，以杨柳枝煎汤，或加紫苏、芫荽同煎汤洗之。用青绢软者挹干，又用乳香烧熏衣服包裹，尤妙。

痘后眼不能开，用鳝血滴入眼内，或用芭蕉根汁温洗之，妙。

又痘毒围药

蚵蚾①干一只，火炙，碾末，晚蚕沙②研为末。冬月用温汤，夏月用水调，围四面，空中出毒。

敬跋疮疡经验全书后③

先太师所著外科全书，为先朝业医者之轨范④，麟有家藏善本，每展而读之，见其洞识本原，析极理要，脉络分明，经纬精覈⑤，一览之际，如视诸掌。学者诚于此书而熟玩之，天下信无不可瘳之疾矣。顾世远籍淹，获见者鲜，麟乃请命家君⑥，招⑦我同志少溪施君为之补其缺略，予同正其讹舛⑧，付之梓。人以广其传庶乎，先太师仁人爱物之心得以不泯云。谨识岁序于此。

隆历已巳春三月哉生明锡山十七代孙梦麟拜书

---

① 蚵蚾（kēbǒ 科簸）：蟾蜍。

② 沙：原作“妙”，据文义改。

③ 敬跋疮疡经验全书后：该跋为窦梦麟所作，浩本、蔚本等版本已删。

④ 轨范：规范，楷模。

⑤ 精覈（hé 核）：精辟翔实。

⑥ 家君：自己的父亲。

⑦ 招：邀请。

⑧ 讹舛（chuǎn 喘）：错误，误谬。

卷九　附世传秘方

疮疡总论梦麟

人以五脏六腑为根本，五脏不和则九窍不通，六腑不和则留结为痈。故痈者，六腑不和之所生；疽者，五脏不和之所致。六腑主表，其气浅，故痈皮薄而肿高；五脏主里，其气深，故疽皮厚而肿坚，皆由六气七情而成也。然疮疡皆火之属，须分内外而治其本。经曰：膏梁之变，足生大疔。其源在里，发于表[①]也。受持诸虚，言内结而发，诸处未到，从何道出，皆自从虚而出也。如太阳经虚，从背出；少阳经虚，从鬓出；阳明经虚，从髭出；督脉经虚，从脑出。经曰：地之湿气，感则害人。皮肤筋脉，其源在表，盛则内行。若脉沉实，当先疏内，预绝其源。脉浮大者，当先托其里，恐邪气伤内。又有内外之中，邪气至盛，遏入经络，乃生痈肿。经曰：荣气不从，逆于肉理，乃生痈肿。治法大要，托里、疏通、荣卫三法。托里，治其外之用；疏通，治其内之行；荣卫，治其中内之外者。脉沉实，发热烦躁，外无焮[②]赤，痛深在内，邪气沉里，故先疏通脏腑，故先托里防其内。然内外之中者，外无焮恶之气，内亦脏腑宣通，知其在经，当知[③]荣卫，周体有肿疡、溃疡，今之痈疽是也。内外俱虚，宜大补气血为主，后行五香散者，当

---

① 表：原作“里”，据《外科理例》改。
② 焮（xìng 兴）：肿痛。
③ 知：《外科理例》作“和”，义长。

防虚实之失。其疮之发，先发红肿，为气血郁积，蒸肉化为脓，其痛多在始作之时，脓溃之后，肿退肌宽，痛硬渐减。若发痛者，虚也，宜补之。有秽气触者，宜和解之。风寒逼者，宜温散之。以手掩肿上，热则有脓，不热则无脓。况痈疽有表里虚实，用药有补泻温凉，禀受之厚薄，形志之苦乐，随年岁时令而加减，则病易疗。若内误用寒凉之药，而外敷贴冷药，然欲望其消散，是借寇兵也，其害不浅。大凡阳滞于阴，脉浮洪弦数；阴滞于阳，脉沉细弱涩。阳滞以寒治之，阴滞以热治之。细详其意，阳滞阴滞，作热治寒治求之。寒热固可作阴阳论，于阴于阳，分明是气是血也。气为阳，行脉外，血为阴，行脉内，相并分派①，周流循环，一身无停止，谓之。一呼脉行三寸，一吸脉行三寸，呼吸定息，共得六寸，一身通行八十一丈，得热则行速而太过，得寒则行迟而不及。五味之厚，七情之偏，过气为滞，津液稠厚，积而久也，为饮为痰，渗入脉内，血为所乱，因而凝浊，运行冱②涩，或为沸腾，此阴滞于阳也，正血滞于气也。凡血病，今人或药以助邪，病上生病，血之病日增，溢出脉外，隧道溢塞，升降有妨，运化失令，此阳滞于阴也，正气滞于血也。病有寒热，则禀受之素偏，虚邪之离合，岂可以阳为热，阴为寒也？浮洪弦数，气病之脉也，乌可遽作热论？沉细弱涩，血病之脉也，焉可遽作寒论？此万病之根本，岂止痈疽而已？大凡肿疡时作，毒气上攻，治之，溃阳后当作阴虚补之。若老年，溃后发呕不食者，多用人参黄芪白术膏大补取效，佐药随时症加减。刘守真③谓：诸患疮疡而呕者，此

---

① 派：原作“泒”，据浩本及《丹溪心法》改。

② 冱（hù 互）：闭塞，冻结。

③ 刘守真：刘完素。

湿气侵于胃也，药中宜倍白术。王海藏①谓：吐者，有物无声，乃血病也，有食入则吐，有食已则吐。呕者，有物有声，气血俱病也。张仲景云：呕多，虽有阳明证，勿下之。哕者，无物有声，乃气病也。谓之逆者，吃逆②也。火自下而上冲胃口作声者，病后胃虚所致，阴火虚也。病至此，当作危矣。但理无定，在病有万变，为医须随时取中见可而进。经曰：知其要者，一言而终；不知其要，流散无穷。何谓情？因是也。何谓要？治法是也。治法惟东垣、丹溪能臻其奥，悉详载于《外科新录》③，五善七恶具焉。盖烦躁，时嗽，腹痛，渴甚，或泄痢无度，或小便淋漓，一恶也；脓血大泄，肿焮④尤盛，脓色败臭，痛不可近，二恶也；喘粗气短，恍惚嗜睡，三恶也；不能下食，服药而呕，食不知味，四恶也；目视不正，黑睛紧小，白睛青赤，瞳神上视，五恶也；肩项不便，四肢沉重，六恶也；声嘶色脱，唇鼻赤青，头目四肢浮肿，七恶也。动息自宁，饮食知味，一善也；便利调匀，二善也；脓溃肿消，色鲜不臭，三善也；神彩精明，语声清朗，四善也；体气和平，五善也。然有症合七恶，而皮紧急如善者；有症合五善，而皮后虚如恶者，此不可不察。又曰：饮食如常，实热而大小便混，内外看相应，肌肉好恶分明，善也。发渴而喘，睛明、睛角、面鼻、大小便滑，目中不了，肉黑而陷，面青唇黯，已溃肉青，痰吐呕逆，恶也。凡同志之士，乞再推明改削，毋隐毋略。

---

① 王海藏：王好古。
② 吃逆：呃逆。
③ 外科新录：明代沈宗学撰，成书年代不详。
④ 焮（xìn 信）：红肿。

灸疮疡法梦麟

凡人患疮疡之症，不拘何处，其色鲜红者为阳，淡红者为阴。自有寒热之分，用手按患处，热如火烘者，是头聚。或用湿绵纸帖患上，先干者，为头聚。即用笔点记，切蒜片如钱厚，放患处，置艾壮于上，以火燃之，若蒜片枯焦，再易之。待将毕三五壮，着帖肉上灸为佳，至少者以二十一壮为期，头顶上五壮、七壮为期，艾炷止可如豆大。但面心为阳中之阳，禁灸。其阳症不可灸者何？恐火气内侵，势益昌大，以火济火，故戒之。惟阴症可灸，郁气、湿热、积毒，借火以拔之，然以火济水，自有相生之妙。临灸毕，用口吹火至灭，其火功借气得以入内，其症易散。设或灸不能即散者，灸迟故也，虽不能全散，大能解毒，易溃脓，易敛疮口，功难尽述。惟脏毒、坐马痈，以蚯蚓泥作饼，代蒜片艾灸之，以热为度，易之如前，共十四壮为期。若附骨疽痈，毒入骨髓，择天气晴明和暖，尻神不犯吉日，午时灸至申时止，徐问病者，骨中热否，若果骨中热，方效。若灸，不拘壮数，忽然爆起者，是病根脱矣，即止之。凡灸须饮食半饱，并饮好酒，以通经络，以和气血，再令善笑谈者，以乱其痛，亦妙方也。体虚者禁灸。

大抵病有浅深，效有迟速，亦有阴虚阳实，呼吸转移，医者须要胆大心小。胆欲大者，有决断之才，识见之明，当刺则刺，当攻则攻，不宜攻刺者止之，则能知标本。心欲小者，有救急之义，无苟取之心，富者辞之伤廉，贫者取之伤惠，须见利思义，斯称医职。近有利己害人之徒，妒贤嫉能，惊吓病家，深图厚赂，初无定论，巧言矜能，谤毁前医，毫无识症立方之见、起死回生之功，徒贪财排讪耳，竟亦何益，其心不仁，莫甚于此。亦有病家，辄听其言，不分贤愚，自取其祸，与前医何干，实庸工之误也，戒之！慎之！亦有庸医妄投药剂，轻用针刀火灸，势愈重，殊废将调，反怨后医之不能捷功。噫！病不可急治者而治之，徒伤命耳。广于治病者，岂能遂病家之心乎。亦有富家，不念贫医，恃豪傲慢，前恭后踞，良医断不肯屈志，自坏自耳。又有轻命重财，不顾珍宝之药，待痊愈伸谢，岂诚语哉？又有愈后，伸谢痛财，以致医者不能够本，良可叹也。须当各尽其道，方无愧于心。若遇极贫患病之人，普施药剂，再助柴米，救其一命，则世业益隆，子孙岂无贤能者兴乎？予因贫困，不能普施极贫医药，特书此。

围法贴纸妙诀

凡用围药，多加功夫搅千余下，其药自稠，轻手围之，留孔必须如鹅子形状，须用薄纸贴之，务要扯碎贴上，免崩裂疼痛之苦。待围药略干，再用调药余汁润之，以助药力。况药干不能入肌肉，借湿以通窍耳，宜深详之。

开刀手法千金不传

凡疮疡之起，疼痛，固属于心火，久而阳气升上，蒸肉化为脓。若不三思，原其脓之有无，遽尔开刀，则鲜血突出，脓何从来，致患者煎寒发热，日夜疼痛，无法可止。或患症富家，多请医者调治，内相妒忌，惟以开刀为首功，多获厚谢，全不顾患者。噫！若用此心以仁术，为盗徒矣，子孙岂能世其业哉。先将指头按患上，随手而起，四畔悉软，观其头聚，择尻神不犯吉日，将刀头向上开之，方不致伤新肉。取出刀，再撚绵纸条润油度之，使脓水齐会，半日扯出，则脓水易干。外贴呼脓膏，四围再用搜脓散敷之。

以上二法，誓不轻传者，予慕轩岐得天地之心而寿医，仲景得轩岐之心而广法，岂可擅利于一已而害众生乎？近见同道之友，往往不善于围药，惟赖利口耸人，故意不待症熟，辄肆开刀。或同业妒忌，以先开刀为首功，多致患者不起。哀哉！此业也，能生人，能杀人，况医司人命，故君子不可不慎也。必须先去贪嗔之心，次敦真实之念，富不过求，极贫不取，稍有余资，再助以柴米之费，免其日给之忧。所谓作善降祥，冥冥之中，神明鉴察。自己虽贫，此心豁裕，天道昭昭，孝子顺孙森出，斯业永得相承，不亦善乎。司马温公①曰：积金与子孙，子孙未必能守，不若积阴德于冥冥之中，为长久计。大哉斯言也，巍巍莫及。近观贪利之徒，惊吓病家，集利致富，身没之后，天道祸淫，所得随所失，子孙丧亡，世业即斩，不亦报乎。昔张彦明为医，视人之疾，举切吾身，推诚拯救，未尝以财为较。一日城中火炎，周围殆尽，烟焰中独存其居，以此见天道有阴扶显助之灵。又有陆汝修，医病至夜深而回，路遇鬼卒百人，其中有长丈者一神，黄袍披身，汝修见之，五首投地，汗如雨下，惊惧不胜。神曰：毋恐，吾乃瘟神也。汝有恒心，不以富贵贫贱二其念，今加瘟气满人间，用药治之，以参苏饮为要，日后汝当寿显。归家焚香告天曰：贫富皆人，用药一心，神今显应，民得全生。三日之内满城皆疫，乃马头瘟也。众名医不能治，汝修日制药饵，及千服，裹之，先与贫者服之，顿愈。芳名遍传，求之如市。家业富饶，六子五婿，悉果贵显。学者能以张、陆二公之心为心，何患道之不行，子孙不显者哉？

① 司马温公：司马光。曾封爵温国公，故称。

此麟日切于身心者也，焉敢少忽，遂并梓行。

诸痈疽发背总方秘传试验

清毒溃坚汤

治八法，痈肿、瘰疬、恶节、乳痈、脑疽等症。

羌活　黄连酒炒　黄柏酒炒，各一钱　生地酒洗　桔梗五分　黄芪二钱　人参五分　甘草五分　连翘五分　防己酒洗，五分　陈皮　泽泻炒　山栀仁姜汁拌炒　五味碎　麦门冬　枳壳炒　猪苓各五分

参芪内托散

人参　黄芪炒　当归酒洗　白术炒　橘红　甘草　升麻　川芎　生地酒洗　羌活　厚朴姜汁拌炒

肿疡，加连翘、羌活；溃疡，加芍药、甘草；酒毒，加酒炒连；气，加香附；痰，加瓜蒌仁；发热，加小柴胡、酒炒黄芩；渴，加天花粉；恶心，加半夏、生姜；解毒，加金银花、甘草节。在太阳经①上，加羌活；阳明经上，加鼠黏子、白芷、升麻；少阳经上，加柴胡。

参芪归术膏

衰老气虚宜服。

人参　黄芪　白术土拌炒　当归各一两，如泻，去此一味

胃不和，加陈皮二钱，水四碗煮稠膏。以牛膝二钱，煎汤，入竹沥匀之，加姜汁。

内疏黄连汤

呕哕心逆，发热而烦，脉沉而实，肿硬麻木，而皮肉不变

① 经：原脱，诸本同。据文义补。

色，根系深大，病源在内，脏腑秘结，当急疏利。

黄连　芍药　当归　山栀　槟榔　木香　薄荷　连翘　茯苓　黄芩　桔梗　甘草各一钱

上除木香、槟榔为末外，余剉，每一两水煎八分，入槟、香二末，和服之。吃三服后，加大黄一钱。再加二钱，以利为度。

内托复煎散

肿焮于外，根盘不深，形症在表，其浮痛在皮肉。邪气盛而必侵于内，须急服内托，以救其里也。

黄芪　防风　地骨皮　芍药　黄芩酒炒　白术　人参　茯苓　甘草　羌活各等分

先用茅山苍术一斤，剉片，以水五升，煎二①升，入煎药十二味，再煎至三四钟，滤汁，作四五服。终日用之，能除湿、散郁热，使胃气和平。若大便闭、烦热、燥，少服内疏黄连汤。如微利，烦热已退，却服复煎散半料，使荣卫俱行，邪气不能内侵也。

内疏黄连汤

痈疽服，解毒，补养气血，托里排脓，自无疼痛。

黄芪　人参　白术　当归　川芎　芍药　草节②　黄连　连翘　白芷　羌活　陈皮　独活　金银花　防风各等分　竹沥临服加入

痰中有血，加童便、藕节汁。

---

① 二：浩本作“一”。

② 草节：甘草节。

秘传十六味流气饮

未成速消，已成速退，疼痛渐减，前十二味名托里内补散。

人参　当归　官桂五分　川芎　防风　白芷　桔梗　黄芪　炙草　厚朴　木香　白芍药　大腹皮　乌药　枳壳　苏叶各一钱

不退热，加茯苓、白术、地黄；不进饮食，加香附、砂仁；疼痛，加乳香、没药；水不干，加知母、贝母；疮不穿，加皂角刺；大便闭，加大黄、枳壳；咳嗽，加陈皮、枳壳、半夏、杏仁、姜；小便闭，加麦门冬、车前子、木通、滑石、灯草；瘰疬，加羌活、夏枯草、连翘、青皮、柴胡、黄芩。

上为末，每六钱，酒调下。不饮酒者，木香汤代之，米饮亦可。详其所用之药，皆发散风毒，调理气血，排脓止痛，长肉生肌等药。气不和，加气药为主；血不和，加血药为主。轻重，量人气禀用之。服药后，饮酒以助药力。

千金托里散

一切肿毒。

人参　官桂　甘草　川芎　白芷　芍药各一钱　木香　没药三分　乳香二分　当归五分　连翘一钱　防风　厚朴各二钱　生姜五片

临服，加酒一杯。

护心散又名乳粉托里散

痈疽，初发便服，毒气不攻。恶心烦闷，吃呕喘嗽，以至泻泄，急服之。

真干绿豆粉二两　乳香五钱，研

和匀，甘草汤调下。此药不时呷之，使药味长流胸膈间，则毒气不能攻心。

清心内固金粉散

辰砂　人参各二钱　白茯苓三钱　绿豆粉四两　雄黄一分　甘草二分　朴硝五钱　白豆蔻五钱　冰片　麝香各一分　皂角一分

上各另研，每二钱，蜜调下。

忍冬酒

凡初起时，便当服此，不问发于何处。

忍冬藤五两　甘草一两

水五碗，煎至一碗，再加无灰酒煎服。

蜡矾丸

一切症，服此能卫护内膜，驱解诸毒，自然消解，及恶毒、疮肿遍身等恶症。

通明矾一两，为末　黄蜡七钱，贵人加木香，富人加沉香，平人加紫苏叶，俱为末

溶蜡，下蜜一匙，少温入矾，众手拌匀，丸如桐子大，每服五十丸，温汤下，日三服。未破内消，已破易合。蜡性实大肠，矾性解诸毒，故用之也。

神功活命汤

一切恶疮、痈疽、发背、便毒等症。

皂角刺二钱，酒炒　甘草节六钱　穿山甲六钱，蛤粉炒　金银花三钱　贝母七分　防风六分　赤芍药二分　归尾一钱　没药六分　白芷五分　乳香一钱　陈皮二分　天花粉一钱

老酒煎。如欲泻，加大黄；热，加黄芩、山栀；在背俞，皂角刺为君；在腹募，白芷为君；在胸次，加瓜蒌仁；在四肢，金银花为君。

煎时，须用大瓦罐，以纸密封瓶口，勿令泄气。服时，须

随疮上下以分饥饱。能饮酒者，服药后，饮酒几杯。此药并无酒气，不伤脏腑气血，忌酸薄酒并铁器。服药后，身宜侧睡，自有回生之妙。如毒溃，不宜服也。

发背初起

穿山甲四片　牛皮胶四两，新瓦上烧灰

上二味为末，用酒二碗调和，从容服尽，永无大患。不能饮酒者，酒丸清饮汤下。

又方

凡人中热毒，眼花头晕，口干舌苦，心惊，背热，四肢麻木，觉有红晕在背后，即取槐子一大把，拣净，铁锅内炒褐色。好大酒一碗，煎滚，去槐子，热服，待汗出即愈，未退再服。

发背发不起

穿山甲蛤粉拌匀，炒

碾末，五钱，酒下。

神效托里散

痈疽发背、腰，乳、肠痈，肿毒臀痈，增寒壮热，状若伤风。

黄芪盐水炙　金银花　当归　粉草炙

酒煎服。

木香散又名化坚汤

疮难消，又不能作脓，痛不止，及小儿痘后生痈，米汤下。

地骨皮五钱　木香五钱　穿山甲二钱五分，炒　麝香一①分

① 一：浩本作“三”。

每二钱，酒下。

猪蹄汤

一切发背等症，用此洗之，能消毒气，去恶肉。凡疮有口，急用之。

香白芷　黄芩　赤芍药　露蜂房内有小蜂者佳　当归　羌活　生草　地骨皮

先将雄猪前蹄一只，白水四碗煮熟，去蹄取汁，澄去面上油腻，取清汁，加前药，煎三四滚，取汁，将败笔或软绢蘸药汤，徐徐洗之。须要避风并人口中气。

透脓散

不用开刀，服之，一日夜自透出一头。

蛾口蚕用出了蛾者

上将一枚烧作灰，用酒调服。切不可用两枚、三枚，若服一枚，只一头，多服多头。

牛胶饮

恶症患险处，服之，使毒气不攻于内，不传恶症。

牛皮胶净洗，四两

好酒一碗，入胶内，重汤溶透搅匀，加酒，随意饮尽，以醉为度。不能饮酒者，酒煎沸汤下。盖牛胶补肺气、实大肠、壮胃止泻。

竹叶黄芪汤

诸症大渴。

淡竹叶二两　生地八两　黄芪　当归　川芎　人参　甘草　黄芩　麦门冬　芍药　石膏各三两

上作十服，水煎。

麦冬散

体热烦渴不止。

黄芪　黄芩　麦冬各一两五钱　升麻　赤茯苓　赤芍药　玄参　当归　甘草　知母　天花粉各一两　生地三两

上剉，每约八九钱，水煎。热甚，加淡竹叶、灯心。

另方，去玄参、当归，加人参、枣肉。

当归黄芪汤

症已行脏腑而痛不可忍。

当归　川芎　生地　芍药　黄芪　地骨皮

水煎。发热，加黄芩；烦躁不能卧，加山栀；呕逆，乃湿气侵胃，倍加白术。

犀角散

发背，不曾服粉乳托里散，以致热毒冲于心经，故咽喉、口舌生疮，甚至黑燥，先服犀角散以解其毒，免有此症。

犀角　玄参　黄芪　升麻　木通　麦门冬　赤芍药　生甘草　当归　大黄酒煨

每五钱，水煎服。

桑枝散

舌上焦硬甚，坚大燥厚如鸡内金状，非渴症，乃肾水枯竭，心火炎上。平常人见之不宜，有此必危，难疗。

花桑①枝嫩者，一升

切碎，炒香，水三升，煎二升，一日服尽为妙。若桑枝沥，治渴尤妙。

---

① 桑：原作“叶”，据浩本改。

五味子汤

治前症。

五味子　黄芪　人参　麦门冬各一两五钱　粉草一两

水煎，日夜不时服之。

蜜花散

治渴。

金银花洗净，以瓦罐内，用无灰酒浸满，候火一伏时取出，晒干，末之，五两

蜜丸，渴时蜜汤下，渴止为度。此散肠厚者宜服，恐作泻故也，慎之慎之。

栀子汤

大发热不已。

甘草　柴胡一两　漏芦　连翘　山栀各二钱　黄芩　防风　人参各二钱　茯苓　黄芪二钱二分

每一两，水煎。

加味四七汤

喘嗽多痰。

紫苏叶　白茯苓二①味各五钱　半夏姜汁浸，炒　桑皮三钱　木香二钱　枳实厚朴各三钱　甘草二钱

分四服，姜七片，煎。

柿蒂汤

发喊连声不绝，神思疲倦，至七八声相连，收气不回者，

---

① 二：原作“三”，据浩本、蔚本改。

难治。

丁香　柿蒂　山栀　人参　茯苓　陈皮　半夏　良姜　甘草　竹茹　黄连

姜七片，煎。虚人，加知母、黄柏；发喊者，怒气满胸，常欲叫，此肝经之症，正难疗者。

健脾散

溃后，痞满不食。

莲肉　砂仁四钱　香附　藿香　茯苓三钱　陈皮　山药　苍术各三钱　木香一钱　炙草二钱　生姜　枣子去核

上剉，分作六服，服之。

加味四君子汤

呕吐心闷。

人参一钱二分　炙草五分　白术一钱五分　茯苓　白蔻　厚朴各八分　陈皮一钱　砂仁一钱

姜三、枣二去核，煎服。

加味治中汤

溃后，泄泻不止。

青皮炒，三钱　诃子五钱　干姜炒　白术土炒　茯苓各五钱　人参　砂仁各三钱　半夏二钱　甘草一钱

上作六服，姜五片，煎。

三和汤

溃后，手足浮肿。

羌活　紫苏　木瓜　沉香各一两　木香　白术　槟榔各七钱五分　川芎三两　甘草　陈皮各七钱五分　大腹皮二两

每用水煎服。

大麦门冬汤

溃后，小便淋沥不通。

麦门冬一两　人参四钱　甘草一钱　泽泻五钱　天门冬二钱　木通三钱　滑石二钱

上作四次，水煎服。

黄芪六一汤

溃后，虚汗如雨不止。

黄芪六两　粉草一两

水煎服。

六神散

诸疮，血出过多而心烦不安，不得睡卧，此忘心也。

生地　熟地各三分　当归　黄芪　人参各五分　川芎三分

水煎服。

托里温中汤

一人年六十七，岁五月左臂膊上至肩下至手指，色不变，皮肤凉，六脉沉细而微，脉症俱寒。医曰：此附骨痈也。开已不迟，燔针破之，脓清稀。次日，肘下再开，加吃逆，与丁香柿蒂汤二服，稍缓。次日，吃逆尤甚，自痢，脐腹冷痛，腹满，饮食减少，时发昏聩，于左乳下黑处灸十四壮，用托里温中汤，内有姜、附、丁、沉。或曰：疮疡属火，当盛暑，姜附可乎？予曰：经云，脉细、皮寒、泻、痢、前后饮食不进，此为五虚。况吃逆，胃中虚冷之极，诸疮痛痒属火，是言其常。此证内外相反，当舍时从症，非大方辛热剂急治不能救。遂按之，诸症悉去，饮食进，疮势温，脓色正。又与五香汤数服，月余而安。

丁香　沉香　益智　茴香　陈皮各一两　干姜　羌活三钱

香附四钱　木香一钱五分　炙草三钱　附子一钱

上十味，作一服，姜五片，煎至一盏，无时温服。《内经》曰：寒淫于内，治以辛热，佐以苦温。故用干姜、附子，大辛热，温中外发阳气，自里之表，为君。羌活苦辛温，透关节；炙甘草甘温，补脾胃，行经络通血脉，为臣。益智、丁香、沉香大辛热，以散胃寒，呕逆不下食，为佐。内攻，聚而为满，木香、茴香、陈皮苦辛，去痞散满，为使。以上方，夏月脉症俱寒，用之甚宜。

黄连清凉饮子

一人年六十，岁冬至后发背疽五七日，肿势约七寸，开迟，故不[1]变症果生。觉疮重如负石，热如火，痛倍常，六脉沉数，按之有力，此膏梁积热之变，邪气酷热，寒药治之。时冬月严寒，复有用寒远寒之戒，乃思《内经》，有假者反之，违其时，从其症可也。

黄连　当归　炙草　大黄酒煎　赤芍药

上五味，各等分，每服一两五钱，水煎服之。利下，其痛减七八，明日再进，前症悉除。以上邪气酷热，脉实，用力者宜用。

痈疽疔肿发渴恶心胸满

茯苓　甘草　陈皮　半夏　连翘　黄连炒　鼠黏子　天花粉　羌活　香附　砂仁　枳壳

姜汁、竹沥和服。

替针透脓散

服此，头即透出。

---

① 不：浩本作“尔”，义胜。

此方有，在前。

复元通气散

诸气涩闭，耳聋、耳痛、腹痛、便毒、无头肿毒、妇人乳痈。

青皮　陈皮各四两　甘草三两，半生半熟　穿山甲　瓜蒌仁各二两　金银花　连翘各一两

末之，每二钱，酒下。无头，津液调涂。此方活血止痛消肿。

酒制大黄散

妇人七十，形实性急，好酒，生脑疽五日，脉紧急而涩，急用大黄酒浸纸裹煨，切细拌炒，为末，再以酒拌炒熟，用人参加姜煎，调服一钱。两时刻再进一服，睡少顷有汗，觉来病已去矣。

消毒散

年七十，生项疽，脉实而稍大，因忧闷生热所致，作太阳经疗之。

归头　熟地酒洗　黄芩酒炒　黄连酒洗，各一钱　黄柏酒洗　黄芪　羌活　桔梗　人参　生地　陈皮　防己　防风　泽泻　甘草　连翘

水二钟，煎服。

丁附五香汤

一人年七十，冬至后生脑疽，肿痛面大。医士候疮熟，针出脓。因怒笞侍妾，疮辄内陷，凹一韭叶许，面色青黄不泽，四肢逆冷，汗出身凉，呕吐，脉极沉细而迟。盖衰老严寒，时病苦楚，饮食淡薄，瘦瘁加怒，精神损耗，故此有寒变也，病

与时同。乃制五香汤一剂，加丁香、附子五钱，疮后大发，随症调治而安。《内经》言：凡治病察其下，谓察时下之宜也。

托里温经汤

寒覆皮毛，郁遏经络，热伏荣中，聚为赤肿，痛不可忍，恶寒发热，四肢疼痛。

麻黄四两　防风　升麻　葛根各二钱　白芷　当归　苍术各三钱　人参　白芍药各二钱　甘草二钱　柴胡一钱　陈皮八分

上十二味，每一两，水二碗，先煎麻黄汤，去沫，方下余药，煎至八分，温服。卧暖处，绵衣覆之，得汗而散。《内经》云：冬月闭藏，用药多而少针石，宜以苦温之剂，温经散寒为要，而腠理当以苦散之，但辛发散之。用麻黄苦温发之，为君。防风辛温散之，升麻苦平，葛根甘平，解肌出汗，专治阳明经邪，为臣。血留不行则痛，以白芷辛温，当归身和血散滞；温热、肿则苍术苦甘温，行经壮力，能泄肤腠间湿热；人参、甘草甘温，白芍酸寒，调中益气，使托里为佐。以衣覆首厚被盖身，卧暖处，使经络血温，腠理开，寒邪散，阳气升，汗出肿减八九。第二服去麻黄、防风，加连翘、黏子，肿毒悉去。《内经》云：汗之则疮已。信然。

内托荣卫汤

黄芪五钱　防风　连翘　柴胡各二钱　羌活　甘草　黄芩　人参　苍术各一钱　当归一钱五分　桂枝八分　红花二钱

上十二味，剉，分二服。水、酒各二盏，煎八分，温服。《内经》曰：天空①西北，左寒而右凉；地不满东南，右温而左

① 空：《素问·五常政大论》作“不足”。

湿。东南方，阳也，阳精降于下，故右热而左湿；西北方，阴也，阴精奉于上，故左寒而右凉。适寒凉者，胀之，而湿热者，疮下之则胀已，汗之则疮已。夫东南二方，在人则丙小肠热，甲胆风，皆俱下，性炎上。其疮，外有六经形症，内无便溺阻隔，饮食如故，小便自调，知不在里，非疽也。痈疖，小为疖，大为痈，其邪受风湿地气，自外而来侵。《内经》曰：荣气不足，逆于肉理，乃生痈肿。诸疮痛痒，皆属心火。此疮自外而入，是丙小肠左迁入胆，作痛而非痒。此二方皆主血，为病必痛，此元气不足，荣气逆行。其初出未有传变，在于肌肉之上、皮肤之间，只于风热六经所行经络地分出也，宜泻风湿热。医者只知阴覆其阳则宜汗，此宜汗者，乃湿热郁手足少阳，致血脉凝逆，荣卫不能周身，元气消弱也。其风湿热滞于下，故面赤肿微黯。风水惟上冲，颜色多怒，其疮色肿微黯，疮热高起，结硬作痛，其脉止在左手，右属表，左寸外洪缓而阴，是客邪在血脉之上，皮肤之间。宜急发汗通荣卫，则邪去矣，以内托荣卫汤发之。

痈疽，夜卧不睡，名安神散。

辰砂　乳香各一钱　人参　酸枣仁各一钱五分

末之，枣肉丸，人参汤下。

柞木饮

发背、痈疽，未成者、已成者，并收奇功。

干柞木叶四两　萱草根五钱　甘草节　金银花　干荷叶蒂　地榆各一两

上为末，每五钱，水二钟，煎八分，作二次，早晚各进一服，渣再煎。

青金膏

走马牙疳，蚀损腐烂。

乳香　信　轻粉各一钱　青黛二钱

上为末，油调，新笔敷纸上阴干。每用少许，放患上，以白纸封之。

乳香荜茇散

牙疼槽风。

天麻　防风　草乌　荜茇　细辛　乳香　川芎　硼砂　麝香　薄荷

上为末，每次口噙温水嗽之，鼻内吹之。

梅疮久发

风癣成疮，经年不痊。

防风五钱　大黄一两　黄连五钱　黄芩五钱　连翘五钱　栀子五钱　蛇床子一两　枸杞子五钱　白蒺藜五钱，炒　僵蚕三钱，炒　牛蒡子三钱，炒　胡麻仁五钱　蔓荆子五钱　蛇蜕一钱　蜂窠五钱，炙　龙骨五钱　天花粉五钱　甘草一钱　威灵仙五钱

上为末，米糊为丸，每日三服。忌酒、肉、盐味二十七日。

十全大补汤

一切症溃后多服，生肌长肉，益气滋血。

人参　当归　川芎　白芍药　白术　黄芪　茯苓　甘草　生地　熟地　防风　陈皮　干山药　知母　黄柏　泽泻　升麻　金银花

秋冬天，加厚朴、苍术、肉桂；春夏天，加麦门冬、青皮、黄芩、山栀仁、黄连。

金箍散

黄柏去粗皮，一斤　川白及四斤　芙蓉叶一斤　紫花地丁一斤　天花粉半斤　白蔹半斤

上为极细末，随疮疖、痈疽、发背，每用葱一把捣碎，加蜂蜜少许，再捣取汁调匀，搽患处四向，空中出毒。干，再用余汁润之，以助药力。盖葱性能开腠理，善走诸经，发散风邪；蜜乃百花之精，润肌窍，解百毒，与葱相反，助诸药力。如葱汁不便，夏月用蜜水，冬月用蜜汤。

又方

白及四两　雄黄一两　榆皮二两　黄柏一两　麝香一钱

上为末，猪脑研烂调匀，搽四向，空中出毒，干再易之。

瘰疬痰核围药

昆布一两，去砂石，晒，碎碾末　麝香五分　冰片三分　南星五钱

末之，用好醋、姜汁、蜜少许，调匀，搽四向，空一孔。干再用余汁润之。

一方，加田螺壳煅存性三钱，白及末二钱，五倍末二钱。

紫芷散

治肾痈。

紫苏叶　白芷　官桂　草乌　白及　黄柏各三钱

为末，暗醋、姜汁、葱汁、蜜少许，和匀，火上熬滚，调药，待温调匀，搽四向，空中出毒。干再润之。冬天，加烧酒；夏天，宜用好苦茶洗之。

消肿散

白及　白蔹　牙皂　僵蚕　赤豆　五倍　雄黄各三钱　南星

半夏　大黄　黄柏　草乌　白芷　贝母　山慈菇　芙蓉叶各五钱　天花粉　牡蛎各一两

末之，姜汁、靛青调敷。

夺命散

乌梅　老茄子经霜者　芙蓉叶　青地松　威灵仙　过山龙　马鞭草　苍茸草　益母草俱等分，煅　生甘草　草乌　赤小豆

除甘草等三味，余剉细，入瓶内，盐泥固济，火煅存性，为末。丁疮，飞盐醋调；脑疽、背疮，加田螺壳灰、皂角灰，加黑背蜒蚰捣烂调；锁口丁疮，搽药在疮口内；阳症红肿，猪胆汁、蜜调；小儿丹毒，加青靛花、胆汁调；便毒，猪脑调。

刻效散

发背。

黄瓜蒌一枚　白矾一钱

连皮子煅过为末，醋调敷，乳汁尤妙。

拔丁围药

苍耳子，捣烂，加霜梅肉，和匀，贴疮上。叶、梗煅灰亦可。

刮毒丹

黄柏　天花粉　南星　芍药　姜黄　蝉蜕　大黄

上为末，水与酸醋俱不拘。

千金乌龙膏

治一切下部湿毒，附骨腿痈，筋络无名异症。

多年陈小粉半斤，炒黑　白芷不见火　肉桂不见火　五倍炒　干姜炒　桔梗　龟板煅　白芍药　白蔹　威灵仙　苍术炒　乌药

各一两，不见火　飞盐　蛤粉各五钱　白及六两

上为末，姜汁、葱汁、暗醋、蜜少许，火上熬热，调匀，搽四向，空中出毒。干再润余汁，以助药力。

妙贴止疼散

上部一切肿毒。

白及一两　乳香五钱　桔梗五钱　紫花地丁三钱　白蔹五钱

末之，鸡子清如前调敷，并润之。

隔皮取脓散

驴蹄细末，一两　荞麦面二两，炒　白盐五钱　草乌四钱，去皮　五倍一两

末之，水调作饼，慢火炙黄，去火毒，研细，醋调成膏，摊贴，其肿渐退。

水龙收毒法

单治背疮初起红色者。

背上用稠泥成圈，中间放水，下马蝗数条，待蝗呼毒血，一日三易，其疮即愈。谓之蜞①针。

海浮散

疮有恶肉不去。

乳香　没药

各半，研细末，掺上，恶肉自消。

又方

地榆研细末，加雄黄末，如前掺之。

---

① 蜞（qí 其）：水蛭，蚂蟥。

乌获追脓散

黄芪　芍药　白芷　天花粉　蛤粉　白及

上为末，蜜水调匀，搽四向。

追毒锭子

治蚀，胬肉坚不痛者。

续随子　甘遂　大戟　五倍各二两　麝香　山慈菇

末之，糯米粥杵成锭子，纴[1]胬肉根下，胬肉即脱。

真君妙贴散

明净硫黄三两　荞麦粉二两

上为极细末，井水和，捏小饼，晒干或焙干收之。如遇恶疮，再研细，井水调敷痛处。痛者不痛，不痛者即痛而愈[2]。

骊龙散

发背痈疽，破与不破，二者之间，功能捷奏。

珍珠八分　牛粪一两，十二月生用，余月煅灰存性　铁锈一两

上研细末，以猪脑加醋调敷疮口，三五次。干再易之。

一艾二黄散夺旗斩将之剂

发背，黑不痛，即为阴也。用艾叶一斤，硫黄、雄黄末各五钱，以水同煮艾半日，捣极烂，候温敷上，再煮再易十余遍。能知痛者可生，全无痛者出紫血而死。

发背初起烂开不住合围攻胜之剂

白盐梅、皂角二味，烧存性，研末。不发热者，米醋调涂

---

① 纴：穿，引。

② 愈：原阙，据浩本补。

四围，连换即不走开。

平肌追脓散

疮头冷者用，妙。

干姜研末，鸡子清调搽四向。如溃烂，用猪蹄汤洗净疮口，拭干掺之，觉热如烘，平肌易愈。猪蹄汤法，在前。

洪宝丹

发背黑色，四围烂开，用此把住好肉。

天花粉三两　姜黄　白芷各一两　赤芍药二两

末之，若病势大热，可用热茶清调敷。如病少温，则用酒调。欲箍其脓，加姜汁四分、茶清六分。

痘毒四箍散

黄柏　川乌　赤豆各一两　石精黄一钱五分

俱各细末，和匀，水调。冬天用蜜汤。

痘毒掺药并附

防风五钱　当归五钱　乳香一钱　珍珠一钱　没药一钱　血竭一钱　辰砂一钱　胎牛蹄二钱，或角，炙　人参一钱

上为末，干掺。

又痘毒围药

白及四两　雄黄五钱　黄柏一两　天花粉一两　文蛤二两　紫花地丁一两

上为末，生豆浆调匀，搽四向，空中出毒气。时用余浆润之，以助药力。

生肌长肉红玉散

寒水石火煅过，去灰，碾如尘，四两　血竭一两　乳香七钱　没

药五钱　孩儿茶二钱　升药二钱

上为细末如尘，每用一匕，掺疮口左边，明日掺右边，轮流掺之，其肉渐平。

太师公亲制金丝万应膏

此膏治痈疽、发背诸肿毒，定痛追脓，生肌长肉，收敛疮口，并治闪腰扑损、坠高落马，筋疼骨痛、皮肉青肿并治之。此膏天下魁首，其妙无穷，宝之宝之。

粗料煎油。

大黄一斤　贝母半斤　草乌二两　地骨皮四两　黄芩　黄柏　黄连　天花粉各一两　小蓟　大蓟　赤蔹　白蔹　马鞭草　威灵仙　白及　赤芍药　肉桂各五钱　玄参　细辛三钱　当归　川芎　白芍药　刘寄奴　牡丹皮　苏木　红花　蜂房　血余　马屁孛①　良姜　续断　桑寄生　木鳖　无名异　桃仁　连翘　金银花　乌梢蛇　金毛狗脊　象皮　羌活　独活　仙灵皮　青皮　五加皮各一两　地龙三十条　白芷　防风　黄芪　姜黄　蛇脱十条　川山甲　虾蟆②　血见愁　僵蚕　半夏　龟板　乌药　皂角刺　天麻子　地榆　艾　苦参　南星　牙皂　甘松　三柰　藁本　骨碎补　全蝎　麻黄　蜈蚣二十条　蝉蜕　五倍子　青风藤　何首乌　白鲜皮　木通　百合各一两

以上，用真麻油二十斤，春浸十日，夏浸五日，秋浸十五日，冬浸一月，文武火煎熬。旋加桑、柳、槐枝各二斤，凤仙梗、豨莶草、益母草、芊芊活、见肿消等草各少许。新鲜者有水气，缓缓下之。若骤下，则油泛上发浮，慎之慎之。待药焦黑，

---

① 马屁孛：马勃。
② 虾蟆：蛤蟆。

滤净渣，入油瓷瓶中。此药必用丝绵衬麻布滤，方精制。再入锅内，慢火煎，油滴水不散为度。春夏，明净松香一斤，下油二两，柳枝搅匀，俟略温，旋下乳香、血竭、没药各一两，麝香一钱。春初天气尚寒，每斤再加油半两，秋初亦如之。冬月严寒，松香一斤，下油四两，细药同前，搅至不拈手为度，倾入水中，多令人蘸水，炼如黄金色，再入水中浸三日，出火毒，任用。

炼松香法

松香不拘，入净锅中，煎熬，柳棍搅之，俟其烊化，将稻柴滤净渣，俟冷结成块，取出任用。其砂石、木屑俱在柴中矣。麟之制法果确也。

以前煎，过油内，加天鹅油。每药，油一斤加鹅油一两，使诸药味透入骨髓。凡煎膏药，须随四时，以意消息。

制黄丹法

黄丹，先炒黑色，倾入缸内，用滚汤泡之，再浸凉水满缸，时时搅之，浸一宿，水飞。再番①一器内，澄其细者，断其杂砂之类，将细好者晒干，方研极细如尘，水气尽方可用。

长肉紫金膏

前油一斤，飞丹净七两，柳枝搅之，不拈手，看四时软硬为度，油多加丹，丹多加油，以意消息。其法全在时，宜徐徐下细药。

没药　乳香　血竭　赤石脂各一两　珍珠二钱　麝香一钱　轻粉三钱　沉香末五钱　黄占②五钱　白占③一两　孩儿茶五钱　鸡

---

① 番：用同“翻”。
② 黄占：蜜蜡。
③ 白占：白蜡。

内金三钱，焙　天灵盖煅存性，五钱　凤凰窠煅灰，二钱，凤凰窠即初出小鸡壳内嫩白软皮也

俟温，方下麝香一钱、冰片七分，埋土中七日，出火毒，任用。

不问痈疽、恶疮等症，杖疮、磕损并治之，并服。

风痰者，痛处贴之。赤眼头疼，贴太阳穴。痄腮等症，贴肿处。头目昏疼，两耳虚鸣，贴项窝。腰胁痛，贴患上，时熨之。小肠气，贴肾俞穴并脐中。妇人血闭并小肠痛，贴小腹下。乳痈，瓜蒌汤下之五十丸。妇人血崩，莲蓬灰艾醋汤下三十丸，仍贴脐下。年久脚气不愈，加蟾蜍贴膝三里痛处。年久臁疮，用葱盐汤洗净，贴患上。急心疼，红豆汤下，良姜汤亦可。疯犬咬伤，冷水下四十丸。喘急痰盛，贴肺俞穴。便毒，瓜蒌汤下。如腹内积聚癥瘕，用槟榔汤下五十丸，外加蟾酥、麝香贴之。肠痈、内痈，石膏汤下四十丸。偶食自死物，香油下五十丸。自要水吃，用土珠、黄泥水饮数十丸即可。或余毒未尽，发为毒疮，甘草汤下五十丸，仍外贴之。

千锤膏

贴瘰疬。

天麻子肉，一两　杏仁去皮，七钱　雄黄五钱　乳香七钱　没药七钱　轻粉三钱　白及二两，俱另为末　松香一斤，另末

麻油，打成膏。忌鸡、犬、妇人、孝服、百厌，必须择上吉日，在净室锤之，方可应验，勉之勉之。

咬头膏

麻油半斤　益母草一两　乱发五钱　天麻子仁，三十粒　白芷

江子①肉二十一粒　全蝎七枚　斑蝥二十一　桃柳槐枝，各二钱　官桂一钱

文武火熬药黑，滤净后入黄丹四两，乳香、没药一钱，麝香、粉霜、信、铜青、雄黄各五分，柳枝搅，成膏为度。

乳香长肉膏

用前金丝膏药，油内每斤加象皮一两，凤仙梗五钱，再煎去渣，天鹅油五钱，另加黄、白占二钱，血竭、乳香、没药各三钱，麝香一钱，煎法同前，不载。

太乙膏

玄参　白芷　当归　赤芍药　肉桂去粗皮　大黄　生地黄各一两

上剉碎，用麻油二斤浸，春五、夏三、秋七、冬十日，火熬黑色，滤去渣，入黄丹一斤，青柳枝不住手搅，候滴水中成珠，不粘手为度，倾入瓷器中，以砖盖口，掘窖子埋阴树下，以土覆三日，出火毒，摊贴。

麒麟竭膏

当归　木鳖子仁　知母　五倍子　细辛　白芷各半两　槐条柳条各二十七根，长一寸许

上件除槐柳条外，并切碎，同作一处。

好血竭三钱　真轻粉二钱　滴乳香五钱　没药五钱　好雄黄四钱　当门子②二钱

上件各研细，和作一处。

---

① 江子：巴豆。

② 当门子：麝香。

松香拣净者，为末，十两　沥青为末，二两

上件二味，作一处。

真香油三两，同前八味入锅，于文武火上，三上三落，不住手用槐条二茎搅，令焦色，即用绵滤去滓，再将油入锅。先入松香、沥青末，不住手搅，如欲滚沸溢出，即取下火。搅约一茶顷，滴少许入水，以手圆之，不软不硬即取下火，将次六味徐徐而下，急搅令极匀。凝则再上火，勿令再沸，遂倾入大盆水中，半刻后，手扯之，渐渐软和，揉翻复如金丝之状，再入水浸之，有暇，再揉扯，春夏频换水。如急用，亦浸一两宿，如浸多日愈妙。每用，大竹管随意大小，高一二寸，填药令满而平，两面按油纸在上，于紧火上急手揭下一面，再上纸复烘，次一面仍揭下，厚则再用纸过为二个。如欲展火，即印四五箇于大纸上，奏成一片贴用。治一切痈疽并发毒疮，各依常法烘开，候冷贴之。生者即用之就散，熟者即穿，逐败生肌，首尾皆可。一切疔肿结核，并贴患处。一切臁疮，先用姜汁、白矾入汤，用鹅翎洗净，以牛蒡子叶或金刚藤叶贴疮半日，取尽恶水，然后贴上膏药，克日安痊。除小儿妳痟外，一切干湿白秃头疮，剃去发，用香油摊薄煎饼一个，裹着头上，一饭顷，即用大膏药，去饼，满头贴之，一二次换药即效。一切臀股黄湿痒痛等症，并洗净挹干，贴患处。一切打扑伤损，腟肭气刺等病，并贴患处。头疼，贴两太阳。赤眼，贴眼胞鱼尾际。暴伤风、冷嗽，贴脊心。牙疼，刮药塞牙缝。面肿者，更贴面。小儿疳痢等症，用湿手圆如绿豆大，米饮送下三二十圆。一切风寒湿痹，臂病贴臂，腿痛贴腿。且如腿痛贴痛处，半日许未效，即以热汤，露脚指在外，从痛处淋洗至下，仍以旧布帛蘸汤，连布放于膏药，蒸之令热，又用瓷瓦刮脚甲指，令其透快，不可太甚，则其痛渐移下骨节间，然后如法贴之，逐节可去上面一个，俟其痛赶至脚腕，又贴脚心，仍剪去脚指甲，自然痊可。常有妇人因湿气腿肿至腰胯大着连，将油纸满胯贴之，用前法赶下，又贴脚心，数日间，脚心膏药下发一泡，出黄胶水数日，至老不发。贴臂痛，亦如此法。大抵膏药大如患处，方能敌病，小而不着肉，安可望效也。贴痛处好肉上，即用带热贴。贴疮，即不可热贴也。随意举用，无不作效。

卷十　附世传秘方

炮制法

人参去芦，饭上蒸

陈皮去白，即橘红

半夏滚汤泡浸，去皮，再用生姜汁浸或菜油拌炒，大能豁痰

黄芪去根，或盐水拌，或蜜炙

白术米泔浸炒，泻用陈壁土炒

茯苓去粗皮，赤、白二种随症用

甘草或生或炒，细小者能治小便痛

当归酒洗

川芎大者抚芎，小者又有种西芎，伤寒科可用，余不可用

白芍药或生用，或白炒，或酒炒

赤芍药

台术去梗，微炒

淮生地酒洗，不犯铁器

淮熟地酒洗，同上

升麻去须

干葛剉片，取末，白者佳

藿香水洗，去泥土，味香者真

白山药微炒

防风去芦

荆芥去梗取穗

羌活去泥土并芦

独活去芦

薄荷去梗

黄芩去芦，水煮二沸，上部用酒拌炒

条芩水①煮，坚实者是，胎前用

桔梗去芦头，炒

天花粉白色者佳，去油色

玄参去老根

白芷水洗，不宜见火

苍术米泔浸，后用盐拌炒，茅山者佳

厚朴紫实者佳，姜汁拌炒

紫苏叶、梗红色者佳

前胡去芦

硬柴胡去芦

软柴胡去芦，水洗

麦门冬水洗，去心

天门冬水洗，去心

杏仁汤泡去皮尖，并双仁不用

桃仁去皮尖并双仁

黄连去苗，或用酒或用姜汁拌炒

黄柏去粗皮，盐酒拌炒，褐色

知母去毛，盐酒拌炒

山栀去壳，姜汁拌炒。大者名伏尸，不用

猪苓去砂石，醋拌炒

泽泻炒

---

① 水：浩本、蔚本作“酒”，义胜。

五味子去梗，槌碎

吴茱萸盐水煮三四滚，取出晒干，再炒，去梗

山茱萸去核

枳实同麸皮炒

枳壳去穰，同麸皮炒

乌药不见火

青皮同麸皮炒

官桂味浓肉厚者，名肉桂；形薄味淡者，名薄桂，能行经络

秦艽洗去泥土，酒拌，晒

续断去芦

桑寄生忌火

鼠黏子即牛蒡子，炒，研用

龙胆草酒拌炒，须洗去泥土

紫苏子去泥土，微炒，研末

蔓荆子炒

麻黄滚汤内去沫

南星白矾、皂荚同煮

贝母去心

连翘去梗，碾

金银花

瞿麦

白蒺藜去刺，炒

红花

牡丹皮水洗，去梗骨

地骨皮去梗，水洗

阿胶蛤粉炒，或生用

百合水洗

茵陈去梗，不宜见火

紫菀去根

牛膝去老梗，酒洗

杜仲去粗皮，盐酒拌炒，断丝

槟榔微炒

大腹皮黑豆汁煮，晒干再炒

玄胡索微炒

香附炒黄，或用童便、醋、盐水浸，任用

辛夷去蒂

蒲黄炒，或生用

卜子炒，碾碎

兜铃去筋膜

江子去壳，去油，即巴豆

干姜或煨，或煅灰用

木鳖子去壳

皂角刺酒拌炒

皂荚去丝筋

猪牙皂角炙

砂仁微炒，研末

肉果糯米粉挭①团，包，火内煨，热面亦可。剉片，纸包打去油用

木香不见火

天麻子去壳

苦参酒拌炒

① 挭（gěng 梗）：搅。

冷饭团米泔洗，木槌碎之，忌铁，白者佳，红色者能杀人

萆薢

山楂研碎，炒，磨末，去子

神曲炒黄色

麦芽炒

白扁豆炒

香薷

滑石碾末，水飞

大黄或生，或酒煨，或蜜水浸煎

寒水石或生用，或煅

车前子炒

远志甘草水浸，去骨

细辛不见火

藁本去芦，不见火

石斛去头、土，酒浸一宿，晒干

赤根即麻黄根，止汗

天麻明亮者佳

三棱醋拌炒

蓬术醋拌，晒，炒

附子炮

白及川广者佳

白蔹

何首乌

威灵仙酒洗，忌茶

牵牛子去皮，取末

僵蚕炒

姜黄

槐花炒

牛胶或生用，或麸皮炒

五加皮酒拌炒

丁香大者为母丁香，去蒂

淡竹茹淡竹先刮去青，用第二层

海桐皮不见火

益智

甘菊眼科用，酒拌，晒

射干

薏苡仁炒

木瓜红色者佳

瓜蒌仁去壳

地榆水布揩净

牡蛎火煅，童便浸，再煅

川乌炮

菖蒲九节者佳

蝉蜕水洗去土

款冬花去梗

茴香忌火

麻子研

酸枣仁去壳取仁，微炒

茯神去皮木

白鲜皮去梗

川槿皮去粗皮

桑白皮去黄皮，炒，或蜜炙

甜瓜子微炒，腹中痛不可缺

枇杷叶布揩去毛，姜汁拌炒

艾叶去梗

玄明粉即皮硝。冬天用白卜①煮三四沸，取出倾入缸内，夜露，早晨取明亮者，另入一器风化，用其汁，再如前取之

芥菜子晒干，碾

凤仙子微火炒

黄蜀葵子微炒

马鞭草去老根

豨莶草去梗

麝香不宜见火，药店上多将泥土及荔枝核炙焦，研末和之

鹿角火煅

犀角镑，或用水磨

羚羊角镑

冰片客商多有番硝和之，火上烧，火起是硝，香者片也

雄黄夹石者，不宜用

硫黄青色者，不宜用

牛黄口中苦后香甜者，真

珍珠入豆腐煮一伏时②

轻粉明亮轻浮者，真

五倍去内虫窠

绒灰有羊绒、大红绒，煨灰，掺药内用

人中白煅

鸡内金即鸡肫内黄皮，焙干研末，或煅灰存性用

---

① 白卜：白萝卜。

② 一伏时：一昼夜。

白矾或生，或火煅

韶粉即面粉

樟冰

风子去壳取肉

乳香蒻叶上慢火炙黄，同滑石研方细，今有假者似之

没药

血竭香、红色者，真；腥气者，假

孩儿茶

蟾酥

绿豆粉微火焙干，水飞，掺药内用

辰砂水飞

青靛散者佳；成团者，有石灰和之

胆矾

穿山甲灰火内炮

昆布水洗去沙土，围药中用醋煮，加姜汁

海藻水洗去泥土，用乌豆蒸一时可用

续随子去壳去油

琥珀拾得芥者，真

铜青火上微煅

金箔多有假者

赤石脂粘唇者佳

蛤粉紫口蛤蜊，煅灰，研末

硇砂去石，即挠砂

龙骨火煅

海螵蛸去尘土

鳖甲或煅，或醋炙

龟甲童便浸七日，长流水洗净，醋煅酥，润之

花蕊石火煅，醋淬

象皮剉片，火炙

丁皮不见火

橘叶洗净，剪碎

橘核

皂荚子

泽兰

旋覆花去蒂

谷精草

细茶去梗

天竺黄今有假者，以化过人骨代之

芦荟水中两块相移近者，真

草决明

石决明

冬青子饭上蒸

白沙参

紫花地丁

附子不可轻用

附子，味辛甘，气温大热，有大毒。制法以童便煮而浸之，再用文武火以烈其毒，且可助下行之力，入盐尤捷。此佐使之药，通行诸经，其性善走而不守，浮中沉无所不至，阳中之阳，故行而不止。用之得宜，有夺旗斩将之功；用之不宜，有杀身殒命之祸。每人参一钱为君，止可下附子一二分为使，再加甘草以解其毒。内外之症，遇严寒时，候疮口沉塌，四肢厥冷，寒湿疼痛，踒躄拘挛，膝痛不能行步，腰脊风寒，伏阴伤寒，

方可下附子。不审阴阳虚实，一概用之，使人服后火郁中焦，气郁下焦，咆哮喘急，顷刻而毙。凡用附子者，其可不细审乎？

解附子毒，令多汲新水，连饮数碗，遂大呕泄，方解其毒，此又不可不知也。

但医术渊奥，皆臻要妙之门，方法宏深，尽藏幽微之理。噫！余非敢夸言立论，但志在养生，心存济物，况子幼家贫，若此书秘于一家，则公人之念泯矣，遂校正之，增衍以待来学。

总论病家大略梦麟

夫人之身，配天地阴阳。善摄生者，须饮食有节，起居有常，不妄作劳，形与神俱，则荣卫周流，六淫无自而入，何病之有？不善摄生者，以酒为浆，以妄为常，起居不谨，饮食失节，形气损伤，六淫之邪相侵，则医药之道作矣。故《庄子》有《养生主》篇，盖心为吾身君主之官，神明出焉。养生者，所以养此心也。修心养性之术，既不能习于未病之先；调摄保养之功，又不能察于已病之际。夫既病矣，须要安常处顺，视富贵如浮云，恬澹心志，怡养精神，不妄想，不迁怒，不作劳，即有勿药之喜。若心猿意马，戚戚于功名，孜孜于货利，琐琐烦恼，汲汲荣辱，病已在身，心不在病。或劳心，或劳力，而君主之官昧焉，五神失位，六贼内戕，欲疾之愈也，得乎？清真子曰：大凡人卧病，即于胸前写一死字，则百般思虑俱息，此心便得安静，胜如服药。此真无上妙方也。是故医书云：惟富贵之人，从生至长，无敢逆其意，及其病也。将平时所畜医书看得一二，便要夸言立论，考订医人，以是为非，以非为是，倔强争论，不知病之浅深，脉之虚实，药之寒温。若遇谄谀贪利之辈，心先自歉，拱手听命，惟言是从，不敢折论。妄投药剂，轻用针刀，日久传变，遂致病者势益危笃，虽扁鹊复生不能治矣。乃若直道医人，精思病源，酌古准今，冀一药而愈，以奏回生之功，苟不见听，则飘然而去，肯徇情哉。又有病者不肯服药，煎成倾于地，徒为虚语应答，反言医之无功，及至毙也，真情发露，与医何干？故东坡先生有曰：吾平生求医，已于平时默验其工拙，至于有疾，必先尽告以所患，而后使之诊视，使医者了然，知厥病之所从来。庶病证先定于心，而脉之疑似不能惑也，故虽遇中医疗疾，亦能常愈。吾求疾愈而已，岂以困医为事哉？斯言真警迷济世之箴规也。近世以来，多隐所患而试验医之能否，医亦不屑下问，挟已之长而治其病，从前至后，其误益多矣，与医何尤？实病家自误之也。故《龙虎经》[1]云：炼得阴阳元气足，始知成立自虚无。《黄庭经》[2]云：修真之士，穷造化之原，知升降之路，安神定息，一念不生，湛然无欲，其气周流，自然造化。《老子》曰：绵绵若存，用之不勤。《太素》曰：出入废则神机化灭，升降息则气立孤危。因世人不知返本穷原之道，故圣人指性命之根，令人藏神聚气，还返往来，归根复命也。故人之生也，赋性于天，养性于地，百年之身，从此可保，内外之证，何由而生？岐伯曰：恬憺虚无，病安从来？一有拂郁，诸病生焉，正谓此也。养生之士，宜详察之，并附六不治于后。

骄恣不论乎理，一不治；轻命重财，二不治；衣食不周，三不治；阴阳并脏气不足，四不治；形瘦不能服药，五不治；信巫不信医，六不治。

---

① 龙虎经：中国道教早期经典之一。

② 黄庭经：中国道教上清派重要经典，经魏华存夫人传出而流行于世，影响极大，有《黄庭内景经》《黄庭外景经》两种。

医家切戒

圣人继天立极，悯黎元之疾，辨察百药，以治百病，由是有方书之学，而医道兴焉。上医治国，中医治人，下医治病。经曰：不治已病治未病，不治已乱治未乱。此治国治人之道尽之矣。其下医治病，殆犹良将之用兵也，量敌而后进，虑胜而后会。察色观形，便知脏腑之疾；临机应变，务度缓急之宜。今古不同，世俗亦异，若执古方以治今病，犹拆旧屋以接新屋，不经匠手，不可适于用矣。况医司人命，任大责重，不可轻易，临病之际，兢兢业业，心到、眼到、手到，因病立方，因方用药。视人之疾犹已之疾，不别其贵贱亲疏，推广天地好生之德，贫则施惠，富无苟取，推诚拯救，务俾此业为仁术，勿为盗跖劫人于道路。夫盗亦人也，为贪心所使，遂致污名丧命。医乃九流中之高术，人称曰医师，岂可使下同于盗哉？近世有初学之辈，不读《内经》、百家群书，辄就行医开肆。不读《本草》，焉知药性。专泥药性，决不识病，假饶识病，未必得法，识病用药，工中之甲。能穷《素问》，病受何气，便知用药当服何剂。苟图富贵，一遇病家即出大言，警吓生死。噫！渠①既病矣，生死未可卜也，所仰望者，在医人耳。若果可治，务要尽心，日夜思所以愈之。苟不可治，亦更精思，思之不可，遂以不可治告之，使彼早备送终之具，免其仓卒失礼，以致终天之恨。若怀利心，进退惑乱，谓之行医，可乎？近观博奕好饮者，流连胜负，不知病家之急；婪财肥家者，较计丰啬，遂忘济世之心。《庄子》曰：盗贼亦有仁义礼智信。今医人乘急取财，犹甚于盗贼矣。是可忍也，孰不可忍也。《国语》云：无德

① 渠：代词，相当于“他”。

而福隆，犹无基而厚墉①也，坏无日矣。《魏子》云：薄冰当白日，聚毛遇烈火。所以喻今之祖父聚敛，而子孙轻废之谓也。《理窟》言：采金于千仞之山，而人不顾其覆压之祸者，利于金也；求珠于不测之渊，而人不顾其沉溺之患者，利于珠也。此乃贪夫所徇，医以活人为业，岂可徇利乎？人而无恒，不可以作巫医。巫所以祷鬼神，干系虽轻，然不诚则鬼神难格。巫固非可伦于医，巫尚不可不尽诚，况医司人命，其可视之如戏而不恒其德乎？有阴德者，天必报之，苟望报而为算，亦非仁人君子之用心矣。余赖祖父之业，勉承斯业，然济人利物之心，窃有志焉。每以不学为耻，恐蹈夫孤陋寡闻之域，斯则余之日兢兢焉者也。予性甚粗，予言甚倨，素多取戾于人，荷高明君子，同道之士，俯念戆直，不我咎也。

医家七诊

一，静其心，存其神也。

二，忘外意，无思虑也。

三，均呼吸，定其气也。

四，轻指于皮肤之间，探其腑脉，浮也。

五，微重指于肌肉之间，取其胃气，中也。

六，沉指于骨上，以取其脏脉，沉也。

七，察病人脉息数来也。

玄门脉诀

十二经络直诀

呼为阳而应天，呼出心与肺；吸为阴而应地，吸入肾与肝。

---

① 墉（yōng 拥）：城墙。

立相六千七百五十息是阴，六千七百五十息是阳。呼为阳，吸为阴也。荣卫相随，各行二十五度，六千七百五十周于身，漏水下百刻。凡人一昼一夜，一万三千五百息。扁鹊云：人受天地之中以生，所谓冲气也。其天五之气，始自中原，播于诸脉。

三焦经手少①阳，起于小指次指之端，循手表腕，至目兑②眦。子时注胆。

胆经足少阳，起于目兑眦，入大指歧骨内出于端。丑时注肝。

肝经足厥阴，起于大指聚毛之际，上循足跗上廉，上入肺中。寅时注肺。

肺经手太阴，起于中焦，下络大肠。其支者，从腕后直出次指内廉出其端。卯时注大肠。

大肠经手阳明，起于大指次指之端，内侧循指上廉。其支者，从缺盆上颈，贯颊，入下齿中，上挟鼻孔。辰时注胃。

胃经足阳明，起于鼻，交頞中，下循鼻外，入上齿中。其支者，入大指间，出其端。巳时注脾。

脾经足太阴，起于大指之端，循行内侧白肉际。其支者，入胃，别上膈。午时注心。

心经手少③阴，起于心中，入掌内，循小指，出其端。未时注小肠。

小肠经手太阳，起于小指之端，循手外侧上腕。其支者，

---

① 少：原作“以”，据《华佗玄门脉诀内照图·卷下》改。
② 兑：后作“锐”。
③ 少：原作“太”，据《华佗玄门脉诀内照图·卷下》改。

入耳中，别颊上抵鼻，至目内眦，斜络于颏①。申时注膀胱经。

膀胱经足太阳，起于目内眦，上额交颠上。其支者，从膊内左右别下，循京骨至小指外侧。酉时注肾。

肾经足少阴，起于小指之下，斜趣②足心。其支者，从肾上贯肝膈，入肺，注胸中。戌时注心包。

心包络经手厥阴，起于胸中，出属心包，下膈，循小指次指出其端。亥时注三焦，复注于手太阴肺经。上合鸡鸣，下应潮水，其气与天地同流，加一至则热，减一至则寒。古人处百病，决死生，候此而已。

以上十二经配合十二时以决生死。学者究心细玩之。

左手右手图说③

左手
左尺主肾脉
左关主肝脉
左寸主心脉
寸关尺
关后为阴
高骨为关
关前为阳
右手
关后为阴
高骨为关
关前为阳
寸关尺
右尺命脉
右关脾脉
右寸肺脉

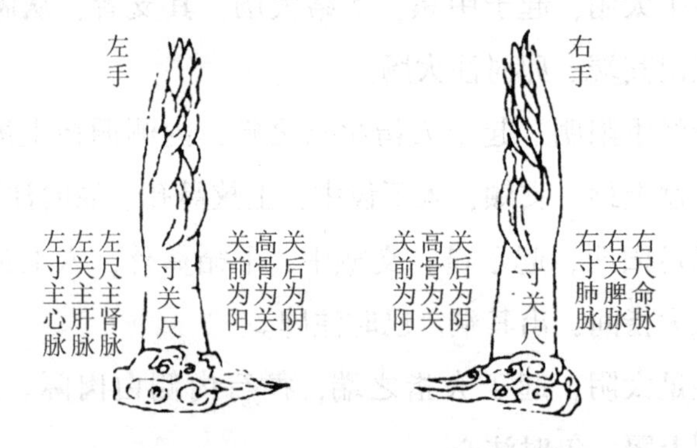

脾④、胃、膀胱并属阳道，非但三焦及大肠、小肠、五脏之源气。

治行于阳，凡三⑤焦者，有名无形。尺主下焦、小肠，至

① 颏：《华佗玄门脉诀内照图·卷下》作“颧”。

② 趣：向，趋向。

③ 左手右手图说：正文原无，据目录补。

④ 脾：原作“脉”，据《华佗玄门脉诀内照图·卷下》改。

⑤ 三：原脱，据《华佗玄门脉诀内照图·卷下》补。

足阳明。关主中焦，及腰背脊一寸上。寸主上焦、头皮及毛，尽手阳明。

脏喻山，腑喻道，收阴阳之道，合于道，五脏之气候。是以黄帝论气之行著，必分勇怯。故扁鹊治病，忌神明之失守；叔和论脉，辨性气之缓急。欲疗病人，先察其源，五脏未虚，六腑未竭，血脉未乱，精神未散，服药必活。然用芳草石药，必察缓和，看外证，得神者昌，失神者亡。外证面尘，色脱也；脉诊得沉细而微，难治也。

黄帝曰：医家之用功者，以专持毒药，不察病之浅深，而不问其情。则精神不进，志意不治，故病不可愈。《内经》所以闭户塞牖，数问其情。夫用大毒之药，若①善药不能取效，不得已而用之，可也。

脉息节要

七表八里浮芤滑实弦紧洪，乃七表也；微沉缓涩迟伏濡弱，八里也

七表为阳象易少阳之数也

浮脉者，轻手乃得，重手不见。脉见诸阳为表热，诸阴为表寒。浮，动在肌肉之上，浮属阳，病在表也。

芤脉者，浮大软，而按之中央空，两边实也。脉中间空虚，芤主热甚。

滑脉者，不涩也。多与实数相兼，为病热。或滑兼迟者，病寒也。

实脉者，大而长。沉浮皆得而数，阳热甚也。

弦脉者，软虚而滑，端直以长也。弦如张弓，如琴弦也。弦

① 若：《华佗玄门脉诀内照图》作“必”，义胜。

主风。

紧脉者，不缓也。或如转索，或如切绳者。紧脉主痛。

洪脉者，极大而数，举按满指，实热之极甚也。

八里为阴象易少阴之数也①

微脉者，若有若无，极细而软也。多兼于迟，主于阴寒。微、沉、缓、涩、迟、伏、濡、弱见诸阴脉也。不可便言为寒，当以标本明之。

沉脉者，轻手不见，重手乃得，动在肌肉之下也。沉属阴，病在里。

缓脉者，纵缓而不紧，似迟而小疾也。缓而迟，为寒；缓大而长，热。

涩脉者，涩而不滑也。或如刀刮竹，或涩而止住者。涩主心痛。

迟脉者，一息四至以下也。气液虚损，故脉迟病寒，迟而不能数也。

伏脉者，脉附于骨附，亲近也，沉之甚也。伏主水畜于内，积饮不散也。

濡脉者，按之似无，而举指无力也。有似微弱，主极冷，多兼于迟。

弱脉者，软虚而无力也。弱主虚冷，必兼微而迟也。

四时平脉

春弦，夏洪一云数，一曰钩，秋毛一云涩，一曰浮，冬石一云沉。

---

① 也：《华佗玄门脉诀内照图》作“八”。

第二　明当脏之病

从心起[①]

其液汗。心风嗜忘，心风寸浮数，心风成癫痫。

其[②]声言。心气痛甚，心气寸紧，心气成伏梁。

其[③]味苦。心热狂走，心热寸焦数[④]，心热风狂走。

其[⑤]臭焦。心冷死矣，心冷寸沉涩[⑥]，心冷成痰，真心痛，手足冷。

其色赤。心虚嗜惊，心虚寸濡弱，心虚成恐惧。

上五般之病，除虚不灸，余四种并灸心俞，第七脽相去二寸二分。量病轻重，上至一百，下至三壮、一七。若从起处灸之，亦差。余并效此也，不须更叙。脽与椎同，音槌。七脽，七脊之骨也。

从肝起

其液泣。肝风筋脉酸痛，肝风关浮数，肝风瘰疬、颈筋急。

其声叫。肝气左胁痛，肝气关紧强，肝气风癖气，左胁妨。

其味酸。肝热骨节疼，肝热关洪盛，肝热成精目赤，骨节烦。

其臭死[⑦]。肝冷不食菜、吐水，肝冷关沉细，肝冷有痰饮

---

① 从心起：此三字原脱，据文例补。

② 其：前原衍“从肝肾起”，据《华佗玄门脉诀内照图》删。

③ 其：前原衍“从脾起”，据《华佗玄门脉诀内照图》删。

④ 焦数：《华佗玄门脉诀内照图》作“洪数”。

⑤ 其：前原衍“从肝虚饥”，据《华佗玄门脉诀内照图》删。

⑥ 涩：《华佗玄门脉诀内照图》作“涩”。

⑦ 死：《华佗玄门脉诀内照图》作“臊”，义胜。

清风。

其色青。肝虚多恐惧，肝虚关芤濡，肝虚恐惧无力。

上五般病，当灸肝俞，从大椎下行至第九椎，夹椎，椎相去二寸三分。候本脏脉，或从余脏来，当灸余脏。还量老少，病若重或轻，量事而制之，除虚不灸也。

从肺起

其液涕。肺风皮肤生疮，肺风寸浮数，肺风鼻塞疮疥。

其声哭。肺气成上气噎，肺气寸紧数，肺气上喘气膈。

其味辛。肺热[1]成瘕嗽病，肺热寸洪涩，肺热头面生疱疮。

其臭腥。肺冷成面墨悲，肺冷寸沉细，肺冷右胁生癖气。

其色白。肺虚饶涕皮痒，肺虚寸芤濡，肺虚鼻中肉结生。

上件五般病，除虚不灸，余并灸之。从大椎下行至第五椎，夹[2]相去二寸三分。若从余脏来[3]，候当脏脉，量老少轻重制之。

从脾起

其液涎。脾风旋重，脾风关浮数，脾风瘫缓，右边多重。

其声歌。脾气皆妨[4]，脾气关缓实，脾气皆痛，久成瘦病。

其味甜。脾热饶睡，脾热关洪数，脾热成黄，亦为三消。

其臭香。脾冷吐水，脾冷关细涩，脾冷风入尺，胃痰饮胀满。

其色黄。脾虚来欠，脾虚关浮芤，脾虚心热嗜饥呕。

---

① 热：原作“气”，据《华佗玄门脉诀内照图》改。

② 夹：后疑脱“椎”。

③ 来：原作“未”，据《华佗玄门脉诀内照图》改。

④ 皆妨：《华佗玄门脉诀内照图》作“两胁皆妨”，义胜。

上件诸病，除虚不灸，余并须灸第十一脽，两边相四寸半，季肋尽处即是。随病轻重而灸之。若从余脏来，当候脉而灸之，量老少①不妨药治。

从肾起

其液唾。肾风旋吐酸，肾风尺浮数，肾风酸挛急。

其声呻。肾气胁脊疼，肾气尺浮紧，肾气背胁疼烦②。

其味咸。肾热骨烦疼，肾热尺洪数，肾热阴毒时行。

其臭腐。肾冷腰脚疼，肾冷尺沉细，肾冷腰冷痹。

其色墨。肾虚头足酸，肾虚尺浮弱，肾虚多风耳聋。

上诸病，除虚不灸，余病并灸肾俞。大脽下行至第十四脽，两边相去四寸是内肾俞③，又夹此脽相去七寸八分，斜下是外肾俞，亦主膀胱俞也。不妨药治之。恐不审细，仍为图记之后人背面。

第三　明④五脏相入

肝病入心

肝风入心，为痫，亦成瘰疬，项筋急，头痛，舌缩，壮热。

肝气入心，为痃癖气，痛甚难忍，左胁下痛。

肝热入心，项筋急，目赤，舌干，少睡，嗜惊恐。

肝冷入心，为吐醋⑤水，饮食不下，手足冷，冷如铁，名心痛。

---

① 老少：原脱，据《华佗玄门脉诀内照图》补。

② 背胁疼烦：《华佗玄门脉诀内照图》作“背脊疼痛”。

③ 俞：原脱，据《华佗玄门脉诀内照图》及文义补。

④ 明：原脱，据《华佗玄门脉诀内照图》及文例补。

⑤ 醋：《华佗玄门脉诀内照图》作“酸”，义胜。

肝虚入心，嗜惊，恶骂躁暴，不欲闻人语声，则叫呼。

上此五般之病，除虚不灸，余并灸之。当候之脉从何生，灸之即不错也。兼须服药，大段灸之。当候之脉，穴同上。心病入，亦准上。子不合传母之逆也，病即难差。

肺病入心

肺风入心，咳嗽唾血，身体战掉，飒飒不安，皮肤搔痒，疮疥。

肺气入心，胸中病痛，取气短，卧不安，胸背痛闷不已。

肺热入心，嗽逆吐血，皮肤生疮，喘息粗短，面赤。

肺冷入心，目中多泪，悲思不已，面目青墨，色不常。

肺虚入心，悲啼思慕，嗜惊怕怖，皮肤白色。

上此五般病状，除虚不灸。量病轻重，观其老少斟酌之，不妨服饵。

心病入肺

心风入肺，皮肤生疮，白屑白癜，翻花疥癞，肉中生结子。

心气入肺，胸背热闷，胸前及背上热结子。

心热入肺，皮肤热蒸，手足烦闷，胸中及口生疮。

心冷入肺，鸡皮白肤，面无血色，尪弱怯惧，无色。

心虚入肺，啼泣悲哀，目中冷泪，鼻塞口干，悲思。

上五般病，除虚不灸，其余并灸。当候其脉，轻重老少，药性临时制之。

肾病入心

肾风入心，为痫，拂然而死。轻则眼旋，目前①生花。

---

① 前：《华佗玄门脉诀内照图》作“眩”，义胜。

肾气入心，为痃癖，气动而改变为气病，面黄。

肾热入心，为狂颠之病，轻则骨烦，名阴毒时行。

肾冷入心，手足冷如铁，是名真心痛，甚则死。

肾虚入心，四体昏昏，喜汗出，足无力，困闷昏昏。

上此五般病，亦候其脉，除虚不灸。视老少患状斟酌，不得不依。

心病入肾

心风入肾，脚心热，吸吸无力，手足骨节酸疼，头痛。

心气入肾，连脐酸痛，兼膀胱及腰脚，痛不可忍。

心热入肾，困不知痛处，心意躁烦怨，不耐痛。

心冷入肾，手足冷如铁，痛甚即死，名真心痛。

心虚入肾，背吸吸，耳聋目昏，健忘，嗜旋，无力。

上诸病，余并灸之，除虚不灸。服药，量病老少衰弱斟酌，候本俞俞音庶，穴也。

脾病入心

脾风入心，嗜呕吐，头重，眼前昏昏，往往见黄黄墨花①。

脾气入心，背膊妨，心中闷闷，妨满不饮食，两胁妨。

脾热入心，饶唾涕，目黄疸，身热，恶心变吐，昏闷。

脾冷入心，脾中痰饮，时时吐水，胃脉胀，不欲食饮。

脾虚入心，食了旋饥②，心中往往多热，来嗜欠卧。

上诸病，除虚不灸，余并任灸。量老少衰弱斟酌之，不妨药治。

---

① 黄黄墨花：《华佗玄门脉诀内照图》作“黄光黑花”，义胜。

② 饥：原作“肌”，据《华佗玄门脉诀内照图》改。

心病入脾

心风入脾，生热结子在肉中，极则成疱疮、癞病。

心气入脾，胃脾中痛，自脐上至心，难忍则死。

心热入脾，反热皮肤，量极风，消渴，消中，消肾。

心冷入脾，饮食不消，背膊妨闷，胃中结①气。

心虚入脾，好嗜卧，四体昏昏不知痛处，无力。

上诸病，除虚不灸，余并灸。量老少衰弱临时制之，不妨药治。

肾病入脾

肾风入脾，手足战掉，四体不安，习习昏困，无力。

肾气入脾，腰脚背疼，及胸两胁妨，痛甚膈气。

肾热入脾，饶睡困重，不知痛处所在，面肿浮也。

肾冷入脾，腰背疼及痹，脚气疼，白虫，蛸虫。

肾虚入脾，腰脚无力，虚吸吸，四体困闷，顽痹。

上件诸虚不灸，余并任灸，但且灸肾俞、脾俞，自差②。

肝病入脾

肝风入脾，肉中生结子，瘰疬，疱疔疮，反花等疮。

肝气入脾，左右胁下妨，痛甚则为颗块痛矣。

肝热入脾，背脊上热，肿成热痈，极则成脓。

肝冷入脾，好吐醋水，不欲吃菜，及水亦不欲也。

肝虚入脾，喜太息，来欠，咨嗟叹，烦闷，扰也。

上诸病，除虚不灸，肝合脾，量老少、衰弱，以意消息。

---

① 结：原作“细”，据《华佗玄门脉诀内照图》改。

② 差：原作“若”，据《华佗玄门脉诀内照图》改。

脾病入肝无异。

肾病入肺

肾风入肺，头旋，鼻塞，鼻梁疼，头重，脚酸。

肾气入肺，肺胸脊欲得槌，嗽逆无气力。

肾热入肺，皮肤热痛，嗽逆战掉，久差，风上气。

肾冷入肺，悲泣涕哭，面无血色，力微少。

肾虚入肺，耳聋塞，口干，腰膝酸疼无力①。

上此五般病，除虚不灸，余并灸。量其老少衰弱轻重制之。

肺病入肝

肺风入肝，嗜卧，丁疮，翻花，结筋一聚，生恶疮。

肺气入肝，百脉胀，口鼻青色，行卧不得。

肺热入肝，骨节粗，肉生结子，后为疮也。

肺冷入肝，鼻目多水，出泪涓涓不绝，肉带青色。

肺虚入肝，常惊怕状，似怯人，筋中疼痛也。

上此五般病，除虚不灸，余并灸。仍服药，勿使不慎口。当候其脉，勿使粗心，量病轻重而制之。肾病入肺，无异前也。

脾病入肺

脾风入肺，瘕嗽，生疮，在胸及头面，疥癞等疮。

脾气入肺，或噎病，膈气上喘，瘦病，背膊中妨。

脾热入肺，恶肿，多患脓血，疥癞是也。

脾冷入肺，反胃，呕吐，胸中疼，心饶，吐稀唾等。

脾虚入肺，皮肤白色，搔痒，欠呕等是也。

---

① 腰膝酸疼无力：原作“酸疼腰膝无力”，据《华佗玄门脉诀内照图》乙正。

上诸病，除虚不灸，当使其脉，量病轻重，从名治之。

第四[1]　明脏腑相入

脾病入胃

脾风入胃，胃中热，恶心，吃饭无味，鼻中觉香气，变吐恬水。

脾气入胃，胃中妨闷，吃食即胀满妨，勿食白面，发之。

脾热入胃，吃水多，心热，面目黄，久不差，成三消之病。

脾冷入胃，胃好吐酸水，不饮食，心中痛，久而成反胃吐也。

脾虚入胃，胃好呵噫[2]，时时心闷，欲食不喜食，来欠多。

上诸病，除虚不灸，余灸。灸四肢，须灸脾俞差。但依病，当量之胃俞第十二椎，两边二寸三分是也。

肾病入膀胱

肾风入膀胱，小便无度，头旋，恶心，眼昏，脚酸疼。

肾气入膀胱，膀胱夹脐及背脊两胁妨，痛极成结气。

肾热入膀胱，小便难，赤目精痛，皮肤寒热，头痛。

肾冷入膀胱，遗溺、气，腰痛，白虫，蛸，带下。

肾虚入膀胱，令人无力，房事不兴，脑转耳鸣。

上诸病，当灸肾俞及膀胱俞，在第十九椎两边二寸三分是。量老少、衰弱兼治之，临时而制。

心病入小肠

心风入小肠，肠鸣作声，或时激痛，小便秘涩，头项痛。

---

① 第四：原无，据《华佗玄门脉诀内照图》和文例补。

② 呵噫：原作“可忆”，据《华佗玄门脉诀内照图》改。

心气入小肠，令人脐下疞①痛，赤白痢下②，秘涩难痛。疞音绞。

心热入小肠，令人渴，血热，闷烦，痛，肠中如汤，不安。

心冷入小肠，令人渴③，水谷不化，脐中疞痛，不知无④计。

心虚入小肠，令人神魂狂乱，忘见恍惚，多语陶扰。

上诸病，当灸小肠俞，第十七脽⑤两面二寸二分，并灸心俞，第五脽，兼治之无妨，量老少衰弱，临时制之。胃中之病亦相透得，病因种种不同，治难执法。

肺病入大肠

肺风入大肠，肠中宛转，闻不欲食，食即似吐，吐清冷水。

肺气入大肠，肠中痛不已，成妨，闷作声，胀满不食。

肺热入大肠，令人粪色赤，稀无度，而不堪近。

肺冷入大肠，令人肠中水谷不化，名为水痢，泻之。

肺虚入大肠，令人面色白，胞内枯瘦，鸡皮有鳞。

上诸病，当灸大肠俞，夹第十六脽两边二寸三分，亦须服药。

肝病入胆

肝风入胆，常吐黄水，爪甲及面并带青色，项痛。

肝气入胆，胆胀满，左胁下痛，并膊胁中痛者也。

肝热入胆，目赤痛，嗜惊叫呼，面色恶，骂无度。

肝冷入胆，不欲食菜，如吐酸水，左胁中第五肋中妨闷。

---

① 疞（jiǎo）：同“㽲”，腹中急痛。

② 下：原作“不”，据《华佗玄门脉诀内照图》改。

③ 渴：《华佗玄门脉诀内照图》作“泄”，义胜。

④ 无：《华佗玄门脉诀内照图》作“为”，义顺。

⑤ 脽：原作“槌”，据上下文义改。下同。

肝虚入胆，嗜怕惧不安，饶泪哭泣，面色青。

上诸病，当灸胆俞，夹第十脽两面二寸三分，老少衰弱斟酌之。病有风气相和，冷热相和，风冷相和，热气相并①，虚而得也。因虚而风热气展转通入脏腑相熏成，久而不医，遂重难差，轻而易差，便为良医。有重者而难痊，谓之小手。此盖谓自不识病源，养之成重，非医之过也。针有一月之功，灸有终身之效，药通于六腑，丹石通骨。大而言之，药治六腑之病，灸治五脏之病，五脏主皮、筋、骨、血。其方内有药重处，用药一件为治，应药脉流行，无非灸道而贯之，达者思矣。

脏腑正面图

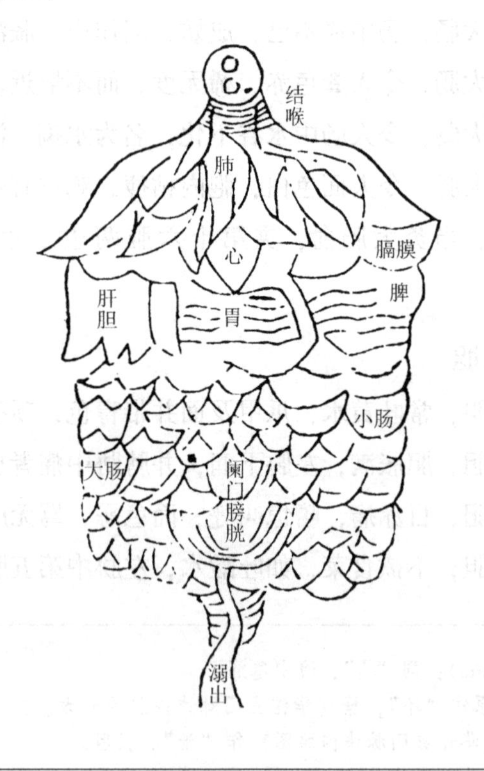

① 并：原脱，据《华佗玄门脉诀内照图》补。

喉，达气出入管也。咽，吞物为扼要，嗌[①]也。

肺，金也，听阳降之而入，故其治在右，肺体左而用右。金胎于卯木，汞离生之。

心，君也，居肺之下，有膈膜，用脊胁护君相。木胎于酉金，铅肾生之。

肝，木也，听阳升之而出，故其治在左，肝体右而用左。

胆，甲也，气始生，十一岁[②]取决于胆。

膻中，气之海，三焦、心包络所居，如天地之尊，不系五行。

阑门，大小肠会处，泌别渗入水肠。水肠，膀胱也。膀胱为胞之室，津液之府。

---

① 嗌：咽喉。

② 岁：疑误，当作“脏”。《素问·六节藏象论》：“凡十一脏取决于胆也。”

脏腑背面图

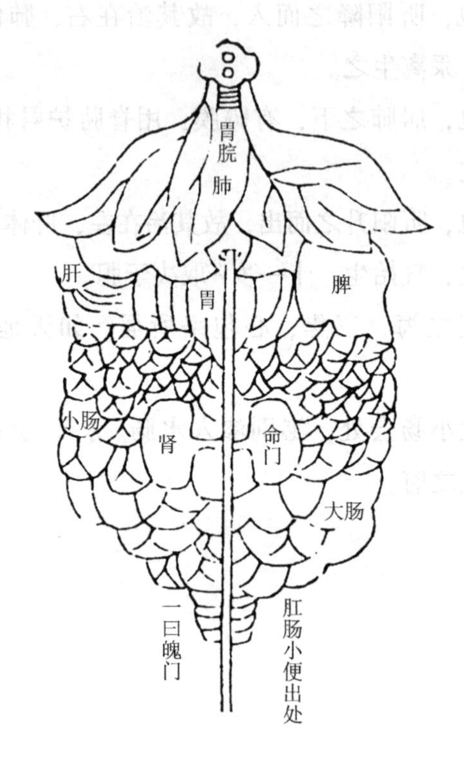

体左用右为虎，上接离，下接坎，中宫为媒。

体右用左为龙，肺魂肝升，脾者为血气之主持。肝魄肺降。魄者精气之臣佐，魂者精气之辅弼，心者神精气之成化，肾者为专意之不移。

五漏，忧喜思恐怒。五者其实皆一，心也。

津脱者大汗，液脱者骨不利，气脱者目眯，血脱者色夭，精脱者耳聋。凡此五者，其脉①俱虚，此其候也。精、气、津、液、血、脉六者，其实皆一气也。

---

① 凡此五者其脉：原脱，据浩本补。

肺以下左侧图①

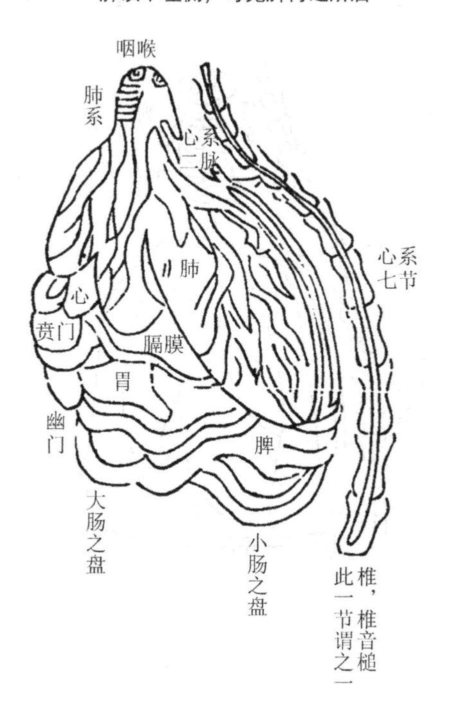

肺以下，左侧可见脾胃之所居，以明水谷之传受。脾居胃上，而与胃膜相连，结叠小肠之上，故胃之上口曰贲门，迪引水谷之气于肺，播于诸脉。胃之下口曰幽门，传导水谷之秽于小肠，小肠之下至于阑门，然后滓秽之物入于大肠，水液之流入于膀胱，清浊从斯而分矣。

① 肺以下左侧图：原无，据目录和文例补。

肺以下右侧图①

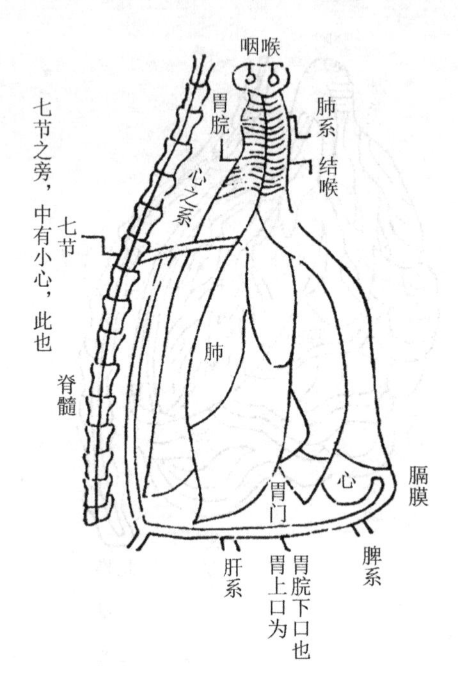

黄帝曰：七节之正，旁有小心。小心是何状？谱以经正文言之。《内景》云：肺下右侧心之系，系于脊髓，下通于肾。心系有二，一则上与肺连，一自心入肺两大叶之间，曲折向后，并脊膂小络连通脊髓于肾系通，下见于第四图。其系从肺大叶两间穿后两脊，正当七节间。手厥阴心包主，《枢》② 云：脉出于胸中。《墟》③ 云：大陵，为心之原。《类》④ 云：手厥阴，

① 肺以下右侧图：原无，据目录和文例补。
② 枢：据《玄门脉诀内照图》，当指《灵枢》。
③ 墟：据《玄门脉诀内照图》，当指《九墟》。
④ 类：据《玄门脉诀内照图》，当指《类纂》

一阴也，一名心主，与三焦为表里。藏象云：心下横膈膜之上，竖斜肠膜之下，与横膜相粘黄脂膜者，小心也。漫脂外筋膜如系①，与心肺相连者，心包络，乃小心在漫处中，非有形也。

五脏系与心相通图②

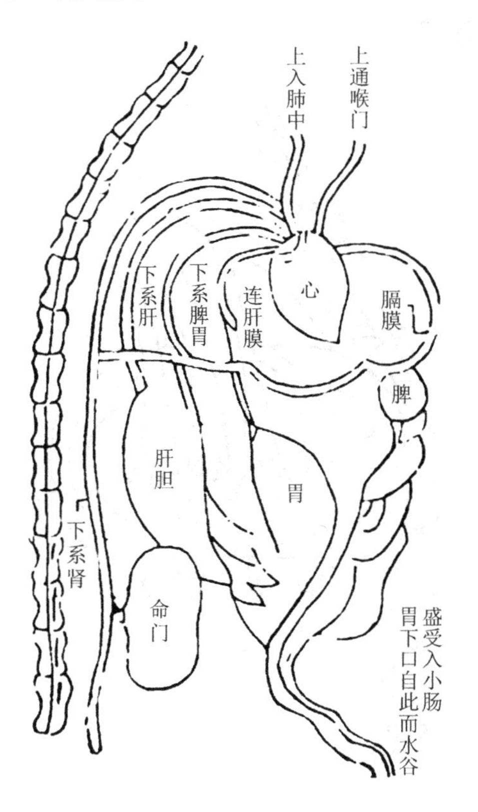

黄帝书云：七节之旁乃正视脊骨之前便为旁，非两边之旁也，中有小心。谓神灵之官也，禁不可针刺。刺则刺七节之间，正与前相照亦为旁，前后左右乃四旁也。黄帝曰：心形如未敷莲花，上有三毛，中有七孔，以通天真之气，乃神明之宇也。脏真通

① 系：《玄门脉诀内照图》作“丝”。

② 五脏系与心相通图：《华佗玄门脉诀内照图》作“心气图”。

于心，心藏血脉之气，为身之君。肺为华盖，心居此之下。《太素》以小心作志心。杨上善云：脊有三七二十一节，肾在七节之旁，肾神曰志，五脏之灵皆曰神，神之所以任得名为志者，心之神①。心为手，肾为足，皆少阴，上下一经也。

气海膈膜图

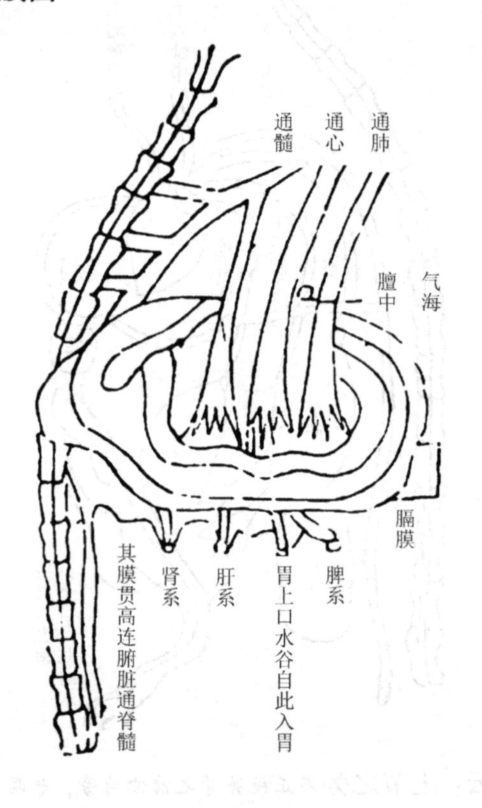

黄帝云：膻中者，臣使之官，喜乐出焉。膻在两乳间，为气之餐也。脐下一寸五分为气海者，生气之海也。父母之念，合而成形。天一生水为肾，肾出脐下，生为三歧，任脉所发，

---

① 神之所以任得名为志者心之神：《太素》注作“神之所以任物得名为心，故志心者，肾之神也”。

上冲过天枢，至膻中、三焦、胞，生气之所会居焉。所以为父母至尊，不系五行，男女身中之父母也。以气言之，惟见其父，不见其母。《灵枢》云：心主之脉，起于胸中，出属心包，下膈，历络三焦，为表里。此命门相火与心主同诊于右尺，午也。气血胸中同会，所以有父母之称。包主一名相火，此坎之元气，与天五所出之荣气混而为一，充盈乎百骸，幕络乎一体，晬①于面，盎于背。血气为人之神，可以不谨养乎？《刺经》云：肝左肺右，心表肾里，脾使胃市，膈肓之上，气海居焉气者生之源，生者命之主。故气海为人之父母。扬云：心膈上下为肓，心为阳父，肾为阴母。肺生气，心主血，共荣卫于身，故为父母。

脾胃胞系图

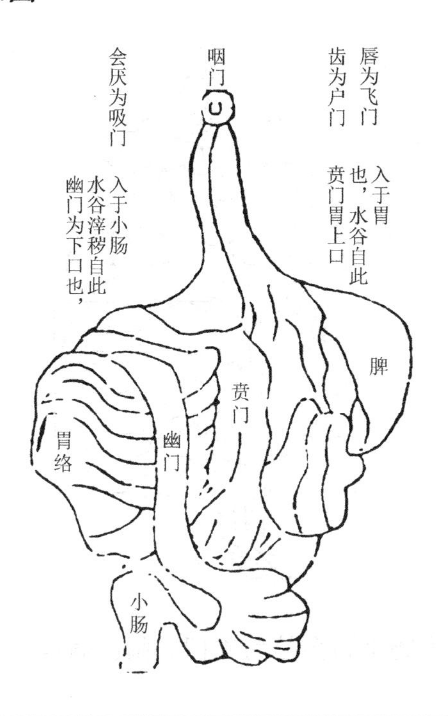

① 晬（zuì 最）：用同“睟”，润泽貌。

黄帝以胃为仓廪，布养五脏，故五脏禀气于胃。胃为五脏之本，食入于胃，脉气流行，通于四脏，气归权衡以平，气口成寸，以诀死生。又云：饮食入胃，游溢精气，上输于脾，脾气散精，上归于肺，通调水道，下输膀胱，水精四布，五经并行，合于四时、五脏、阴阳，揆度以为常也。此水谷气味，为养生之理也。海云：小肠下口泌别，水入膀胱胞内上口，胞却渗入膀胱下口出也。仲景言：胃口燥屎五六枚，胃谷消水去形亡，岂有之哉？实在广肠也，故蜜导煎能及之，指胃而言，从阳明可下而言也。观者以意逆志，斯得之矣。

阑门水谷泌别图①

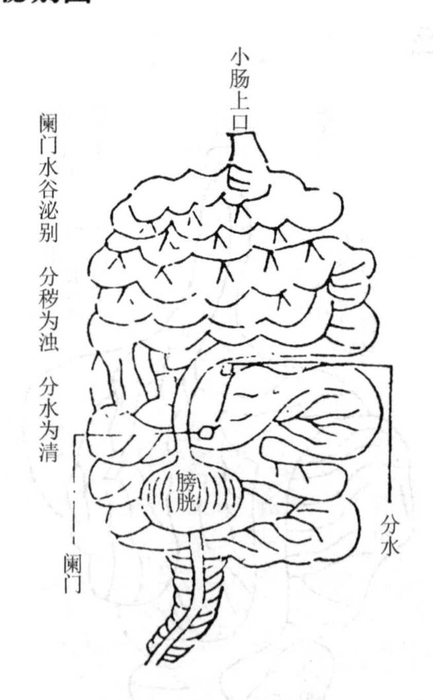

扁鹊曰：大肠小肠会处为阑门。阑，隔也，言阑约水谷从

① 阑门水谷泌别图：《玄门脉诀内照图》作“分水阑门图”。

其泌别也。其水谷自小肠承受于阑门以分别也，其水渗灌于膀胱上口为溺便，若谷之滓秽，则自阑门而传道于大肠。故曰：下焦者，在膀胱上口，主分别清浊也。

海云：此个膀胱上口内已有胞之系，上口相附着而为一脂膜，同接小肠下口矣。便是膀胱有上口，其实在胞之外，却真是膀胱无上口也。

图云：大小肠会于阑门，约水谷分前后，小肠下口渗入膀胱上口，丙与壬通，此其内也。又手足太阳为上下经，此其外也。一有形，一无形，内外相接而应脊。《骨空》云：督脉起于小腹以下骨中，与女子入系提，此其孔溺之端也，其终循阴阳物，合篡间，绕篡后云。此一端，在《古今伤寒辩惑》后修《明堂式》云：大小肠会为阑门，在脐上一寸。水分穴也。

右肾命门图[1]

右肾为命门，主司精血，并入小肠、膀胱之系

命门，大小肠、膀胱之系

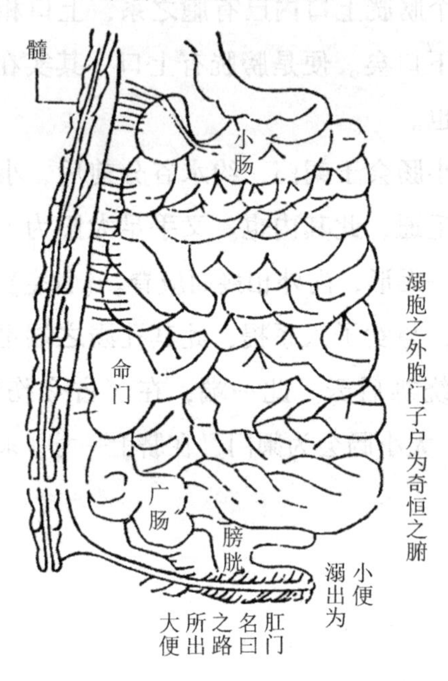

平叔曰：铉音铅者，北方之正气，一点初生之真阳，为药，母也。北方之虫，坎。二阴为龟，地轴也；一阳为蛇，天根也。阳生于子，为大实，藏之命门者，元气之所系，出而在脐下，通厥阴，分三歧，为三车，升而上之，高结元始，降而为漏，结而为铅，腾而至离，补而成乾。

虽云左尺为肾，右尺为命门，经又为神门，其实左右皆肾也。两肾之中为神门，神之典命，阳也，其诊在右手尺中者，用也。坎为肾之体，如肺之体左而用诊在右，肝之体右而用诊

① 右肾命门图：原无，据目录和文例补。《玄门脉诀内照图》作“命门大小肠膀胱系图”。

在左。《内景》云：膀胱，一名胞。胞者，鞄也，以受水为津液之府。故云：膀胱者，胞之室也。又云：胞，鞄也，鞄空也，以虚承水液焉。《类纂》云：膀胱者，胞之室也。又云：小肠下口泌别，而水入膀胱上口。又云：下焦者，当脐下，当膀胱上口，主分别清浊，出而不内，以传道也。又云：阑门以分别其水，则渗灌注入膀胱上口而为溲。又云：女系胞，其元始自心下系，实七节之旁，其系曲屈下行，接两肾之系，下尾间，附直肠之右，通二阴之间，前与膀胱下口于溲便之处并行而出，仍是精气所泄之道。若女子则子户胞门，亦自直肠之右，膀胱下口相并而受胎也。

海云：古人有言膀胱有上口、有下口，渗泄只在阑门，不言受盛之处，即不甚详。且膀胱者，即脂膜附着有形之物，中间别无受盛。若有上口、下口，水通阑门，则当直出矣。是殆不然，阑门分别入于胞之上口，胞别外脂膜便是膀胱上口，胞内盛之，别渗入膀胱，当膀胱下口而出也。胞即系而垂之，与小肠下口相连于阑门处，是上有口而下无口也。膀胱即为脂膜，而包裹其胞，是上无口而下有口也。不可言膀胱有上口也，何以然？经云：胞痹者，膀胱内痛，按之若沃以汤，涩于小便。王冰注云：膀胱，胞内居之。此言足以知胞盛之而渗出外，下入于膀胱，膀胱下口中水溺得以出也。又云：胞遗热于膀胱，则为遗溺、癃闭，以是知胞与膀胱二也，但胞在膀胱之内耳。前人云：膀胱有上口。非不知无也，所以言之者，但恐说六府处更言胞字，则辞理差混，故只言胞上口为膀胱上口也，读者当识之。胞受水而盛之，胞自阑门而受纳，膀胱包裹其胞而外为脂膜，岂复有上口耶？胞既盛水而无下口，则膀胱受胞之浸渗，则有下口也。脂膜垂坠，粘连阴阳之道路，气收禁而闭之，至于盈则气化，而溲得以出也。故经云：膀胱者，津液之府，气化则能出也。以是知房室过度，气要泄下，而精气、津液、溲便妄出不禁而遗失，肾由是而绝也。存真者，不可妄于施，不可不思本。图既言膀胱为胞室，足以知膀胱盛圈胞也，判然为二物也，昭昭然矣。虽云二物，其体上下附着，中间受渗，两为一也。

经旨问答五节①

经云：脏有五，心、肝、脾、肺、肾也。腑有五，胆、胃、大肠、小肠、膀胱也。三焦、胞络天地也，计之十二矣。又：胞为一脏，居膀胱中，是十三也。又《灵兰》云：十二脏相使，贵贱何如？又云：膻中者，臣使之官，喜乐出焉，是十四也。此之外更有何脏乎？

答曰：脏有十五也，惟胞有二焉。膀胱者，胞内居之，渗泄溲溺，男子皆然。女子受胎，又为一胞。经云：命门者，男子藏精，女子系胞。此胞也，其元始自心下系，贯七节之旁，其系则曲屈下行，接两肾之系，下尾闾，附直肠之右，通二阴之间，前与膀胱下口溲溺之处并行而出，乃精气所泄之道路。若女子则子户胞门，亦自直肠之右，胞外膀胱下口相并而受胎也。故经曰：女子胞系。又云：胞衣不下，是为疾也。胞有二，可知此胞也，包藏胚胎形质，故云胞也。

又经云：右肾为命门，其府则胞门、子户。女子胞者，地气之所生也，藏于阴而象地，故曰奇恒之腑。若此不云一脏，则胞络一无形矣，一奇恒通入腑矣。

《难经》谓：十二大经络、阳跻、阴跻、脾之大络，是为十

① 经旨问答五节：原无，据目录补。

五。《灵枢》云：任督二，余十五，是十七也。予又为胃之大络，名曰虚里①，贯膈络肺，出于左乳下也，其动应辰，宗脉气也，是为一十八焉。又《难经》之奇经，阴阳二维、二跻、冲、任、督、带。除二跻与任、督，余二维与冲、带，合上十八，是总二十七也。俱在十六丈一尺中，一日一夜，周身之度也，此为外景。

经云：手少阳三焦相火为外一府，右肾命门为相火，心包主同诊，亦名相火。肾为生命之门，常先身生一出而治在脐下，分三歧，上冲夹脐过天枢，上至膻中两乳间，元气所系焉。内一脏会三焦，为胸中寄也。又足三焦太阳之别，并太阳正路，入络膀胱，约下三焦通。从头至心，心至脐，脐至足，上、中、下三焦为言也。生于内，起于外，主于中，行于表，其实真元一气也。男子得阴以生，先生右肾，故以右为命门。女于得阳以长，先生左肾，故以左为命门乃正也，非反也。《圣济经》云：至阴，内景自然清净；至阳，外景自然昭融。葆其光，袭其明，精之又精，神之又神，可以相火，可以命物变化云为，可胜既哉。阳本根于阴，阴本根于阳，复与姤也，是右为命门也。一身之命门者，督为体，火为用，此二命门者，离之用无形也。所以命门者，三也。《活人》既言伤寒诸家方论不一，独伊尹、仲景之书犹六经也，其余诸子百家，时有一得，要之不可以为法。此语便是得正学活法也。金域百年，惟洁古老人暨东垣先生可以到此。

扁鹊云：口广三寸半，唇至齿长九分。齿后至外厌，深三寸半，大容五合。舌重一十两，长七寸，广二寸半。咽门重一十两，广二寸半，至胃长一尺六寸。喉咙重一十二两，广二寸，

---

① 虚里：原作“肤里”，据《素问·平人气象论》改。

长一尺二寸，九节。生姜入肺而能开胃者，以其咽门之上便为胃口，与肺相并而系胃也。手三阳各五尺，计三丈；手三阴各三尺五寸，计二丈一尺；足三阳各八尺，计四丈八尺；足三阴各六尺五寸，计三丈九尺；两跻脉从足至目，各七尺五寸，计一丈五尺；任督二脉各四尺五寸，计九尺。凡此总八十六丈二尺，两刻一周，昼夜行五十度，一万三千五百息，行八百八十丈。《活人》漏刻图，明注四刻一周，即是昼夜行二十五度。《六注难经》亦云错注，如何前人未之改也。

逐日人神不宜针灸凡一十五款

十干日人神

甲不治头，乙不治喉，丙不治肩，丁不治心，戊不治腹，己不治脾。庚不治腰，辛不治膝，壬不治颈，癸不治足。

针灸吉日

丁亥　丁卯　丁丑　甲辰　甲申　甲戌　丙子　丙午　丙申　丙辰　壬子　壬戌　壬午　庚午　辛巳　戊戌　戊申　己亥　己未

针灸凶日

每月初六、十五、十八、二十三、二十四、二十八、小尽即小月二十九日也，疗病令人长肉不安。

男忌日

壬辰　甲辰　乙巳　丙午　丁未　辛未不宜除日

女忌日

甲寅　乙卯　乙酉　乙巳　丁巳　辛未不宜破日

男女忌日

除破满闭日。

白虎　黑道　血支　血忌　月厌　月杀　月害　月刑　独火　火之日

天医药日

正月丑　二月寅　三月卯　四月申　五月卯　六月午　七月未　八月申　九月酉　十月戌　十一月亥　十二月子

逐月血忌日

正月丑　二月未　三月寅　四月申　五月卯　六月酉　七月辰　八月戌　九月巳　十月亥　十一月午　十二月子

四季人神①

春左胁，夏在脐，秋右胁，冬在腰。

九部人神一岁为始，起于脐。一年行一位，周而复始

脐一　心二　肘三　咽四　口五　头六　脊七　腰八　足九

十二部人神一岁为始，起于脐。一年行一位，周而复始

心一　喉二　头三　肩四　背五　腰六　腹七　项八　足九　膝十　阴十一　股十二

十二支日人神所在忌针灸

子日目　丑日腰、耳　寅日胸　卯日脾、鼻　辰日腰、膝　巳日手　午日心　未日头、手　申日头、背　酉日背　戌日面、头　亥日头、项

---

① 神：原为“伸”，据浩本、蔚本改。

尻神诀

一岁坤义踝，二岁震牙腨，三巽头口乳，四中尾尻肩，五干背面耳，六兑手膊连，七艮腰项内，八离膝肋边，九坎脚足上，肘肚亦依然一云十岁又复原。

逐日人神诀

一足大指鼻柱手少指，二外踝发际外踝记，三股牙齿肝亦同，四腰胃手阳明是，五口遍身足阳明，六手却兼两胸倚，七内踝并气冲膝，八腕股内与阴里，九尻足上并足胫，腰背内踝足趺止。

五行相生

木生火，火生土，土生金，金生水，水生木。

五行相克

木克土，土克水，水克火，火克金，金克木。

五善

动息自然，饮食知味；脓溃肿消；大小便利；语声清朗，神采精明；色鲜不臭，体气和平。五善见三，可保安宁。

七恶

烦躁时嗽腹中痛，面目四肢悉浮肿，

声嘶色恶唇鼻青，肩背不便四肢重。

泄泻作渴皆无度，气喘短粗常嗜卧，

黑睛紧小白睛青，目视不正饮食吐。

毒加肿痛疮口黑，小便如淋溺常涩。

此为七恶见四危，性命其间难保得。

相死生

人虽久病，不怕瘦削，但十指红润，准头明朗，虽危不死。若天庭黑，山根青，杓衣生两耳，髭须似铁条，眼光流射出，身死在三朝。十日中指甲黑，棺材纹见，朝病暮死。卧中气喘吼者易死，睡中开眼者难生。

诀病生死古亦谓之四诊

病人眼有神气者，生；气脱者，死。天柱正、目活者，生；目低项下，死。瘦而不枯悴者，生；肥而无血者，死。有喜容而色正者，生；悲啼者，死。舌濡唇者，生；舌短缩者，死。风而口禁者，生；开口者，死。神光上黄明者，生；暗者，死。黑气如散发者，生；聚者，死。黄红如云者，生；黑青气斜入口者，死。气光而长者，生；短者，死。语声响滑者，生；短涩者，死。人中润泽者，生；干枯者，死。

寒热内外辩

身热欲衣被者，热在皮毛，寒在骨髓。身寒欲去被者，寒在皮毛，热在骨髓。

怪脉

雀啄连来三五啄，屋漏半日一点落。

弹石来硬寻即散，搭指散乱真解索。

鱼翔似有亦似无，虾游静中跳一跃。

寄语医家仔细看，六脉见一休下药。

内诊其脉，外视其症，内外参之，生死立应，学者究心焉。

第五　明脏腑成败①

五脏死

心绝，一日死。何以知之？台眉喘，回视迟，口如鱼口，死矣。

肝绝，八日死。何以知之？面青，但伏视而不见，泣出如水不止。

肺绝，三日死。何以知之？但口张，气出而短，鼻色黑。

脾绝，十二日死。何以知之？脐满，泄痢不觉出，足肿。

肾绝，四日死。何以知之？齿而黑，目中黄，腰欲折，白汗流水。

五体败

骨绝，五日死。何以知之？脊痛，腰中重，不觉翻覆耳。

肉绝，六日死。何以知之？舌肿，溺血，大便赤然也。

筋绝，九日死。何以知之？手足爪甲青，叫呼骂而不休。

脉绝，三日死。何以知之？口鼻张，气但出而短者死。

肠绝，六日死。何以知之？发直如麻干，曲身不得者死。

五证死

肉及足卒肿，一证。面肿苍黑，肝败，不堪治，一日死。

眼枯陷，二证。手掌并缺盆骨满败，一日死。

声散鼻张，三证。唇反无理，肺败，不治，五日死。

唇骞齿露，四证。脐肿满者，脾败，不治，十二日死。

气喘语迟，五证。阴阳肿不起，肾败，三日死。

---

① 明脏腑成败：原无，据《玄门脉诀内照图》及文例补。

五色死

面赤目青死。

面青目黄死。

面黄目黑死。

面白目黑死。

面黑目青死。

五声死

气声绝，腹胀如铁，脾绝死。

妄语错乱，神去死。

语声散，魄去身，无肺死。

语声高，魂去身，无肝死。

长呻吟，志去身，无肾死。

五体死

头重呕吐，一体死。

足重心肿，二体死。

手足甲青，三体死。

脚爪甲黑，四体死。

膝大如升，五体死。

五竭

发直如麻，是血竭。

足爪甲青，筋竭。

齿燥如熟小豆，骨竭。

鼻张气促出，气竭。

耳鼻唇焦黑，肉竭。

五伤死　五伤脉不疗

房事无度，伤肾。伤肾，左尺脉如屋漏、解索、雀啄、弹石。

食饱醉卧，伤脾。伤脾，右关如虾游、鸡足践地、鱼翔。

言无多忧，伤心。伤心，左寸如断索、雀啄、屋漏。

嗜食咸热，伤肺。伤肺，右寸如①梦雨之状，亦如弹弦之状。

用力无度，伤肝。伤肝，左关如击弦之状。

五不称脉

脉大而息细，死。

大人脉如小儿脉，死。

小人如大人脉，死。

息大而脉小，死。

热病而脉沉，死。

五视死

病人目上看者，死。

病人目看斜者，死。

病人目直视者，死。

病人下看人者，死。

病人无睛光者，死。

凡辨生死之法，但人改常者，即死矣。

色声心序　但一改常即死矣。

夫人者，禀之法者，吐纳之气是也。以阴阳气造化之内而

① 如：原脱，据《华佗玄门脉诀内照图》补。

运者，即手足是也。兴动吹变，须会逆顺，若逆则五气相反，若顺则五气相生。然以五气之中，则主五脏之内禀五气，非但人身，草木瓦砾悉同于此，药性方术亦复如然。然知之鲜矣。以图之于象，合物会之，若不克心思，惟察深理，于皮骨之内露五脏焉。

急治余症法

一病人虽患疮疡症，或泄泻，或出汗，或不进食，或夜不寐，宜先治之。内症得愈，则外症易痊矣，此乃急则治其标也。膏围二药仍前用之，不可缺。

坐卧宴息法

一病人睡卧之际，切不可高声震动。若惊之，则病者血不归心，魂魄飞扬，神不守舍，病益增矣。况寝室须要幽静明亮，打扫洁净，切不可容孝服、狐臭及生人眼看症，亦不许妇人月经来者入房。

安慰去后法

一病人卧床，多不能自慰，凡父兄、子弟、妻妾、亲友须善慰之，不可以家事频频相干，以伤其心。又病人大肠干燥，或用蜜导法，或用胆导法，随便出之，切不可扶起。若扶起身去后，偶大肠干燥，一胀则疮口鲜血突出，必难生矣，此肝不能藏血故也。

煎药法

一凡煎药，必须亲信恭诚，令老实人致意洗净药罐，务用新汲甜水为上，量药及水大小斟酌，以慢火煎熬，分数用纱绢滤去渣，取清汁服之，无不效也。不可近于灯油之下，又不可以他病药罐同放一处，恐误服之。况煎药之人不可坐，务立之。

酸物按药则药味甘，甜物按药则药味苦。又不宜服冷药，脾喜热，冷则不能运行。

服药治法

在上，不厌频而少，少服则滋荣于上。在下，不厌频而多，多服则峻补于下。

服药有法

病在头面、颈项、臂膊者，先食而后药。病在胸膈、心下、肚腹、膀膝者，先药而后食。病在四肢者，阳中之阳，须服药于旦。病在骨髓者，阴中之阴，须服药于夜。

藏揩脓水纸法

揩脓水垢纸，必须入一竹篮中，挂透风处。但蒸肉化脓，此乃人之气血所干者，日中晒之则疮口痛，放在湿处则脓水不干。待平愈后，用干柴一束烧之。

自保护法

疮疡之症，秽气甚臭，闻之则恶心难忍。毒深者，深能染人，须自寡欲节劳，以养元气，但正气盛则邪气不能侵。临看之际，先用绵纸塞鼻孔，须食姜、蒜、烧酒并充饱之物，以敌秽气，切不可空心视之。

用药加减法

古人处方立法，本自不同，药不执方，合宜而用，旋为加减，量老少虚实，斟酌下药，切不可胶柱鼓瑟。凡引经之剂，再不可缺少，随机应变之法，当以意消息之。

割取腐肉法

凡取腐肉，先用猪蹄汤洗净，以去其垢，方见新旧之肉。

看其果腐烂者，用钩摘定，轻手徐徐，忍臭气割之，切不可误伤新肉，以致鲜血淋漓。切勿急骤，多加工夫。割取毕，掺海浮散，外用膏药贴之，明日如前。凡患背疮，切不容他仰卧。若仰卧，则疮头陷矣，其欲生也得乎？

蜜导法

用白蜜四两，火上煎熬四五沸，其色黄，取出，于瓷盆内待其将凝，急分四分，每分手搓作枣子形状，长一寸。其蜜导头，须要光滑，恐伤肛门，用油润之，徐徐塞入。少顷，再加一条，旋增，以去后为度。

胆导法

用猪胆一枚，胆口中放芦管一枚，其一半芦管入肛门，逞势一捻，其胆汁冲入肛门，大便即行矣。

禁忌食物

骡、驴、牛、羊、鸡、鹅，猪头、蹄爪，猪小肠及诸物首足翅掌；獐、兔、猫、犬诸兽；鸳鸯、野鸭、诸雀异鸟；虾、蟹、鲤鲇鱼、鲈鳜鱼、无鳞鱼、异名鱼；葫芦、茄子、大蒜、甜菜、菠菜、芹菜、萱草、荞麦、莴笋、豆腐、麸粉、胡桃、大栗、银杏、桃、李、杨梅、杏子、樱珠①、葡萄、胡椒、花椒、醋、姜、糟物、煎炒炙煿、烧酒、酽酒等味，及生冷、发风、动气之物，推类详之。

① 樱珠：樱桃。

卷十一　附世传秘方

蛊症　用雄猪肚一个，入虾蟆在内，线缝之，煮烂，去虾蟆，食之。服过十五度即愈。一方，猪肚内入莲肉十枚，天麻子肉二百粒，线缝，煮烂，去麻子、莲肉，热白食之，效甚。

又方　十肿水气，肚腹四肢重者，卧不能食，并一切气血蛊水肿。如服，或大便先行，次下水。一服未愈，隔三日再服，不退再服，五七日除根。忌盐酱一百二十日，如不忌后发，壮可治，老难治。

大戟取膀胱水　甘遂取肝水　麻黄取皮肤水　葶苈取心水　芫花取遍身水　乌桕树根取腹水　苦葫芦取肾水　牵牛取遍身水　细辛取气水　槟榔取冲血水　防风取胃中水　蛤粉取肺水　桑皮取肠水　橘皮取齿中水

上各等分，为细末，每服一钱，五更姜汤送下，后补药。

砂仁五钱　木香一钱　诃子一两，去核　丁香一钱　苍术一两　槟榔一钱　蓬术五钱　白术一两　人参一钱　川乌炮，五钱　香附一两，炒　常山一两

上㕮咀，每服三钱，葱白三寸，水一钟，煎八分，空心午后，日二服。

十肿加①用：

一日青水，先从面起，其源在肺，加大戟。

二日黄水，先从腹起，其源在脾，加甘遂。

三日赤水，先从胸膈，其源在心，加水银、葶苈。

---

① 加：原作“如”，据浩本、蔚本改。

四曰白水，先从气急腹满，其源在肺，加藁本。

五曰黑水，先从脚起虚肿，其源在肾，加连翘、泽泻。

六曰弦水，先从头目起，其源在胆，加羌活。

七曰风水，从四肢肿起，其源在胃，加泽泻。

八曰石水，先从腹攻膈，其源在膀胱，加桑皮。

九曰囊水，先从肠鸣胀瘿，水连脐痛者，源在大腹，加生姜汁。

十曰气水、瘿水，乍上乍下攻胁，加大腹皮。

膀胱有热，小便不通 用朴硝，不拘多少，空心茴香汤下，立通。

又方 大田螺四个 大蒜五个，去皮 车前子三钱，为末

上三味，研为一处为饼，一饼贴入脐中，以手帕缚之。贴药后少顷，水从小便出。一二饼而愈，甚妙。

久痢 槐花散

槐花 荆芥穗 青皮炒

上水煎服。

神效肚痛丸

黄蜡 飞丹各一两 豆仁七枚 杏仁四十九粒，去皮尖，二味研烂

上将蜡溶化，加丹并三味为丸，每服七丸，姜汤下。

噤口痢 用芥菜子淘净为末，将纸包贴小腹并脐上。如热当不得，将药放下。如口中不觉辣，再敷，得效方止。

乌金散 治妇人二三十年积块。

大枣十枚，巴豆十粒，将豆入枣中，安放旧锅中烧炒，黑色为度，为末，每服一钱，酒调。临卧三药一齐服之，先服乌金散，中服紫金丹，后服胜金散。直到天明，取下其积，用紫金散补之。

紫金丹 禹余粮石烧红，酒淬三五遍，为末，面糊丸，每服三四十丸，白酒送下。

胜金散 甘草、大黄、石膏各等分，为末，酒调下三钱。

黄病好食茶 大鲫鱼三两个，去肠带鳞，入茶末在腹内，将湿纸裹煨熟，去茶末，去鱼鳞，食之三五度，则自然脱黄矣。

肺毒头面生疮及大风等症 苦参、荆芥穗各等分，为末，用皂角浓煎汁为丸，如桐子大，每服五十七丸，空心米汤下。

哮喘咳嗽 立效。

蜒蚰七条，入鸡子内，纸封火炙，乘热吃下。

小灵丹 治湿气风瘫等症，能补十二经络，起阴发阳，开三焦，破积气，益子息，安五脏，除心热，壮筋骨，活气血，白发变黑。

石中竹根半斤　防风四两　荆芥四两　细辛一升

四味和为一处，绢袋盛贮磹[①]内，文武火煮，放阴处，七日后服之，每服空心半钟，一钟为止，大有神效。

脑漏

藕节、砂仁壳，二味煎汤，空心服。

又方

川芎　防风　羌活　甘草　白芷　藁本　细辛　辛夷　独活　木通　薄荷　桔梗

噎食

枇杷叶、甘草、厚朴、红枣，忌茶。

哮吼立愈 僵蚕七条，焙黄为末，米汤下，茶清亦可。

小肠疝气 三服除根。

① 磹（diàn 垫）：疑误，当作“罈”。

地椒一名地蒺藜，五钱　大戟一钱五分

水煮，食前服，服后比口三折△，上于脐中，两脐旁各灸三壮，艾炷如小麦大。

面上小疖　半夏末、盐、面三味各等分，捣为粉，醋调匀，敷上即退。

食肉而泻　肉豆蔻十枚，和精猪肉四两，打碎，箬[1]裹煨熟，食之立效。

漏孔不合　用石楠叶煎汤，放在桶内熏洗，待汤通手，就将疮洗净。后用黄牛面前牙四枚，装在小瓶内，用木屑燃之，待白烟出为度，取出研末，用津液蘸牙末点进之，出黄水为效。

妇人白带

芍药炒黄色　白蔹炒

各等分为末，每服三钱，一日两服，酒下。

实脾丸

干山药一斤，炒黄色

为末，炒粳米二升，一半为糊丸，米汤送下。

白淋

广皮一斤　枳壳五两，麸皮炒黄　木香不见火，三两　黄连三两，姜汁拌炒

上四味为末，空心白酒调下三四匙，日进三服。白淋止，再服煎剂二十帖，方可成胎。

治心痛

荔枝煅灰，用好生漆和为丸，酒下五六丸，即止。

湿气遍身作疼　野墙梅红子一升，好酒十斤煎，随量饮之。

---

① 箬：箬竹的叶子。

妇人经脉不调 渐成癥瘕气块，并皆治之。

香附一斤，炒黄色 艾半斤，用好醋煮，炒黄色

上二味，磨末，用醋打糊丸，如桐子大，每服五六十丸，淡醋汤下，日进二服，忌生冷油腻等分[①]。

足麻贴药 芥子、苍术各等分，为末，每两入麝香三分，姜、葱汁调，捣成膏，加白及少许，临睡时贴上，早晨去之，将睡再贴。

又方 服药。

苍术米泔浸，三钱七分，瓦上炒紫色 黄柏二钱三分，葱汁拌，炒干

白水煎服之，或为末作丸亦可。

目疾 羊胆一枚，割开入蜂蜜一钱，线扎紧，两手揉匀，水煮一滚即取出，冷水浸半日后，用点眼疾。羊胆，百草之精；蜂蜜，百花之蕊。此为二百样草头方。

耳聋 甘草一块，削豆大，红绵包；甘遂一块，豆大，白绵包。日夜轮换塞耳。

又方

吸铁石一钱五分 麝香二分

研末，化黄蜡为丸，豆如指头大，绵包塞耳，口内噙生铁一块，牙咬紧。此方通神。

心疼 胡椒七粒、绿豆九粒，研破，烧酒下，不止，再服即止。

冷肚痛 陈皮、青皮、官桂各一钱，水一钟半煎，温服。

牙疼 巴豆、花椒为末，同饭为丸，如米大，入痛处。

又方 土朱[②]、樟冰各等分，为末，绵包扎紧，咬痛处，

① 分：疑误，当作"物"。

② 土朱：代赭石。

吐涎。

风牙

蜂房一个　川椒二十粒　小麦一撮

暗醋半碗，煎滚，乘热嗽之。

妇人白带　鱼胶，慢火炒，为末，好酒送下。

口臭

白芷七钱　甘草一钱

为末，盐水调饮，再擦嗽，妙。

鱼口疮　羝[1]羊角，烧灰，末之，每服一钱，酒下。左用左，右用右。

绝产　红花、肉桂各一两，麝香五分，炼蜜丸，豆大，每服二十丸，牛膝煎汤送下，永无产矣。

乏乳　穿山甲，瓦上焙干为末，酒下。

妇人血崩　乌鸡一只，紫草一钱入肚内缝合，白酒煮熟，去草，将鸡肉并酒三五次热服，如神。贯仲炒末，酒下亦妙。

老幼久嗽

杏仁二两去皮尖、胡桃肉四两去皮，研烂，蜜丸弹子大，姜汤嚼下一丸。

男子患白淋者　滑石三两、粉草五钱，共烧为末，先吃好酒一钟，后每服二钱，冷茶送下。白，午前服；红，午后服。

头疼

川芎、石膏各一钱，水煎，临睡服。

腰疼　杜仲盐炒去丝为末，腰子割破，将末装内扎定，饭上蒸熟，食之。

---

① 羝（dī 低）：公羊。

老人遗尿 蔷薇根煎汤常服。又夜起多小便，以糯粉作糕，炙黄食之。又方，晚间少饮茶汤。

火丹 煤渣与青菜同捣如泥，涂上。葱捣如泥涂上。

脚根裂破 白及、赤石脂末塞之，五日不犯水。

小儿遗尿 用红纸剪马四匹，令小儿自安身下，每夜如之。

诸骨鲠 解开衣带，低头视下部数次，其骨不下行则上出矣。

一切虫入耳 如在左耳，以手紧闭右耳，努气至左耳，其虫自出。

两眼肿如桃大 用猪鬃四根，各插攒竹、睛明四穴捻之，待睡一觉醒，去之，妙。

一人头风六月畏寒，重裹绵絮，三十年不愈。予以荞麦粉二升，水调，打饼二片，更换合头上，微汗出即愈。

一人风痛数年，余以七叶黄荆取根皮，加接骨草、五加皮，酒煎服。

去牙法 用草乌末，略搽即去，用好盐汤洗之。

一人食肉生中毒 掘地深三尺，取下土三升，以水五升，煮数沸，取清汁服一升而愈。

食牛肉中毒 煮甘草浓①汁饮，即解。

食鸟兽肉毒者 大豆汁或盐汁服之。

诸果中毒 猪骨烧灰，冷水下一匙。

食蟹毒 紫苏煎汤服之。

食花椒气闭 新汲井水解之。

水银入人耳 皆死。以金银着耳边，水银即吐出。

---

① 浓：原作“脓”，据浩本、蔚本改。

一妇人患心痛数年 用茶末一分、信半分，白汤调下，吐瘀血一块而愈。

冷气吐白沫 良姜末三分，烧酒调下。

嘈杂吐清水 上好广皮，去白为末，五更起，坐床上，安末五分于手心，男左女右，干舐下而卧。服三朝必效，服此不好，病难疗也。

翻胃 水澄螺蛳泥晒干为末，大酒下一钱。

一人大病后，身面俱黄，四肢无力，吐血成盆，诸药不效。螺蛳十一枚，水漂去泥，连壳捣烂，夜露，五更取澄清，水服四次，黄去血止而愈。

九种心痛 恶心吐水，积聚气滞，是有虫也。干漆四两，慢火烧烟尽，醋糊为丸，绿豆大，食后酒醋热下三十五丸，不愈再加。

腰痛曲而难伸 山楂末三钱，茶酒盐汤随下。

赤鼻 枯矾三钱、硫黄二钱，卧时取三分于手心中，唾调以指涂鼻孔内，睡醒再涂，三日则变色，七日全愈。

干呕哕并手足厥者 陈皮四两，生姜半斤，水煎服。

胃反呕吐者 半夏二升不切、人参三两、白蜜一升，水一斗二升，和蜜，捣之二百四十遍，煎至四升，温服一升，余再服。

哕逆 橘皮竹茹汤，又治噫气五七日不止者。

橘皮二升　竹茹二升　大枣三十　生姜半斤　甘草五两　人参一两

水煎，三四服。

腰曲不伸，重如带石

赤茯　白术各四两　炙草三两　干姜炮，二两

每五钱水煎。

一人心痛彻背，背痛彻心。

赤石脂　胡椒　干姜各一两　附子五钱，炮　乌头二钱，炮

炼蜜丸，每服一丸，酒下，三服自愈。

一女人误吞针入腹，用蚕豆煮熟，同韭①菜食之，针从大便出。

一人误吞铜钱，胡桃肉食之自化，荸荠亦可。

一人开药铺，忽头肿如斗大，如锥刺，诸药不效。用煎甘草汤熏之，另煎甘草膏饮之即愈。乃药毒也。

一人中恶卒死，灸脐中百壮，以皂角末吹鼻，或韭汁灌耳。

一妇人膝冷至足，汤火不能温，以附子治之不效。用四物汤加黄柏、知母，四剂而愈。

一妇人初足下强硬数月余，膝亦硬，一年则手足骨节俱不能动，卧床如瘫，又非风症，知为虚也，以人参、当归、附子煎膏，尽二个而愈。

小儿尿不禁　蜜一杯，车前草汁和熬，夜露，清晨服之。

妇人新久腹痛　玄胡、苍术、槟榔、良姜各一钱，茯苓、肉桂、丁皮、干姜各五分，三棱、蓬术、甘草、青皮、砂仁各八分，莲须、葱白三根，水煎服，效如神。

催生　鱼胶八寸，瓦上焙干烧灰，酒送下。

产后儿枕痛　山楂一两，捣碎，水二钟，煎八分，入砂糖二匙，痛立止。

小便血　用病人头发烧灰，酒下。

水泻　腹中响如雷者，软石膏火煅，老米饭为丸，如桐子大，飞过黄丹为衣，每服二十丸，米汤下，即效。

---

① 韭：原作“並”，据浩本、蔚本改。

噤口痢　蜂蜜、砂糖并姜汁汤下。泻，用老米饮下。肚痛，炒米汤下。

九窍出血　清晨头一吊水噀①面，即止。

牙冷痛　蒜半瓣，巴豆肉一粒，绵裹，塞耳内。

肚痛丸

雄黄二钱　巴豆仁二钱，不去油

丸如芥子大，每三粒，白汤下，行利三四次，痛即止。

小便出大便　五苓散加分利水谷之剂。

过忍小便致转胞　滑石末，葱、酒调下二钱。

寸白虫　以黑龟一枚，陈藏糟包裹，火煅存性，为末，糊为丸，空心酒下三十丸。

治五绝死　自缢死，溺水死，打扑跌揾、木石压死，产后血迷晕死，中恶鬼击死，夜魇死。凡心头温者，皆可救治。用半夏汤泡七次，为末，丸如豆大，吹入鼻中，喷嚏即活。或用皂荚为末，吹入鼻中亦妙。

又方　急于人中穴，及两脚尖母指甲离甲一韭菜叶许，各灸三五壮，即活。脐中灸百壮亦效。

救自缢　凡自缢高悬者，徐徐抱住解绳，不得截断上下，安被卧之。以一人用脚踏其两肩，手挽其发，常令弦急，勿使缓纵。一人以手按据胸上，数磨动之。一人摩将臂胫屈伸之，若已强直，但渐屈之，并按其腹。如此一顷，虽得气从口出，呼吸眼开，仍引按不住，须臾以少桂汤及粥清灌，令喉润，渐渐能咽乃止。更令两人以芦管吹其两耳，无不活者。自旦至暮，虽冷亦可救；自暮至旦，阴气盛，为难救尔。

---

① 噀（xùn 讯）：含在口中而喷出。

又法 以一人两手掩其口鼻，勿令透气。一人用手摩其颈痕，两时，气急则活。

救溺水死 一宿者尚活。用皂荚为末，绵裹，塞粪门，须臾出水，即活。

又方 救起放大櫈卧，着脚后櫈坫起砖二块，却用盐擦脐中，待水自流出，切不可倒提出水。但心下温者，皆可救。

又方 急解衣带，艾灸脐中，仍令两人以芦管吹其耳中，即活。

救木石压死并跌搕伤 从高坠下跌死，气绝不能言者，急拍开口，以热小便灌之。童便尤良。

又方 扑打坠损，恶血攻心，闷乱疼痛。用干荷叶五片，烧令烟尽，空腹以童便温一钟，调下三钱，日三服。

又方 被打恶血攻心，用小便一碗，温服。

救中恶鬼击客忤一切卒死 用菖蒲根生捣，绞汁，灌鼻中或口中，即活。

又方 治鬼击，病卒着人，如刀刺胸腹内，痛不可按，熟艾，水煮服。若卒心痛为客气所中者，当吐出虫物。

救夏月途中热死者 不可用冷水灌沃，及以冷物逼外，得冷即死。宜移置阴处，急取路上热土，于死人脐作窝，多令人尿溺于脐中。又取路上热土，并大蒜同研烂，水调去渣灌下。

中河豚毒 急以桐油多灌之，吐出即愈，再服浓甘草汤。

食六畜肉中毒 以壁上黄土，水调服二钱，即差。

中巴豆毒 以黄连、大豆、菖蒲汁并解之。

误食桐油 令呕呭①，饮热酒乃解。

---

① 呭（yì义）：多言。

救虎伤　用生姜汁服，兼洗伤处，白矾末敷疮上。

救毒蛇伤　并诸色恶虫毒气入腹者，用苍耳草嫩叶捣汁，灌之，将渣厚敷伤处。犬咬，煮汁服之。

又方　用艾于伤处灸三五壮，拔去毒即愈。

治蛇咬毒入腹者，取两刀于水中相磨，饮其汁。

治绞肠沙　用好明矾末，滚水调服。

又方　治绞肠沙，痛不可忍。炒盐一两，热汤调服。危迫者，灌入口中，或吐或利，肠痛即止。

治痰喘　用胡桃肉三个、生姜三片，临睡细嚼，饮汤下，就枕又再嚼如前，饮汤下即安。

治咳嗽久患　连嗽四五十声者，用生姜汁半合、蜜一匙，煎热，温服，三服立效。

呕噎　用芦根五两切碎，水三钟，煎一钟服。

治吐血并鼻中出血　用藕节捣汁，饮之。

又方　用好绵烧灰，面糊为丸，酒下。

治鼻中出血　用乱发烧灰，井水调下，更吹鼻中。

治消渴　用田螺五升，水一斗，浸经宿，渴即饮水。每日换水浸。

治黄疸、黑疸、酒疸、食疸　用猪脂八两、乱头发如鸡子大二块，同煎，临服绞去发，分二服，病从小便出。

治小便不通　用蚯蚓捣碎，以冷水滤浓汁，服半碗立通。

又方　用盐填满脐中，艾灸盐上。

又方　用炒盐半斤，布裹，乘热熨小腹。

又方　用猪胆投热酒中服，立通。

治大便不通　用猪脂二两，水一碗，煮三沸，饮汁立通。

治痢泻初起　即以细茶、生姜各三钱，水二钟，煎至八分，服之。重者各五钱煎服，即止。不愈再服。

治赤白痢 用荠菜根、叶烧灰，汤调下，极妙。

治诸痢 以艾叶、陈皮煎汤服。

治眼目赤肿翳痛 用鲤鱼胆点之。亦治雀盲。

治赤眼 用甘草水磨明矾，敷眼胞上，痛即止。

又方 以自己小便洗眼，效。

治苍蝇入耳 用皂角子研烂，用生鳝血灌耳中。

治蚁子入耳 用猪精肉一指，火炙令香，置耳孔边，即出。

治蜈蚣入耳 用生姜汁或韭汁灌耳，自出。或以熟鸡肉一块置耳孔边，自出。

治牙疼 用樟冰、土朱和匀，绵包，嚼定，痛即止。

治哮 用鸡子二枚，略敲损，膜不可全损，浸尿缸内三四日，煮吃，即效。

治水蛊 用商陆根赤者杵汁，贴脐心，绢帛缚定，日易，效。

治无故尿血 用乱发和爪甲等分，烧灰，酒服方寸匕。汗血，止用发灰一字吹鼻中。食中误吞发，绕喉不出，取已头乱发，烧灰，水调服一钱匕。前后不通，烧末，三指撮投半升水中，三服。前后利血，灰研，饮方寸匕。男女通用。

治蜘蛛咬遍身成疮 用青葱叶一茎，去小尖头，孔内将一蚯蚓推入，紧缚两头，勿通气，但摇动即化，水点咬处即效。或用干蔓菁根为末，油搽，复取煮汤饮。

治腹满不能服药 用独颗蒜煨令熟，去皮，绵裹，内下部中，冷即易。蛇虺咬人，和酸草①抟绞，敷咬处。鼻血不止，

① 酸草：酢浆草。

用一枚，去皮，细捣，摊一饼如钱大，厚一豆许。左鼻贴右脚心，右鼻贴左脚心，两鼻两脚心，立瘥。止则急以温水洗之，或取便用盐嚼沃上，煎汤洗，妙。

治喘化痰　用猪蹄甲四十九个，净洗，控干。每个纳半夏、白矾各一字，入罐子内封闭，勿令烟出，煅通红，去火，细研，入麝香一钱。患上喘咳嗽，用糯米饮下，小儿半钱，至妙。

治反胃　用驴便日服二合，妙。驴驹衣烧灰，酒服能断酒。心痛绞结连腰脐，取驴乳三升，热服。驴耳垢，治蝎螫，敷上，或用黄丹醋调涂，或半夏末水调涂，或用楮树白汁涂之，皆取便立效。

治劳病　用玄参一斤，和甘松六两，同为末，炼蜜一斤，和匀，入瓷瓶内封闭，地中埋十日取，更用炭末六两、炼蜜六两，和匀入瓶内，封，更埋五日，取出，烧令病人鼻常闻香，疾自愈矣。

麦斗金接骨　其效如神。

用古老钱二十个背上有字者佳、好朱砂一钱、自然铜五分、乳香三分、没药三分。先将古老钱烧红，擂碎，为极细末，以后药碾罗为细末，和匀。用甜瓜子炒去壳，擂细，酒送下一麦斗，又用酒送下一麦斗，良久不见响声，再服甜瓜子一麦斗，酒下催之，不可多服。一麦斗，即今之一茶匙也。

接骨　用大虾蟆生研似泥，缚定其骨，自然瘥。

折[①]伤骨损　用阡阡活、老鸦眼睛藤，浓煎汤洗之，骨自上。

---

① 折：原作“拆”，据目录及文义改。

人被枪刀斫[1]伤 用扁柏捣烂，加白蜜和匀，敷患处，缚紧，干自愈矣。

又方 用何首乌捣烂，加糟少许，缚定骨折处。

蛇咬 用人耳中粪搽咬伤处，流尽血，即无事。

又咬极痛 用乌龟板灰，掺之即止。

风犬咬 用马兰头草捣汁，酒调一碗，服之，脚跟上出血立愈。

犬咬 去毒血，以米泔洗净，纸上炒黄丹赤色，贴上立妙。又干砂糖搽上，尤妙。

酒渣鼻 四年内外藏糟，茄露调硫黄末，搽四日后尽白。

又方 用连翘穰、细茶各半，不拘时和嚼，食半月即白。

治疝气 用鬼馒头[2]，黄泥固济，煅过为末，空心酒下。

治疝气 上冲如有物截之心，腕手足冷欲死者，用陈皮、荔枝核炒黄、硫黄各等分，溶化，投入水去毒，各为末，饭丸桐子大，每服十五丸，不拘时，温酒下，其疼立止。

治疝气偏坠 不拘远年近日，用木香三钱，破故纸一两，大茴香、小茴香各五钱，青盐[3]一钱五分，川楝子二两，为末，每服一钱，温酒调下。

小肠气攻上者 用乌药、良姜、白牵牛、青皮，末之，酒下二钱。

神方 硫黄，火中溶化，即投水中去毒，荔枝核炒焦，黄陈皮等分，为末，饭丸。每服十五丸，其痛立止，疼甚略用六丸，不可多也。

---

① 斫（zhuó 茁）：用刀、斧等砍削。

② 鬼馒头：木馒头。

③ 青盐：戎盐。

回春丸 用茯苓一两，白术一两，炒山楂、炒枳实、炒八角茴香一两，吴茱萸一两，炒荔枝核一两，橘核一两，蜜丸，姜汤下。

解诸般毒 食信，用雄鸡血逞热饮之，立愈。

诸骨鲠 用烧红锯齿放酒内，饮之即愈。

鸡骨鲠 用旧靴皮化灰，食之即愈。

又方 用玉簪花根捣汁，入喉不可着牙齿，甚妙。

鸡鱼骨鲠 用苎麻根擂汁，灌下即化。

又方 栗子肉嫩皮烧灰，酒下。

火烫 用乳香定痛散。

乳香半钱，轻粉一钱，米粉、绿豆粉、官桂各半两，黄丹、粉霜各一钱，为末，以牛皮胶化开，稀稠入药搅匀，唇上试不热可用。取鹅毛搽患处，安药不定。端午日，取虾蟆烧灰存性，为末，疮湿干掺。

刀伤 用未出毛老鼠，同陈石灰、栋树根上白皮、车前子同捣烂，作饼，阴干为末，掺之极效。

耳胀痛不可忍 用江鱼齿火煅，为末，水调，滴入耳中。

又方 用虎耳草捣碎取汁，滴入耳内。

耳孔出脓 用枯矾、石子、麝香、轻粉各等分，为末，即愈。

男子妇人身上出虫 用槿树根煎汤洗之，即效。

酒醉气绝 用小遗桶倾去尿，将水徐徐荡去浮垢，毕，急将滚汤浇在尿垢上，少顷取其清汁，缓缓灌入口中咽下，鼻中有气息，斯得生矣。

卷十二　附世传秘方

怪症一百有九①

一人遍身忽然肉出如锥，痒痛不能饮食，名血拥。用赤皮葱烧灰，水淋汁洗，内服淡豆豉汤数盏而愈。

一人眼前常见禽虫飞去，捉之即无，此肝胆经为疾。用酸枣仁、羌活、玄明粉、青葙子各一两，为末，每用水煎二钱，和滓，日三服。

一人眼珠垂下至鼻，大便血出，名肝胀。用羌活水煎，数服即愈。

一人腹中有物作声，随人语言，名应声虫。服雷丸而愈。

一人饮油五升方快意，此乃发入胃，血裹化为虫也。用雄黄五钱，水调服。

一人卧于床，四肢不能动，只进得食，好大言说吃物，谓之失说物望病。如说某肉，即以其与看，不与食之，失他物望也，睡中流出馋唾即愈。

一人遍身皮底浑如波浪声，痒不可忍，抓之血出不能止，名气奔。用人参、苦杖②、青盐、细辛各一两，水二碗，煎十数沸，饮尽便愈。

一人眼内白眦俱黑，见物依旧，毛发直如铁条，不语如醉，名血溃。用五灵脂末二钱，酒调下，愈。

---

① 怪症一百有九：原无，据目录补。

② 苦杖：虎杖。

一人忽然气上喘，不能语，口中涎流吐逆，牙齿摇动，气出转大即闷绝，名曰伤寒并热霍乱。用大黄、人参各五钱，水三钟，煎八分服。

一人手足甲忽然长倒生肉刺如锥，食葵菜而愈。

一人胁破肠出，臭秽。急以香油抹肠送入，即不出，又以人参、枸杞子煎汤淋之，皮自合。吃猪肾粥，十日愈。

一人口鼻中气出，盘旋不散，凝似黑盖，过十日渐渐至肩，与肉相连，坚胜铁石，无由饮食，多因疟后得之。用泽兰水煎，日饮三盏，五日愈。

一人头面发热有光色，他人手近如火炙。用蒜汁半两，酒调下，吐物如蛇，遂安。

一人浑身生泡如甘棠梨，破则出水，内有石一片如指甲大。其泡复生，抽尽肌肉，不可治矣。急用三棱、莪术各五两，为末，分三服，酒调下。

一人夜有醉者，误吞水蛭，腹痛、黄瘦、不进饮食。用小死鱼三四个，猪脂煎溶搅匀，入巴豆十粒研烂，和田中干泥，丸如绿豆大，以田中冷水吞下一丸，泄下为度。

一人小便出屎，大便出尿，名交肠。用旧幞头①烧灰，酒下五分，愈。

一人玉茎硬不痿，精流无歇，时如针刺，捏之则脆，乃为肾满漏疾。用韭子、破故纸各一两，为末，每三钱，水煎，日三服，即止。

一人身及头面肉肿如蛇状。用雨湿砖上青苔一钱，水调涂，立消。

---

① 幞头：头巾。

一人大肠内虫出不断，断之复生，行坐不得。鹤虱末，水调服五钱，自愈。

一小儿初生如鱼胞，又如水晶，碎则水流。用密陀僧，罗极细末，掺之。

一小儿初生遍身无皮，俱是赤肉。掘土坑卧一宿即生皮。又方，用白早米粉，干扑上，候生皮乃止。

一人寒热不止，四肢如石，击之如钟磬声，日渐消瘦。用茱萸、木香等分，水煎服，即愈。

一人大肠头出寸余，候干自退，落又出，名截肠病。用芝麻油，器盛坐之，饮大麻子汁数升，愈。

一人鼻腥臭水流，以碗盛而视之，有铁色虾鱼如米大，走跃，捉之即化为水，此肉坏矣。一日食鸡肉二次，一月而愈。

一人四肢节脱，但有皮连，不能举动，名曰筋解。用黄芦，酒浸一宿，焙为末，酒下二钱，多服方安。

一人腹中如铁石，脐中水出，旋变作虫行之状，达身匝豕，痒痛难忍，扒扫不尽。浓煎苍术汤浴之，以苍术加麝香，水调服之。

一人眉毛摇动，目不能视，唤之不应，但能饮食。用蒜三两，取汁，酒调下，即愈。

一人毛窍节次血出，少间不出，即皮胀如鼓，口鼻眼目俱胀，合名曰脉溢。用生姜汁并水各一二盏，服安。

一人患蛇瘕，乃蛇精及液沾菜上，人误食之，腹内成蛇，或食蛇亦有此症。其人常饥，食之即吐。用赤头蜈蚣一条，炙末，分二服，酒下。

一人患蛟龙瘕，用寒水石饭三升，每食五合，日三服，吐出蛟龙而愈。

鳖瘕，痛有来止，或食鳖即痛。用鸡屎一升炒黄，投酒中浸一宿，焙为末，仍用元①浸酒调下。

鸡瘕，有病冷痰者。医曰：因食白瀹②鸡过多故也。用蒜一枚煮服，乃吐一物如升大，痰裹开视之，乃鸡雏也。再服，吐十三雏而愈。

一人尸厥，奄然死去，腹中气走如雷。用硫黄一两、焰硝③五钱，细研，分三服，好酒煎觉烟起则止，温灌之，片时再服而安。

一诸疮如蛇出数寸，用硫黄末涂即消。

一人眼中视物倒植，用藜芦、瓜蒂为粗末，水煎服，得吐而愈。

一妇产后，有胞伤破，不能小便，常漏湿不干。用生丝绢一尺剪碎，白牡丹根皮、白及各一钱，水二碗，煎至绢烂如饧，空心顿服。不得作声，作声即不效。

一妇产后，水道中出肉线一条，长三四尺，动之则痛欲绝。先服失笑散数服，次以带皮姜三斤，研烂入清油二斤，煎油干为度。用软绢兜起肉线，屈曲于水道边，以前姜熏之，冷则熨之。一日夜缩其大半，二日即尽入。再服失笑散、芎归汤调理之。如肉线断，不可治矣。

一妇产后，两乳忽细小，下垂过小腹，痛甚，名乳悬。用芎、归各一斤，内用半斤，水煎服。余用烧烟熏鼻口，二料乃效。

一妇见满壁皆莲花，此痰症也。服礞石滚痰丸。

---

① 元：后作“原”。
② 瀹（yuè 乐）：煮。
③ 焰硝：硝石。

一人患心疾，见物如狮子，伊川教以手直前捕之，见其无物，久久自愈，继服牛黄清心丸。

一人患肿毒，溃后不时出一细骨。用生桐油调蜜陀僧如膏，绢摊贴，妙。此亦内热，骨乃所化之物也，谓之名腐骨。

一人灸火至五壮，血出一缕，急如溺，手冷欲绝。以酒炒黄芩二钱为末，酒下则止。

一人头皮内时有蛆出，以刀破皮，用丝瓜叶捣汁搽之，蛆出尽，绝根。

一人渊疽之发于肋下，久则一窍有声，如婴儿啼。灸阳陵泉二七，声即止而愈。

一人患头风症，耳内常鸣，头上耳内有鸟雀啾啾之声，此头脑挟风所为也，用芎、归而愈。

一妇产子，舌出不能收，以朱砂敷其舌，乃令作产儿状，以二女扶之壁外，渐堆盆盎①，令堕地声响，使妇闻而惊，舌则收，安矣。

一妇忽生虫一对，于地能行，长寸余，自后月生一对。医以苦参加打虫药为丸，服之又生一对，埋于土中，过数日，发而视之，暴大如拳，名子母虫，从此绝根。

一妇眼中忽有血如射而出，或缘鼻流下，但出多时，即经不行，乃阴虚相火之病。遂用归身尾、生地、酒芍，加柴胡、黄柏、知母、条芩、侧柏叶、木通、桃仁、红花，水煎，食前服，数剂而愈。

一妇产后食茶粥，每日二十舍碗，一月后遍身水冷数块。人以手指按其冷处，即冷从指下上应至心，如是者二年，诸治

---

① 盎：古代的一种盆，腹大口小。

不效。以八物汤去地黄加橘红，入姜汁、竹沥一酒钟，十服乃可。

一妇三阴交无故血出如射，将绝。以指按其窍，缚以布条，昏倒不知人事，以参一两煎汤灌，愈。

一妇产户下一物，如帕有尖，约重一斤，却喜血不尽，虚。急与黄芪、白术、升麻各五分，参、归各一钱，水煎服，三剂而止。

一人被鬼击，身有青痕作痛，以金银花水煎服。

一人每至秋冬，遍身发红点作痒，此寒气收敛，腠理阳气不得发越，怫郁内作也。宜以人参败毒散解表，再以补中益气汤实表而愈。

一人因剥死牛瞀闷，令看遍身俱紫泡。急刺泡处，良久遂苏，更以败毒药而愈。多服紫金锭。

蛇入人窍中，急以手捻定，以刀刮破尾，用椒或辛辣物置尾，以线系之，即自出。不可拔。

一小儿七岁，闻雷则昏倒不知人事。以人参、归身、麦冬，少入五味，尽一斤后，闻雷自若。

一人但饮食，若别有一咽喉，斜过膈下，径达左胁而作痞闷，以手按之，则沥沥有声。以控涎丹十粒服之，少时痞处热作一声，转泻下痰饮二升，垂饮食正下而达胃矣。

一人胸背皆驼，颈渐短，问其故，因食旱鳖所致。患上用紫苏煎汤洗净，次用龟尿搽之。取尿法，以龟置器中，用镜照之，则尿出矣。

一人心口痛，葱白三根捣烂，面粉三钱和匀，热酒调下，立愈。

一人颈项肿，与头相统，按之坚硬。漏芦汤一剂服下，发痒，顷刻消散。

一人田间收稻，忽然遍身痒入骨髓。用食盐九钱，泡汤三碗，每进一碗，探而吐之，三进三探则不痒矣。

一少年玉茎挺长，肿而痿，皮塌常润，磨股难行，两胁气冲上，手足倦弱。先以小柴胡汤加黄连大剂行其湿热，少加黄柏降其逆上之气。肿渐散，茎中硬块未消，以青皮为君，佐以散风之药服之，外以丝瓜汁调五倍子末敷，愈。

一病人似喘不喘，似呕不呕，似哕不哕，彻心中愦愦然无奈，用生姜半夏汤主之。半夏片半斤，生姜汁一升，水三升，先煎夏至二升，后入姜汁，共煎一升半。待温，分四服，日三夜一，病止停服。

一人暑月行百里，渴而饮山水，至晚以单席阴地上少睡，顷间寒热吐泻，身如刀刮而痛。医皆曰中暑，进黄连香薷饮不应。予诊其脉细紧而伏，此中寒也。众皆笑曰：六月中寒，有是事乎？予以附子理中汤，服而效。

冬天伤暑　一妇冬月洒洒恶寒，翕翕发热，恶食干呕，大便欲去不去。诸医以虚弱，用涤痰二陈汤，不效。予治脉虚无力，类乎伤暑。众不然，深究之，妇曰：昨因天寒，取绵套盖之得此一症，诚哉伤暑也。但绵套盛暑晒之，热收箱中，必有暑气，今体虚得之易入，故如是。妇曰然。遂用黄连香薷饮，进二服即安。噫！冬天伤暑，夏月中寒，病亦少见，问切之功，不可不知也。

一盘肠产者，临产肠先出，而后产子，既产之后，其肠不收。以醋半盏，冷水七分，调匀，噀妇面，三噀则肠收尽，此良法也。

一产后腹痛烦满不得卧，用枳实略烧黑、芍药等分，为末，麦冬下一钱许。

一妇人腹中诸病。用当归一两半，芍药八两，泽泻、川芎各四两，白术、茯苓各四两，为末，酒下一钱。

一产妇因子死，经断不行者半年。一日小腹忽痛，阴户内有物如石硬，塞之而痛不禁。众医不识，青林曰：此石瘕病也。用四物加桃仁、大黄、三棱、槟榔、胡索、附子、泽泻、血竭，二剂而愈。

一小儿遍身痒甚，以生姜捣烂，布包擦之而止。

一人在山亭裸体而卧，其阳被飞丝缠绕，肿痛欲断。以威灵仙煎汤，浸洗而愈。

胃寒肠热 水谷不化，腹胀痞满，泄利不止。用川乌头去尖半两，山栀仁、干生姜[①]各二钱半，姜汁糊丸，酒送下，日进三服。

胃热肠寒 善食而饥，便溺，小腹胀痛，大便涩。青皮、三棱、蓬术、黄连各一两，巴豆霜二钱半，面糊丸如绿豆大，或茶或酒随下三五丸。

疝气牵引小腹痛

蒺藜炒 附子炮 栀子一两

每三钱，水煎服。

口疮不已，名赴筵散。

黄柏 青黛 蜜陀僧各等分

为末，干掺。

失音不言

诃子四枚，生熟 桔梗一两，生炙 甘草二寸，生炙，俱各半

① 干生姜：原作“干姜生”，据浩本乙正。

每二钱，童便、水各一盏，煎五七沸，甚者不过三服。

神应散 春夏脚指叉湿烂。

枯矾六钱 飞丹五分

为末，掺之。

一少年新婚欲交媾，女子阻之，乃逆其意，遂阴痿不举五七日，以秃笔烧灰，酒下二钱，即起。

小便频数，一日夜百余次，此脬①气不足，服缩泉丸。益智仁、乌药大如臂者，等分为末，酒煮山药，打糊为丸如桐子大。卧时用盐酒送下七十丸。

一女子十六岁，四腕软皮处生恶物，如黄豆大，半在肉内，红紫色，痛甚，诸药不效。一方士将水银四两，白纸二张，揉熟蘸水银，三日自落而愈。

牙疼 新掘李树根，取白皮捣细，浓浸，时时含之，绝根。

临卧浑身虱出，约至五升，随至血肉俱坏，每宿渐多，痛痒不可言状。虽吃水，卧床昼夜号哭，舌尖出血不止，身齿俱黑，唇动鼻开，但饮盐醋汤，数次安。

小儿刮肠痢，眼闭口合，名曰噤口痢。用精猪肉一两，薄切片，慢火炙，以腻粉末五分，旋铺肉上，炙令成脯。如不吃，放鼻头闻香，自然要吃。

又方 腊肉脯，煨熟食之，妙。大人亦可服。

一妇开甑②为热气所冲，面目肿而经闭。用炊饭布经久者，烧灰，随敷随消。

一人患痨二年，一日无肉味腹痛不可忍，恐传染，置空室

① 脬（pāo 抛）：膀胱。

② 甑（zèng 赠）：蒸食炊器。

待自终。三日无肉，或惠鸡子，病人自煎食，将熟，鼻中碍，忽打喷嚏，有红线二尺自鼻出铫①，遂以碗盖之，煎熟视，乃痨虫也。

一人自幼好酒，片时无酒，叫呼不绝，全不进食，日渐羸弱。或执其手缚柱上，将酒与看而不与饮，即吐一物如猪肝，入酒内，其人遂安。

鼓胀 旦食不能，暮食痞满，名鸡屎醴饮。

大黄 桃仁 鸡屎要干者，等分

每一钱，水一钟，姜三片，煎汤调下，愈后临卧服。

又方 用猪血不着盐水，待自凝硬，沥去水，晒干为末，酒下，泄之妙。

一小儿卒死而吐利，不知是何病。

狗屎一丸，绞汁灌之。无湿者，水煎干屎取汁，亦可。

狐惑证 下唇有疮曰狐，乃虫食其肛，黄芩煎汤洗之。上唇有疮曰惑，乃虫食其脏，因腹内热，肠胃虚，虫出求食。用泻心汤，大黄二两，芩、连一两，水煎服。

小儿胎受热毒，生下两目不开。

灯心、黄连、秦皮、木贼各五钱，水一盏煎，澄清，频洗之。

一室女近窗做女工，忽患头疼甚，诸药不效。一医徐察知②，窗外畜鹅，知为鹅虱飞入耳内，咬而痛也。以稻杆煎浓汁灌之，虱死而出，遂不痛。

一居民逃难石室中，以烟攻之，偶得葡萄③，食之而苏。

---

① 铫：盌，小瓮。
② 知：浩本、蔚本作“之”。
③ 萄：疑误，当作“萄”。

又法 以口呵地，即不死。

秃积 鲫鱼一枚，四两重，去肠，以乱发填满，湿纸裹，烧存性。入雄黄，生麻油调敷。先用药汤洗。即辣黎。

小儿初生，身破裂者，必死；阴不起者，必死；股间无肉，死；无粪门者，必死。一云，必假物以开之。近有女之阴亦不开者，夫以小刀开之。

收蝎法 每年除夜，左手拽起前裾，右手执三尺长棍，向门榻上敲三下，念咒：云蝎云蝎螫螫螫，不向梁上走，却来这里螫，一敲敲八节。咒毕，吸气一口，吹入于杖头，复吸其气，吹于执杖手心，如此三次即已。遇有蝎蜇，以手摩之即不痛，可用一年。次年除夜，必如法为之，否不验也。

一老妇喉心中咬痛，得食则止，心思香燥之物。偶夏天猫绕脚而叫，此妇素性爱猫，取鹿脯嚼之，喉中忽有一物出，急取之堕地，头足皆有，五寸长许，乃饥虫也。

一人背发一块，心神兀兀，四肢倦怠，饮食不进。一医曰：此虱瘤也。剖开果虱合许。甘草汤洗净拭干，将多年油木梳，煅灰为末，菜油调搽，立愈。

眼赤鼻张，大喘，浑身出斑，毛发如铜钱，乃目中热毒，气结于下焦。用白矾、滑石各一两，为末，作一服，水三碗煎至半，冷不住饮，尽乃安。

一人有虫如蟹走于皮下，作声如小儿啼，为筋肉之化。雷丸、雄黄各一两，为末，掺在猪肉片上，炙熟，吃尽自安。

一人发上水珠如汗，滴不止。用甘草一斤，煎汤三四碗，作三四服，其水即止。此证自幼间服药过多故也。

一人鼻中毛出，昼夜可长一二尺，渐渐粗圆如绳，痛不可忍。虽痛一摘一茎即后复生。此因食猪羊血过多，用乳香、硇砂各一两，为末，饭丸，空心临卧，水下十丸即落。

一人自觉自形作两人，并卧不别真假，不语，问亦无对，乃是①离魂。用辰砂、人参、茯神，浓煎汤饮之。真者气爽，假者化也。

一妇六十余岁，得饥疾。每作时，如虫吃心，得食方解，如是三四年来。夏热纳凉，有一猫甚爱，适猫远叫，取鹿脯自嚼啖猫。至于再嚼，觉一物上触喉间，引手探得之，如拇指大，坠地，以火照之，其物头尖而扁，类塌沙鱼，形身如虾，破腹有八子，其病即愈。

一人穿断舌心，出血不止，以米醋用鸡翎刷所断处，其血即止。仍用真蒲黄、杏仁去皮尖、硼砂少许，为末，炼蜜调搽，或噙化而安。

一人身上及头面肉上浮肿如蛇状，用两滴阶砖上苔痕，水化开，涂蛇头，立消。

一人被蜘蛛咬，腹大如孕妇，有游僧见之，教饮羊乳，一日而平。

妖魅变化为猫、为兔、为鬼，病人为其所惑，不肯言鬼，巍然如痴。用鹿角屑捣末，用水调服，顷间，即实言为鬼所凭也。

一人食芹菜，忽患腹胀而痛。医曰：蛟龙子多生芹上，用饧糖、粳米、杏仁、乳饼，煮粥食之三升，日三服，吐下蛟龙子有两头者。

明太宗皇帝好食生芹，日久腹痛，召太医盛御医治之。盛询，知好食芹菜，乃制田中泥土为丸，服之二次，明早利下虫

① 是：浩本、蔚本作“自”。

无数，皆小蚂蝗、小沙搭子耳，其痛即愈。

隆庆二年十一月，友人吴爱楼，喉间忽生一块，形色如田螺，颇坚硬。一月余，烂开寸许，气甚腥臭。至十二月，邀麟诊视之，莫测其为何症，不敢轻答，坐良久，细思之。问其家眷：平日曾患杨梅疮否？对曰：不曾患此疮。止一日，忽见孩儿头面皆生杨梅疮，问曰：此儿谁家子也？对曰：病人之长儿也。遂原其由。爱楼得子甚晚，颇锺爱，晚以头枕父臂，子口对父之口，其毒气熏蒸于肺，故喉之下，肺之上烂一大孔。急以鲜蚌大者，以刀抉开，取其水以绢滤净，一日五六次灌之，吐出臭涎盈斗。将冰片、孩儿茶、鸡内金、硼砂、大红绒灰、牡蛎、青锭、人中白、杏仁灰等分，末之极细，吹入患处，一日七八次。外服人参、桔梗、甘草、玄参、黄芪、天花粉、鼠黏子、生地、芍药、当归、金银花、小柴胡、冷饭团、麦冬，上剉，水煎服，三月而愈。

一少妇产儿后，忽玉户中垂尺许，如白肠之状，少不知事，私以手摘断。至晚，腹痛号泣而绝。此肠即生肠，又曰胞户、子宫，切不可损，损则伤生。盖气血衰败，未能收入，宜多进活血之剂，三二日间自然收入，不足忧恐也。予治四三人，皆以此药之力。

一友人，春月将熟羊肉、猪肉露放月台之上，明日治以燕[1]客。凡二十余人皆吐呕不安，唯二三人不吐呕，盖食肉少而酒多也。一老医云：此盖夜露之毒也。如秋夜之气清，露亦不毒，今人以酒曲渍之良妙。以甘草煎汤，饮之即愈。

---

① 燕：通“宴”，宴饮。清代朱骏声《说文通训定声·乾部》：“燕，叚�为宴，飨宴也。”

隆庆三年已巳正月十七日，盐商胡小溪家人媳妇，年方二十三岁，怀脤[1]九月矣。一日食鱼，鱼骨鲠喉间，至半日呕吐，继之以血碗许，鱼骨尚在喉中。忽吐出一条约有二尺余，形如小肠，阔五分，内有所食鱼、菜、粉皮、饭，未化。家人为推入口中，尚余五寸，其夫复纳入之，遂昏倦，自此呕吐不止，汤亦不能进。延予治之，遂将生炭火一盆放病榻前，以好醋一碗沃之，使醋气盈满其室，清其神也。进以牛黄清心丸，腹觉有微疼，再用人参养胃汤，倍加人参一分、红花、牡丹皮、当归、川芎、白芍、生地、阿胶，煎服五六贴，病痊愈矣。

嗟夫！此妇所吐之肠，有类于肠耳。若肠出而断，顷刻立毙，岂有得生之理？此吐出者，肺之系也。因呕吐太甚，被气冲逆而断，其连肺之一头随吐而出。今既纳入，复吐不已，气不平耳。今用醋汤以清其神，牛黄丸以清其心，煎剂以补益其血气，故旬日之间，安妥如常。此亦原其病而药之耳，岂肯效好利之人，乘其危而邀名索物者，同日而语哉。医者意也，全在活法，书此以为世劝。

耳中血出不止，龙骨末敷之。

救冻死 以热灰熨心，冷即易之，目开气出，以粥汤温补。

凡中恶中忤 忽然眼见鬼物恶气，蓦然倒地，四肢厥冷，两手握拳，口鼻出清血，此与尸厥同。勿移动，即令人围绕，烧火及麝香、安息、苏木、桃头之类，待省，方可移归。

舌上血出如簪孔 赤小豆一升，杵碎，水三碗，和搅取汁，每服一盏，不拘时服。槐花末掺上亦妙，名曰舌衄。

妇人生产 伤动尿胞，破，终日不能小便，但漏湿耳。

---

① 脤：疑误，当作“娠”。

黄丝绢一尺，生者，剪①碎　白牡丹根皮千叶者为末，用无不效　白及末，一钱

水二钟，煮绢烂如泥，空心服。服时勿作声，作声不效，慎之。

中恶客忤睡死　麝香一钱，研，和醋灌一合，入腹即苏。

一人患痈，口出微脓，如蟹吐沫，此肉溃透膜也。疮疡透膜十无一生，须大补，亦不活也。

琥珀万安丸　治男妇酒食虫。

槟榔四两　白牵牛末　黑牵牛末各二两　雷丸　大黄　知母　贯众各一两　沉香　木香各半两　芜荑一两

上为末，每用四钱，五更先嚼生姜一块，次用隔宿糖汤露一夕，次早调药服。取下黄赤黑白虫积病根，直至日晡吃白粥补之。先服生姜，免至恶心。此方亦可水丸，服四钱重。

雄麝散　治五种蛊毒。

雄黄末　麝香另研，各一字

用生羊肺一指大，以刀切开，内药在内，肺裹吞下。

国老饮　治蛊症。

白矾末　甘草各等分

上为细末，每服二钱，食远水调下，或吐黑涎，或泻，皆效。若平生预服防蛊者，宜以甘草熟炙煮服，即内消，不令吐，神验。

保灵丹　治诸蛊毒、一切药毒，神效。

朱砂另研，一两　大山豆根五钱　雄黄　黄丹　麝香　黄药子　续随子生，研　巴豆不去油　斑蝥去翅足，二钱半　糯米半生，

---

① 剪：原作“煎”，据浩本、蔚本及文义改。

半炒　赤蜈蚣二条，一炙，一生

上各修制，入乳钵研和，于端午、重阳、腊日修合，勿令鸡、犬、妇人见。用糯米糊丸如龙眼核大，阴干，瓷盒收。每服一丸，茶清吞下，不得嚼破。须臾，病人自觉心头如泄断度条声，将次毒物下，或自口出，或自大便出，嫩则是血，老则成鳖，或蜣蜋[1]等状，药丸凝血并下。如口禁，棺[2]开下药。或蛇蝎诸毒，以醋磨敷患处。忌酒肉毒物一月，惟软饮饭可也。

荠苨汤　解诸药毒。荠苨，能乱人参，即此荠苨也。

荠苨　黑豆　甘草各等分

上㕮咀，每服七钱，水二盏，煎八分，去渣温服。

奇方　治一切毒。

白扁豆晒干为末，每服二三钱，新汲水调，顿服，得利则安。

一方　解砒霜毒。

白扁豆　青黛　甘草各等分　巴豆擂去壳，用半斤

上为细末，每服一钱，以砂糖一大块，水一钟化开，调药饮之，毒随利。后宜进五苓散、益元散。

又方　解砒霜毒。以早禾杆烧灰，新汲水淋汁，绢袋滤过，冷服一碗，毒从下利，即安。

一方　蓝饮子，解砒毒及巴豆毒。用蓝根、砂糖二[3]味相和研，水服之。或入薄荷汁尤妙。

解巴豆毒　寒水石，磨水服。黄连，煮汁服。菖蒲新者，

---

① 蜣蜋：蜣螂。

② 棺：浩本、蔚本作“揭”，义胜。

③ 二：原作“三”；据蔚本及上下文义改。

捣取汁服。

中巴豆毒 其证口渴，脸赤，五心烦热，利不止。用芭蕉根叶捣。

解草乌毒 歌曰：草乌之毒最粗凶，甘草浓煎服有功。米醋砂糖皆可用，白矾水点亦能攻。

解天雄附子乌头毒 防风、枣肉，浓煎服。

解一切菌毒 掘一地窟取黄土，以新汲水于内搅之，澄清，少取水饮之。名地浆。

解河豚毒 一时困怠，急以桐油多灌之，使毒物尽吐出为愈。或以白矾为末，调汤服。中河豚毒能杀人，服此药毒自消。

解鳝鳖虾蟆毒 生豆豉一大合，新汲水一椀，煮豆豉浓汁，顿服，效。

解食牛马肉中毒 大甘草四两，以无灰酒研服。尽病人量饮之，须臾吐大泻。如渴不可饮水，饮之必死。

《肘后方》：服雄黄中毒，防己汁解之。

《金匮玉函》：治误饮馔中毒者，未审中何毒，卒急无药可解，只煎甘草荠苨汤服之，入口便活。

《圣惠方》：治中鸩毒气欲绝者，用葛根三合，水三盏，调饮之。如口噤者，以物揭开灌之。鸩食半夏苗，故有毒。

《肘后方》：治食鱼中毒，浓煮橘皮，饮汁。

《梅师方》：治食马肝有毒杀人者，以雄鼠屎三七枚，和水研，饮服之。雄者两头尖①。

《梅师方》：蜀椒闭口者，有毒，误食之便气欲绝，或下白沫，身体冷。急用井水三二碗，饮之立解椒毒。或煎浓豉汁

① 雄者两头尖：原脱，据浩本、蔚本补。

服之。

《圣惠方》：治食蟹中毒，以生藕汁，或煮干蒜汁，或冬瓜汁，或紫苏汤，并佳。

《葛氏方》：食自死六畜肉中毒，黄柏末，服方寸匕，未解再服之。

《外台秘要》：服药过剂及中毒烦闷欲死，烧犀角末，水服方寸匕。

《肘后方》：服药过剂及中毒烦闷欲死，刮东壁土，以水三升，调服之。

《辍耕录》：治食河豚者，一日内不可服汤药，恐内有荆芥，与此物大相反，亦恶乌头、附子之属。世传中此毒者，乃亟饮粪清乃解，否则必死。又闻不必用此物，以龙脑浸水，服之能解，或橄榄皆可解。后得一方，用槐花炒过，与干胭脂各等分，同捣为末，用绿豆粉水调灌，大妙。如无新橄榄，以其核多磨汁，服之良愈。

一方　治中诸毒，卒恶热黄闷欲死者，以人屎者最效，须与水和服。其干者，烧烟绝，水渍饮汁，名破棺汤。

破棺散　治魇寐卒死及为墙壁、竹木所压，水溺、金疮卒致闷绝，产妇恶血冲心，诸暴绝证。

半夏汤泡七次，去滑为末，吹入鼻中

或以皂角末吹入亦可。

凡魇者，不可用灯照，亦不得近前急唤，但痛咬其足跟并大拇指甲边，或以皂角末吹鼻。

朱砂散　治中恶、中忤、鬼气。其证暮夜，或登厕，或出郊野，或游空室冷屋，或人所不至之地忽然眼见鬼物，口鼻吸着恶气，蓦然倒地，四肢厥冷，两手握拳，鼻口出清血。此证与尸厥同，见此切勿移动，即令亲人围绕烧欠①，或烧麝香、安息香、苏木、桂木之类，直候记省，方可移归。

犀角屑②研末　生麝香　朱砂各一钱

上为末，每服二钱，新汲水调灌之。

又方　雄黄为细末，每服一钱，桃叶煎汤调灌下。

又方　治人恍惚见鬼发狂。平胃散加辰砂末，枣汤。

又方　治客忤中恶，多于道路在外，得之令人心疞痛，腹满，气冲心胸，不急治，杀人。好京墨为末，每服二钱，沸汤调服。或瓦器盛汤，用衣衬贴于肚上熨之，汤冷则换。

灸法　救魇死，及一切卒死及诸暴绝证。用药或不效，急于人中穴，及两脚两大拇指离甲一韭叶许，各灸三壮五壮，即活。

又法　灸脐中百壮亦效。

灸大胞扁肾　以艾壮放在大拇③指甲并半在肉，灸七壮，七日避风勿洗足，戒房劳，即效。

小肠疝气　以阳物扯长，对中毛际，再运左右两边，以物住处，墨点记之，小艾壮灸七即愈。

又乌绒树荚肉子，微炒，为末，早晨空心，好酒调下三钱。

小儿杂症

小儿初生，休与乳，取甘草一指节长，火上炙脆，以水三合，煮一合，绵蘸儿口中，可蚬壳上，儿当快吐脑中恶汁。后待儿饥渴，更与两服，不吐，尽一合止。得吐恶汁后，儿智慧无病。

---

① 欠：疑误，当作“火”。
② 屑：浩本、蔚本均无。
③ 拇：原作“母”，据浩本改。

新生三日开肠胃，研粳米浓作饮如乳，与儿服。

儿初生时，以猪胆汁倾汤内浴儿，永无疮疥之疾。月内用之。

生下不饮乳及小便不通，乳汁二合，葱白一寸，分四破，银石器内煎一合，灌立愈。

生下舌下有膜如榴子，连于舌根，令儿语言不发。可摘断，微有血。如血不止，烧发灰掺之。又用白矾灰、釜底墨，酒调用。此疮名七星疮，或以细针拨之。

惊哭有泪，是肚腹痛，用苏合香丸，酒服。

小儿睡中遗尿不自觉，以桂末、雄鸡肝等分，为末，日进三服。

不小便，盐安脐中熨之。尿血，甘草煎服之。

冻疮，取金毛狗脊上毛，贴之。

头面痘痂剥去，脓血出。以真麻油润之，免成瘢痕。酥亦良。

痘斑疮，心躁，卧眠不安，升麻煎汁，绵蘸拭干。

诸骨入肉不出者，煮白梅肉烂，研象牙末，厚敷，骨刺自出。

稻芒入喉中，取鹅涎灌之立出。

钓鱼针勾入喉中难出，先用木针撑口，次以糯米珠，如算盘珠样，穿线中扯直即出。

尿床

以羊肚盛水，令满，系两头，煮熟，开取水顿服。

小儿月内粪门上忽有疮孔，此乃秤勾疮也。深难疗者，急用白褐烧灰掺之。

又方　红绒灰二钱　珍珠五分　轻粉五分　孩儿茶二钱　血竭一钱　乳香一钱

上各为末，干掺。

慢惊灸法

以酱一匕，涂在百会穴。用艾圆如半粒黄豆大者，灸五壮为度。五壮之内，不拘次第。婴儿哭声如平时无异者生，其声嘶不响亮者死。累试累效。百会穴，在头顶心旋毛中是穴。凡婴儿月内虽无惊病，依法灸之，能免一世之惊，况泄泻，灸之亦妙。

附录蛊毒、桃生毒四端

福建诸州大抵皆有蛊毒，而福之古田、长溪为最。其种有四：一曰地蛊，二曰金蚕蛊，三曰蜈蚣蛊，四曰虾蟆蛊。皆能变化，隐见不常，皆有雌雄，其交合皆有定日。近者数月，远者二年。至期主家备礼迎降，设盆水于前，雌雄遂入于水中，交则毒浮其上，乃以针眼刺取，必于是日毒一人。盖阴阳化生之气，纳诸人腹而托以乃育，越宿则不能生。故当日客至，不暇恤宗亲朋旧，必施之。凡饮食药饵皆可入，独不置热羹中，过热则消烂。或无外人至，则推本家一人承之。毒初入腹，若无所觉，积久则蛊生，藉人血气以活，益久则滋生长，乃食五脏，晓夕痛楚不可忍，惟啜百沸汤可暂息须臾，甚则叫呼宛转，爬刮床席。临绝之日，眼耳鼻口涌出虫数百，形状如一，渍于水暴干，久而得水复活。死者之尸，虽火化而心肺独存，殆若蜂窠。淳熙中，畜蛊之人事泄，呈之官，检其家，得银珂领子、五色线、环珓①及小木棋子，两面书“五逆五顺”四字，盛以七孔合，又针两包各五十枚而十一无眼，及大蜈蚣一条，率非寻常人家所用。鞠讯其人，乃云：所谓顺逆棋子者，降蛊之时

① 环珓（jiào 叫）：或当作“杯珓”。占卜用具。

所用以卜也。得顺者，客当之；逆者，家当之。针之无眼者，以眼盛药，既用则去之，盖所杀十一人矣。五色线，凡蛊喜食锦①，锦不可得，乃以此代。其银珂领者，欲嫁蛊移诸他处，置道旁冀见者取之也。凡中蛊毒，无论年代远近，但煮一为卵，插银钗于内，并含之，约一食顷，取视钗卵俱黑，即中其毒也。其方：

五倍子二两　硫黄末一钱　甘草三寸，一半炮出火毒，一半生　丁香　木香　麝香各等分　轻粉三分　糯米二十粒

共八味，入小沙瓶内。水十分，煎取其七，候药面生皱皮，用熟绢滤去滓，通口服。病人平正仰卧，令头高，觉腹间有物冲心者，三即不时动。若吐出，以桶盛之，如鱼鳔之类，乃是恶物。吐罢，饮茶一盏，泻亦无妨。旋煮白粥补，忌生冷、油腻、酢酱。十日后服解毒丸三两，又经旬日，可得平复。

昔一显官与泉州高僧西游，道由峡程，其村舍皆能畜蛊。若就食必遭其毒，无可奈何。僧曰：吾有神咒，可无忧也。食至，僧闭目持诵，俄见小蜘蛛延缘盎吻。僧曰：速杀之。于是竟食无所损。其咒曰：姑苏啄磨耶啄，吾知蛊毒生四角，父是穹窿穷，母是舍耶女，眷属百千万，吾今悉知汝摩诃。是时同行者竞传之，所至皆无恙，更传解毒方，用豆豉七粒，巴豆去皮两粒，入百草霜，一处研细，滴水研如绿豆大，以茅香汤送下七丸。

又方　治金蚕毒。才觉中毒，先含白矾，味甘而不涩，须嚼黑豆而不腥者是也。急取石榴根皮煎汁饮之，即吐出活虫，无不立愈。又以白矾、芽茶捣为末，冷水调服，凡一切毒皆

① 锦：浩本、蔚本均作“绵”，下同。

可治。

昔一人肋下忽肿起，如生痈疖状，顷间大如碗。识者云：此桃生毒也。候三更，以绿豆嚼试，若香甜即是已。果然，速捣川升麻为细末，以冷熟水调二钱，速服之，遂泻下。真生葱数茎，根须皆具，其肿即消。续煎平胃散调补，且食白粥，经旬始复常。

有一书生，中鸡肉桃生，使商人善医与药服之，顷吐积肉一块，剖开筋膜中有生肉存，已成鸡形，头尾嘴翅悉肖似。凡食鱼瓜果，皆能用。桃毒初中时，觉胞腹稍痛，明日渐加搅刺，满十日则内物能动，腾上则胸痛，沉下则腹痛，积以瘦悴，此其候也。在上膈则取之，其法用热茶一瓯，投胆矾半钱于中，俟矾化尽，通口呷服，良久以鸡翎探喉中，即吐出毒物。在下膈则泻之，以米饮下郁金末二钱，毒即泻下，乃碾人参、白术末各半两，同无灰酒半斤，纳瓶内，慢火熬半日许，度酒熟取出，温服之，每日一杯，五日乃止，然后饮食如常。此蛊毒、桃生毒，世人乃极难治者，予偶阅古书中得之，专附录于后，以备参考焉。少云张宪谨识。

校注后记

《疮疡经验全书》旧题窦默著，是书流传广泛、屡经翻刻，形成了众多版本，且各版本题名不一，有“外科全书”“疮疡经验全书”“增补原本疮疡经验全书”“窦太师全书”“窦太师外科全书”“窦太师图像外科全书”“图像窦太师外科全书”“窦太史外科”“绘图窦太师外科全书”“窦太师秘本全书疮疡经验”“窦氏外科全书”十一种题名。

一、作者与成书过程

关于《疮疡经验全书》的作者，历代书目多著录为“窦默”，但后世对此署名的真实性多持质疑态度，并推测该书乃明窦梦麟所著而托其祖名。原书所保留的署名、序文、跋文及文中夹注等，为考辨本书作者及成书过程从多个角度提供了线索，现依据这些线索对该书作者、成书过程及年代作一考证。

（一）窦汉卿及其著作

本书旧题著者为窦太师，每卷卷首署以“宋燕山窦汉卿辑著”。同时，该书卷七、卷八后的跋文明确谈到“宋太师子声公”，并称此书以“太师公书”为基础，补缺正讹而成。考之史籍，此书所署的“窦太师”，当指窦默。据《元史·卷一百五十八》《窦默神道碑》记载：窦默（1196—1280），初名杰，字汉卿，后改名默，字子声，金元时广平肥乡（今河北肥乡）人，卒于金正元十七年，终年85岁。窦默曾任元世祖时昭文馆大学士，死后赠太师，谥文正，故后人称“窦太师”。《窦默神道碑》载，窦默20岁（1215）从名医王翁习方脉，37岁（1232）又随李浩学铜人针法。41岁改名为默，隐于大名，并为求医者诊病。窦汉卿的著作主要有《铜人针经密语》（已佚）《窦太师针灸》《流注通玄指要赋》《六十六穴流注秘诀》（已佚）等。至于《疮疡经验全书》，既不见于《宋史·艺文志》《元史》，又不似《流注通玄指要赋》《窦太师针灸》曾分别被《卫生宝鉴》《针灸聚英》等医籍引述，而是首见于明代崇祯年间编著的《医藏目录》，故该书成书不当在明代以前，亦即不应是金元时期的窦汉卿所著。

（二）无锡窦氏宗系

据《疮疡经验全书》卷八末跋文所署“锡山十七代孙梦麟”，可知窦梦麟为无锡窦氏。今考之《锡山窦氏宗谱》，对窦楠、梦麟父子及其宗族记载详尽，并有“燕山本宗图”明示其宗族传承关系。其以窦禹均（即《三字经》所载“窦燕山”）第一代，世居渔阳，渔阳古属燕国，地处燕山一带，故其族谱以“燕山”为本宗。其族至窦鹏举迁至丹阳茅庄，至窦光化迁至无锡州泰伯乡，至窦亨一迁至无锡城中，其宗族血脉传承明

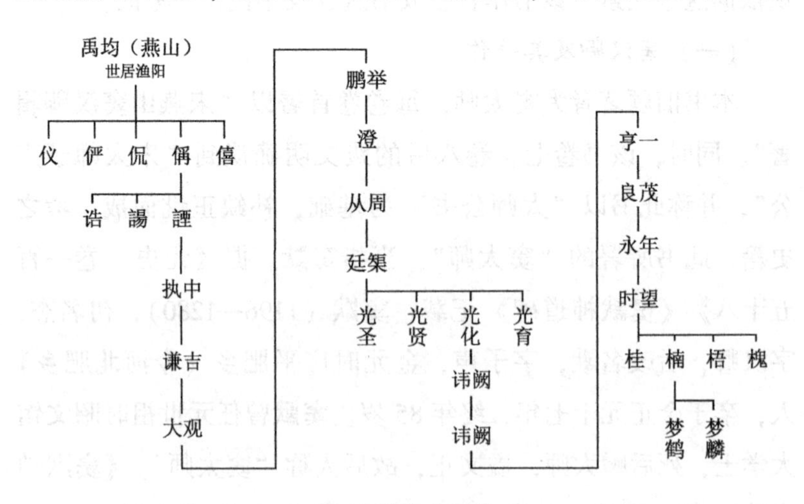

图1 燕山本宗图

晰，家族谱系并未记载窦默或窦杰。《窦默神道碑》中记载，窦默先祖为汉大司空窦融，曾祖窦亨，祖父窦荣，父窦思，亦与窦梦麟之无锡窦氏无关。故窦汉卿、窦梦麟虽同为窦氏，但并非同一宗族。

（三）辨序

五桂堂本《疮疡经验全书》有申时行所作序文一篇，其中记载有窦汉卿显名于世的行迹与《疮疡经验全书》成书过程。有学者曾举证此序并非申时行所撰，然而历史久远，作序者已难考证，但序文所记述内容对考辨本书作者及成书过程仍有价值。

此序称“宋有窦汉卿者，以疡医行于庆历、祥符之间，诏治太子疾，召入仁智殿下讯之。未几，太子病愈，辄嘉劳之，封为太师，以国老称”。此即为窦汉卿行迹的记述，然当属讹传。据《窦默神道碑》《元史》记载窦汉卿生于1196年，卒于1280年，去世后被追赠“太师”，封为“魏国公”。而此序所载祥符、庆历分别为1008—1016年和1041—1048年，依窦氏生卒年月，显然不能行医于祥符、庆历年间。此外，窦汉卿死后方被追赠“太师”，并非所谓因治愈太子而被立即封为“太师”。申时行作序文内容为华复阳口述，华氏所言并非不刊之论，申氏又失于考证，究其原因，当为窦梦麟、华复阳意欲托名著者为窦汉卿，以广本书流传。

除记述窦汉卿行迹外，这篇序文还记载了《疮疡经验全书》辑录、增订过程。序文写道“我明以来，家有传焉……其子梦麟……乃缉遗书，重增经验诸方，梓以行世”。说明本书是由窦梦麟依据家传之书，增补经验方而重新刊刻梓行。这与卷七、卷八后的跋文所载相符，两者相互印证，可资考辨本书成书过程。

(四) 辨跋

五桂堂本《疮疡经验全书》卷七、卷八末分别附有窦楠、窦梦麟所书跋文，这两篇跋文不见于浩然楼及其以后的版本。

窦楠的跋文写于隆庆戊辰（1568），他写道“予家世业医，自宋太师子声公发际疡科，绘形成图，因症立方，秘藏久矣”。又称“麟儿病中复翻阅太师公书，并予试效疮疡痘症诸方，叩之，议论多切实有裨补”。而后“承同心诸友”助资，方才刊刻成书。意在说明其家学源于窦汉卿，由窦梦麟以太师遗书及窦楠经验方为基础，整理成书，复由友人资助刊行于世。此序与署名申时行所做序文对《疮疡经验全书》成书过程叙述一致，可相互印证。但如前所述，无锡窦氏与窦汉卿并非同宗，再考《锡山窦氏宗谱·朴庵公传》“公讳良茂，字朴庵……吾宗世以医药济人，实自公始”，即锡山窦氏业医最早由窦楠曾祖窦良茂开始。故窦楠所称“家世业医”与窦梦麟重整该书是真，但所称家学源于窦汉卿，显系伪托窦太师医名。

窦梦麟的跋文，则书于隆庆己巳（1569），文中称“先太师所著外科全书……麟有家藏善本”，同窦楠序文相同，仍为伪托窦太师医名，但锡山窦氏业医至窦梦麟已经五世，为其拥有“家藏善本”提供了可能。其所载成书过程，亦与窦楠序文相似，他谈到“招我同志少溪施君为之补其缺略，予同正其讹舛”。说明他依据家传藏本为基础，对该书进行校正、增补而成《疮疡经验全书》。

(五) 注文

正如序跋中所称，《疮疡经验全书》由窦梦麟正讹、增补而成，该书注文也可提供作证，全书共有10处提及。具体注文如下表。

表1 《疮疡经验全书》注文

章节	原书注文
卷一“咽喉说”	锡山裔孙梦麟谨识
卷一“喉舌诸症或说”	梦麟校正
卷四“拔疔要法”	此法余精思所得，百发百中，切勿轻视之，梦麟谨述
卷七“痔漏症并图说”	甲子冬梦麟谨识
卷九“疮疡总论”	梦麟
卷九“灸疮疡法”	梦麟
卷九“开刀手法”	此麟日切于身心者也，焉敢少忽，遂并梓行
卷九“炼松香法”	麟之制法果确也
卷十“总论病家大略”	梦麟
卷十“医家切戒”	梦麟
卷十二末	少云张宪谨识

上表所列注文，大致可分为三类。其一，为窦梦麟校正家传善本，如卷一“喉舌诸症或说”所载“梦麟校正”。其二为梦麟增补内容，如卷九“开刀手法”所载“此麟日切于身心者也，焉敢少忽，遂并梓行”。其三为梦麟友人协助校勘的痕迹，如卷十二末“少云张宪谨识”。这些注文从侧面佐证了序跋之中所说窦梦麟及其友人正讹、增补窦氏“家传善本”的事实。此外，卷七“痔漏症并图说”后所载“甲子冬梦麟谨识”，说明梦麟在“甲子冬”业已开始校正、增补的工作，此“甲子”年为明嘉靖四十三年（1564），为考辨窦梦麟校勘、增补《疮疡经验全书》的最晚时间提供了依据。

综上，结合窦汉卿生平、锡山窦氏宗谱及原书序跋等内容，可以明确《疮疡经验全书》并非窦汉卿辑著，且窦汉卿与窦梦麟并非同宗，尚不可称“托其祖名”，仅为伪托窦汉卿医名。此书实系窦梦麟以家传善本及父亲窦楠的试效方为基础，在友人的协助下校勘、增补而成。究其成书时间，据文中夹注所述“甲子冬梦麟谨识”及申时行序文、窦梦麟跋文均题于隆庆三年，故窦梦麟等人的校勘、增补工作至晚于嘉靖四十三年（1564）开始，至早于隆庆三年（1569）完成。

二、版本及其流传

（一）版本概况

《疮疡经验全书》流传较广，自明代刊刻以来，被多次刊印、翻刻。据《中国中医古籍总目》（以下称《总目》）《全国中医图书联合目录》（以下称《联目》）记载，《疮疡经验全书》现存版本达29种，版本名称见下表。

表2 《疮疡经验全书》版本名称

序号	版本名称
1	明三衢大酉堂刻本（十二卷）
2	明刻本
3	清康熙五十六年丁酉（1717）陈氏浩然楼据五桂堂本重刻本
4	清康熙同文堂刻本
5	清康熙刻本
6	清乾隆四年己未（1739）蔚文堂刻本（六卷）
7	清乾隆十年乙丑（1745）养元堂刻本（六卷）
8	清乾隆十五年庚午（1750）五云楼刻本
9	清同治元年壬戌（1862）经元堂刻本
10	清宣统二年庚戌（1910）上海扫叶山房石印本（六卷）
11	清刻本崇顺堂藏版（六卷）

续　表

序号	版本名称
12	清吴郡书业堂刻本
13	清宏道堂刻本
14	清刻本大文堂藏版（六卷）
15	清载道堂刻本
16	清同文堂刻本
17	清任伍堂刻本
18	清三让堂刻本（六卷）
19	清金阊多文堂刻本
20	清刻本傅桂轩藏版（六卷）
21	清末桐石山房刻本
22	清刻本
23	清抄本（六卷）
24	1916年上海会文堂书局石印本（六卷）
25	1924年上海锦章书局石印本
26	1927年上海广益书局石印本（六卷）
27	刻本
28	抄本
29	日本抄本（十二卷）

经文献考察、实地调研，发现《疮疡经验全书》的刊刻流传过程中，大致存在三个版本系统，即十二卷本系统、十三卷本系统和六卷本系统。现就其各系统中主要版本做出简要介绍。

1. 十二卷本

十二卷本系统版本较为单一，即刊刻于明代的三衢大西堂刻本。该版本每卷卷题下记有“三衢大西堂绣梓”，同时，内页版心均刻有“五桂堂精选”字样，故此版本亦可称“五桂堂”本。

2. 十三卷本

十三卷本存世量较大，版本相对较多，基本是依据明三衢大西堂（十二卷）刻本翻刻，同时删去了大西堂刻本卷七、卷八后的跋文，并增补第十三卷，部分版本还增补陈廷柱序。十三卷本主要有浩然楼刻本、五云楼刻本、载道堂刻本、会文堂刻本、清抄本（上海图书馆藏）、清抄本（天津中医药大学图书馆藏）、清抄本（河南中医学院图书馆藏）。

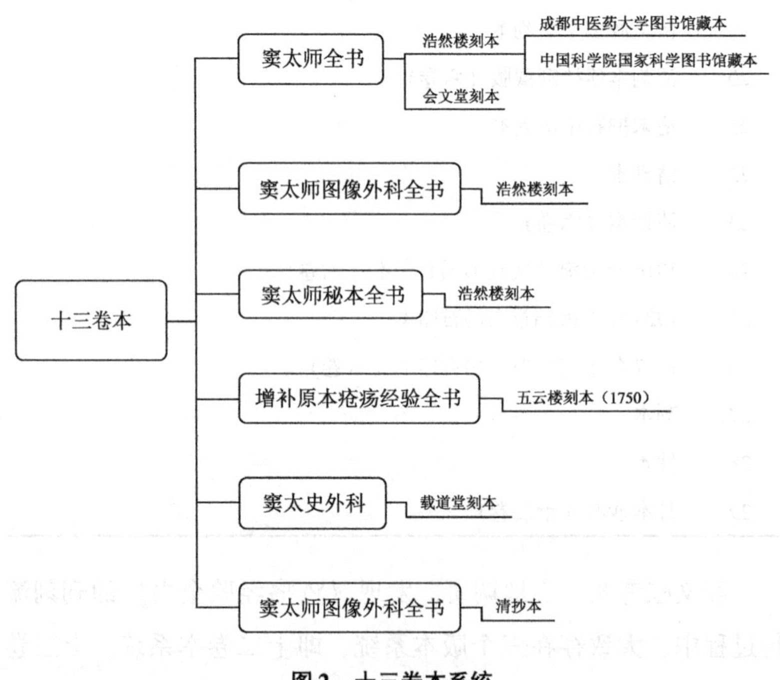

图2　十三卷本系统

（1）浩然楼刻本

浩然楼刻本传世量最大，对十三卷本系统及六卷本系统产生了较大影响。根据实地调研所得版本信息，浩然楼刻本存在三种书名，分别为“窦太师全书”“窦太师图像外科全书”“窦太师秘本全书”。十三卷系统内诸版版心均刻有“浩然楼”字样，它们的所刻序文则存在差异，有的版本仅有申时行序（以下称申序），有的则仅有陈廷柱序（以下称陈序），有的版本则两者兼有。

经调研，有申序的本子藏于江西省图书馆、上海中医药大学图书馆，所题书名均为“窦太师全书”。该本较其他两种数量少，拥有浩然楼刻本共有版本特征，申序半叶行数为5行，每行字数为10字。目录末有“此书悉依五桂堂原本重镌兼将宋刻秘本校订，一字无讹，识者珍焉毋忽”，以及“浩然楼书”字样。

仅有陈序的本子则藏于成都中医药大学图书馆、北京中医药大学图书馆、中国科学院上海生命科学信息中心生命科学图书馆、中国科学院国家科学图书馆等图书馆，书名均为“窦太师全书”。该版本陈序半叶行数为6行，每行字数为12字。但它们又互有差别，可分别以成都中医药大学图书馆藏本（以下称成中医本）和中国科学院国家科学图书馆藏本（中科院本）为代表。成中医本目录“卷十三”下有“续增”二字。中科院本此二字已被抹去，而在目录末增刻“此书悉依五桂堂原本重镌兼将宋刻秘本校订，一字无讹，识者珍焉毋忽”，并题“浩然楼书”。此外，成中医本与中科院本字体略有差异，内容细节亦有校订，如卷一“哑瘴喉风”图即仿初刻本重新刻图，并抹去原有的两条界行；部分错误得以更正，如卷四“赤疔”图中“疔”字有误，中科院本已将错字抹去；部分初刻阙如之处得以补足，如卷二末，依全书体例补入初刻本漏刻的“疮疡经验全书卷之二”。通过对比，我们认为此版本流传过程中，可能有所配补，并在校订补正过程中，抹去了十三卷为“续增”的标识，增加了以宋刻本校订的虚语，使本为增补的内容与原著内容混为一体。故版本流传中书坊的增补、删订亦是导致《疮疡经验全书》被认为多方抄录而不著出处的原因之一。

申序、陈序兼有的本子现存馆藏数量最多，藏于广西中医药大学图书馆、安徽中医药大学图书馆、上海图书馆、中国科学院国家科学图书馆、浙江图书馆、长春中医药大学图书馆等十余家图书馆。其中浙江图书馆馆藏所题书名为"窦太师图像外科全书"，长春中医药大学图书馆馆藏所题书名为"窦太师秘本全书"，其余图书馆馆藏所题书名均为"窦太师全书"。经实地调研、比较，此版本申序半叶行数为5行，每行字数为10字；陈序半叶行数为6行，每行字数为12字。目录"卷十三"下无"续增"二字，目录末有"此书悉依五桂堂原本重镌兼将宋刻秘本校订，一字无讹，识者珍焉毋忽"以及"浩然楼书"字样。同时，我们发现广西中医药大学图书馆、安徽中医药大学图书馆、浙江图书馆等藏本，牌记版框之上均刻有"康熙丁酉年重镌"字样，但中国中医科学院医史文献研究所及中国科学院国家科学图书馆所藏两序本则无此字样。故依据此特点，申序、陈序兼有的本子曾被题多个书名进行刊印，其中仅就所题书名为"窦太师全书"的本子而言，彼此亦有差异。此外，著录所载藏于中国科学院上海生命科学信息中心生命科学图书馆的清康熙刻本实为兼有申、陈序的浩然楼刻本。

总之，浩然楼刻本流传广泛，其版本特征基本一致，但所刻序言数量有所差别，诸本牌记、内容亦存在差异，成中医本或当为浩然楼刻本的较早版本，在目录中抹去"续增"而增刻"此书悉依五桂堂原本重镌兼将宋刻秘本校订"的其他诸本则出现相对较晚。

(2) 五云楼刻本

五云楼刻本所题书名为“增补原本疮疡经验全书”，刊于乾隆庚午岁（1750）。有申序、陈序两篇序文，牌记内容为“乾隆庚午岁五云楼校梓”。同时，目录“卷十三”下有“续增”“增刻”，目录末有“此书悉依五桂堂原……珍焉毋忽”及“浩然楼书”。结合其牌记所载乾隆庚午岁（1750）及其所保留的版本特征，可知五云楼刻本应当晚出于浩然楼刻本，并与成都中医药大学藏浩然楼刻本存在一定渊源。

(3) 载道堂刻本

载道堂刻本题名为“窦太史外科”，仅有申序，牌记有“载道堂藏版”字样。

(4) 会文堂刻本

会文堂刻本（十三卷本），所题书名为“窦太师全书”，该版本未著录于《总目》及《联目》。陈序半叶行数为6行，每行字数为12字。牌记刻有“会文堂藏版”字样。目录“卷十三”下有“续增”二字，目录末未增刻“此书悉依五桂堂……焉毋忽”及“浩然楼书”字样，故其与成都中医药大学图书馆藏浩然楼刻本相仿，但会文堂刻本的字体更为方正，是两者不同之处。

(5) 清抄本

经实地调研，十三卷抄本共发现三本。其中，天津中医药大学藏清抄本不见于《总目》，河南中医药大学图书馆藏清抄本《总目》未载卷数，现考察为十三卷。上海图书馆藏清抄本《总目》记载为六卷，经调研实为十三卷。

天津中医药大学藏清抄本，仅存第四卷。由于此藏本为残卷，其抄录来源殊难考辨。

河南中医药大学图书馆藏清抄本，共十三卷。目录末写有“此书悉依五桂堂……焉毋忽”及“浩然楼书”字样。此抄本亦难辨别其抄录来源。

上海图书馆藏清抄本，所题书名为“窦太师图像外科全书”，共十三卷。牌记题有“康熙丁酉重镌”字样，目录末写有“此书悉依五桂堂……焉毋忽”及“浩然楼书”字样。依据此版本特征，上海图书馆藏清抄本或当抄录自题名为“窦太师图像外科全书”的浩然楼刻本。

综上，十三卷本系统是以十二卷本为基础，增续第十三卷而成。依据各版本特征，可大致梳理此系统内版本源流，此系统最早版本当为浩然楼刻本。此后，十三卷本系统得以在浩然楼刻本的基础上日渐充实，其中，五云楼刻本、载道堂刻本、会文堂刻本或当为浩然楼刻本翻刻。三种清抄本中，上海图书馆藏清抄本或为据浩然楼刻“窦太师图像外科全书”抄录，其余两种清抄本抄录来源不详。

3. 六卷本

六卷本诸本内容与十三卷本诸本相同，实由十三卷本合并重编而成，亦即由十三卷系统发展而来。经实地调研，此系统内版本与十三卷本相较，除卷帙合并外，字体更为方正，排印更为紧凑，版本更为丰富。诸版本共有特征为序文仅刊刻陈廷柱序，目录增刻“此书悉依五桂堂……焉毋忽”及“浩然楼书”字样。诸本所题书名存在差异，其中浩然阁刻本、同文堂刻本、崇顺堂刻本、大兴堂刻本所提书名为“窦太师外科全书”，蔚文堂刻本、养元堂刻本所提书名为“窦太师图像外科全书”，经元堂刻本所提书名为“图像窦太师外科全书”，多文堂刻本、傅桂轩刻本、桐石山房刻本、会文堂刻本所题书名为

“窦太师秘本全书疮疡经验”，大文堂刻本所题书名为“窦太师全书”，会文堂石印本、锦章书局刻本、广益书局石印本所题书名为“窦氏外科全书”，扫叶山房石印本所题书名为“绘图窦太师外科全书”。

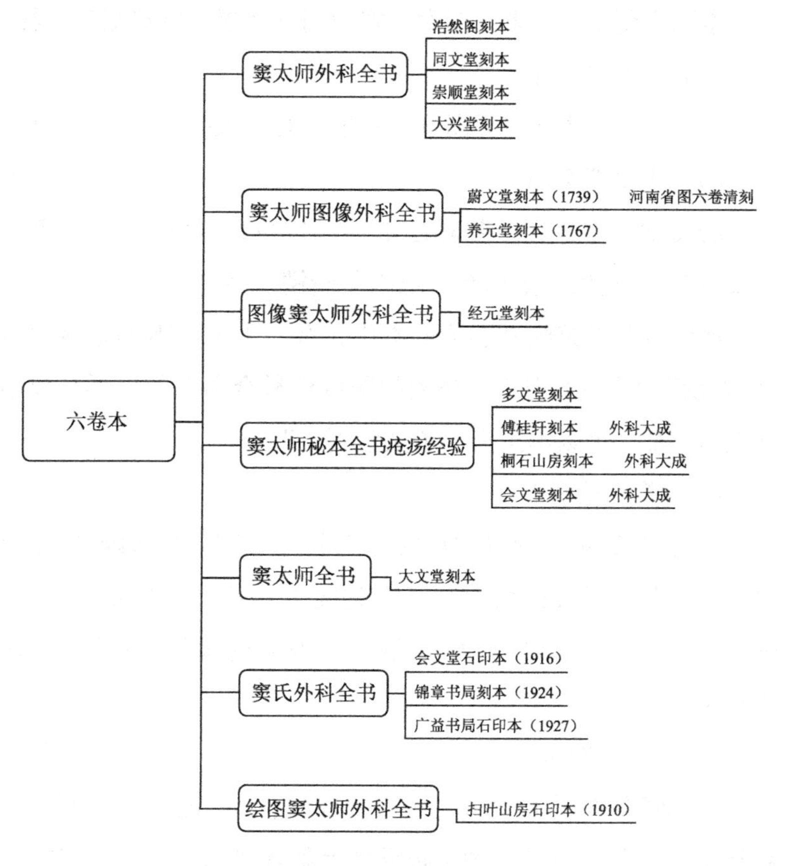

图3 六卷本系统

（1）浩然阁刻本

浩然阁刻本未收载于《总目》及《联目》。陈序末“陈廷柱印”及“浩然楼”两枚印章刊刻有误，系翻刻所致。牌记刻有“浩然阁梓”字样。

(2) 同文堂刻本

同文堂刻本藏于河南省图书馆，牌记刻有“同文堂梓”字样。

(3) 崇顺堂刻本

崇顺堂刻本序文末无图章。牌记刻有“崇顺堂藏版”字样。

(4) 大兴堂刻本

大兴堂刻本序文末无图章。牌记刻有“大兴堂藏版”字样。

(5) 蔚文堂刻本

蔚文堂刻本，刊于乾隆已未年（1739）。牌记刻有“蔚文堂藏版”，牌记版框上刻有“已未年新镌”字样。

河南省图书馆藏六卷清刻本中，有一本子版本牌记残存有“年新镌”“宋本秘刊”“窦太师图像外科全书”等字样。故结合版本特征，该刻本当为“蔚文堂刻本”。

(6) 养元堂刻本

养元堂刻本据牌记所载，此版本刊于清乾隆丁亥年(1767)，故著录称此版本刊于清乾隆十年乙丑（1745）有误。牌记刻有“宋本秘刊”“养元堂梓”，牌记板框之上刻有“丁亥年新镌”。

(7) 经元堂刻本

经元堂刻本刊于清同治元年（1862)，牌记刻有“同治元年新镌”“经元堂梓”，牌记板框之上刻有“疡医大全”字样。

(8) 多文堂刻本

多文堂刻本牌记刻有“金阊多文堂梓行”。

(9) 傅桂轩刻本

傅桂轩刻本牌记刻有“傅桂轩藏版”“窦太师秘本全书疮疡经验”，牌记板框之上刻有“外科大成”字样。

（10）桐石山房刻本

桐石山房刻本陈序末仅题有“桐川陈廷柱识”，而无“康熙丁酉菊秋”。牌记刻有“桐石山房刊”“窦太师秘本全书疮疡经验”，牌记板框之上刻有“外科大成”字样。

（11）会文堂刻本（六卷本）

会文堂刻本（六卷本）牌记残损，保留有“窦太师秘本全书疮疡经验”“会文堂”，牌记板框之上刻有“外科大成”字样。此版本与桐石山房刊本较为相似，如陈序末所题与桐石山房刻本相似，仅有“桐川陈廷柱识”，而无“康熙丁酉菊秋”。陈序中“麟”字及目录中板框缺损特征与桐石山房本一致。

（12）清刻本

清刻本陈序末仅题有“桐川陈廷柱识”，而无“康熙丁酉菊秋”。牌记刻有“窦太师秘本全书疮疡经验”，牌记板框之上刻有“外科大成”字样，未刻藏版书坊名称。此版本当与会文堂刻本及桐石山房刻本关系紧密，或为同版。

（13）大文堂刻本

大文堂刻本陈序末无图章。牌记刻有“外科精选”“窦太师全书”“大文堂藏版”字样。

（14）会文堂石印本

会文堂石印本，刊于民国丙辰（1916）孟冬。陈序末无图章。牌记刻有“丙辰孟冬上海会文堂印”。

（15）锦章书局石印本

锦章书局石印本，刊行于1924年。陈序末无图章。牌记刻有“窦氏外科全书”“锦章图书局印行”。

（16）广益书局石印本

广益书局石印本，刊行于1927年。陈序末无图章。牌记刻有“民国十六年春月刊”“窦氏外科全书”“上海广益书局发行”。

(17) 扫叶山房石印本

扫叶山房石印本，刊于宣统二年(1910)。其陈序末无图章。牌记刻有“宣统二年上海扫叶山房石印”。

总之,《疮疡经验全书》拥有十二卷本、十三卷本、六卷本三个版本系统，版本数量众多。其自明代大西堂刻本起，历经增补、校订，被多次翻刻刊印，直至民国时期仍被梓行，亦说明该书的影响广泛、经久不衰。

(二) 版本流传特点

1. 各书坊对该书进行了多次的增补、删订

本书流传过程中所历经的翻刻底本，并非最早版本，即十二卷的“三衢大酉堂”刻本，而是已经增补为十三卷的浩然楼刻本。十三卷本系统、六卷本系统诸本均刊有“此书悉依五桂堂原本重镌兼将宋刻秘本校订，一字无讹，识者珍焉毋忽。浩然楼书”。可知，诸本均以“浩然楼刻本”为基础进行增补、删订和翻刻。

不仅是不同版本间存在增补、删订，作为诸本基础的浩然楼刻本同样经历过增补、删订的过程。成都中医药大学藏浩然楼本与中国科学院藏本字体略有差异，内容细节亦有校订，如卷一“哑瘴喉风”图即仿初刻本重新刻图，并抹去原有的两条界行；部分错误得以更正，如卷四“赤疔”图中“疔”字有误，中科院本已将错字抹去；部分初刻阙如之处得以补足，如卷二末，依全书体例补入初刻本漏刻的“疮疡经验全书卷之二”。通过对比，我们认为此版本流传过程中，可能有所配补，并在校订补正过程中，抹去了十三卷为“续增”的标识，并增

加了以宋刻本校订的虚语，使本为增补的内容与原著内容混为一体是导致《疮疡经验全书》被认为多方抄录而不著出处的原因之一。

载道堂刻本与浩然楼刻本亦不相同。与同为仅有申序的上海中医药大学藏浩然楼本相较，载道堂本除字体笔画与之稍有不同外，在部分细节上也做了补充。如依全书体例，补足了每卷卷首结束处的“终”字，提示目录完结。又如，在每卷末的“疮疡经验全书卷之某”后，补刻一字体稍小的“终”字，同时，在该页版心内的页码下补刻“终”字，提示该卷内容完结。

浩然阁刻本（六卷本）陈序末“陈廷柱印”及“浩然楼”两枚印章刊刻有误，显系翻刻者未辨明原书印章内容，而随意描摹翻刻所致。

2. 同一时期内，不同卷数版本不断刊刻、流传

虽然《疮疡经验全书》在刊刻、流传的过程中，依据卷数不同，形成了不同的版本系统，且不同系统版本间存在着增补、删订、翻刻的传承关系，但不同系统的版本并非是以晚出版本系统替代早先版本系统，而是在同一时期内，存在着两个或三个不同卷数的版本同时刊行。如十三卷系统的浩然楼刻本（1717）、五云楼刻本（1750）与六卷本的蔚文堂刻本（1739）、养元堂刻本（1767）均在同一时期刊刻印行。

3. 当代馆藏与著录书籍存在偏差

著录书籍未在对现有著录书籍的勘误。浩然阁刻本未收载于《总目》及《联目》。十三卷本天津中医药大学藏清抄本不见于《总目》，河南中医学院图书馆藏清抄本《总目》未载卷数，现考察为十三卷。

著录书籍记载有误。其一，为著录所载卷数有误。《总目》

记载上海图书馆藏清抄本为六卷，经调研实为十三卷。

其二，为著录所载刊刻时间有误。同文堂刻本（六卷）据著录为康熙年间刊刻，但经考证，《四堡遗珍》记载同文堂为四堡（闽西连城、长汀、清流、宁化四县）书坊马氏家族马玉峰创办于雍正年间，故此版本不会早于雍正年间，著录题为康熙年间刊刻有误。

经过系统地文献考察、实地调研、版本系统考辨，我们认为十二卷本的“三衢大西堂”刻本是《疮疡经验全书》的最早版本，且以上海图书馆藏明隆庆三年三衢大西堂刻本保存最为完整、印刷最为精美清晰，故本次点校以该版本为底本。

三、内容基本构成

全书共12卷。

卷一主要内容为“口齿咽喉诸症”，凡96条，包含咽喉生理、病理，咽喉及口齿疾病。其内容多为家传经验总结，且以《内经》为依据，并选取朱肱、朱丹溪诸家论述为佐证。

卷二至卷七为诸疮疡、痔漏、瘤毒等症，凡720条，依疮疡瘤毒所发部位不同分别诸症。其内容体例统一，总体采用图、论、方的体例，对具体病症则明辨病因、病机、见症、方药，较少引用它书。

卷八述儿科痘疮形症，凡117条。除“小儿痘疮图说”“禁忌十款”“疏痘丹”三节外，其图说内容全部抄录自《博爱心鉴》，仅个别用词不同。卷末附方以《博爱心鉴》上卷附方为基础，增加十余方而成。

卷九为外治诸法及汤散膏丹，凡94条。卷首列疮疡总论，原题窦梦麟撰，实为辑录《外科理例》《外科新录》部分并改编而成，部分论述与1604年刊刻的《外科启玄》大体相仿。本卷所录方剂多为经验效方，其中约三分之一见于《外科理例》《奇效良方》《秘传外科》等书，又非完全抄录，部分稍有加减。

卷十为药物修治、内景图说、脉法、脏腑病状及决生死法，凡73条。本卷内容主要辑录、改编自《华佗先生玄门脉诀内照图》，部分内容在《华佗先生玄门脉诀内照图》的基础上有所发挥。

卷十一、十二为怪症、杂症方及医案，凡371条。其中卷十一以辑录单方、验方为主，夹杂少量医案，所载内容繁杂，内外妇儿兼备。卷十二则以医案为主，亦涉及内外妇儿，其中有两则医案分别记录为“隆庆二年”和“隆庆三年”，或当为窦氏治验的记录；卷末辑录解诸药毒、蛊毒方，部分单方载有所辑出处。

四、内容源流考

《疮疡经验全书》原题窦汉卿著，当属托名，实由窦梦麟以家传医籍为基础，在刊刻过程中不断辑录、增补其他医书而成。从本书的内容及体例出发，可以发现卷一至卷七体例及论述方式一致，均采用图说形式，同时论述疾病基本遵循了以病因、病机、病状、治法、方药为要素的方式。卷八至卷十二则内容庞杂、体例不一，显非出自一人之手。故我们认为，卷一至卷七内容或当为窦梦麟在家传秘本的基础上编修而成；卷八至卷十二则为窦梦麟或他人选辑、改编其他医书内容而成。其选辑来源主要有《博爱心鉴》《华佗先生玄门脉诀内照图》《外科理例》《奇效良方》《外科新录》等，多未记述出处。现行十三卷本、六卷本中“霉疮秘录”卷乃浩然楼刻本翻刻增辑《霉疮秘录》而成。

（一）家传秘本

《疮疡经验全书》卷一至卷七当为以窦氏家传秘本为基础编纂而成。卷七后窦楠题跋说道“予家世业医，自宋太师子声公发际疡科，绘形成图，因症立方，秘藏久矣。予次子梦麟，弃儒学医，素欲刊行此书，以广前人之绪”。卷八之后，窦梦麟题跋同样提到“麟有家藏善本”。同时，据该书内容及窦氏族谱，可知隆庆年间窦梦麟刊刻该书时当有家传秘本基础，依据有三。

其一，窦氏世代业医，为家藏医学秘本提供了可能。据窦氏族谱，窦氏本世居燕山渔阳，自窦亨一始迁无锡州城。窦亨一之子窦良茂，于明洪武年间“研习仲景诸书”，“兼精元窦太师《疮疡全书》”而为一时名医，此处虽提及精于窦太师《疮疡全书》，但《宋史·艺文志》仅有《窦太师子午流注》一卷，未见是书。而该书始见于明代殷仲春《医藏书目》，故是书当撰于明代，其族谱也谈到“吾宗以医药济人，实自公（窦良茂）始”。此后，窦良茂之孙窦时望，亦为一方名医。窦时望之次子窦楠，则于明嘉靖间征为太医院医士。窦楠长子窦梦鹤为邑训科（县所设专司医学的官员），次子窦梦麟为冠带医士，均以医为业。可见，窦氏世代业医，至窦梦麟刊刻《疮疡经验全书》时说“麟有家藏善本”，当非虚言。刊刻之时则伪托窦氏汉卿所著，意欲附会先贤，但其内容则自有渊源。

其二，卷一至卷七体例一致，当出自一人之手而非辑录而来。卷一至卷七，涉及口齿喉牙诸症及外科疮疡毒瘤诸病，每病均采用图、论、方的叙述体例，且详列病因、病机，提出了相应的治法治则、方药，并创制了前人未载的诸多新方，与卷八之后的论述方式有较大差异。同时，该部分所载疾病很多不见于前代医籍，对外科病症的认识更为细化，较前人有所发展。故《疮疡经验全书》卷一至卷七内容当自有所本，结合其体例，这部分内容的整理亦当出自一人之手。

其三，题跋分列卷七、卷八之末，提示初次整理时并非十二卷。现行《疮疡经验全书》内容为十二卷，其中卷七之末刻有窦楠题跋（1568），叙述了该书基本内容及成书过程；卷八之末则刻有窦梦麟题跋（1569），同样简要叙述了该书特点及成书过程。就跋的书写位置而言，刘师曾在《文体明辨》说："题跋者，简编之后语也。凡经传、历史、诗文、图书之类，前有序引，后有后序，可谓尽矣。其后览者，或因人之请求，或因感而有得，则复撰词以缀于末简，而总谓之题跋。"乃至有学者认为跋位于正文之后而无一例外。该书两篇题跋在卷七、卷八之末，故该书初次整理之时或当仅有依窦氏家传藏本所撰七卷，后由窦梦麟辑录《博爱心鉴》部分内容而增刻第八卷。

（二）《博爱心鉴》

此书系明代魏直撰于明嘉靖四年（1525），又名《痘疹全书博爱心鉴》。此书为痘疹专书，作者认为痘本于气血，治痘首先应扶正抑邪，其辨证治疗有顺、逆、险三法。治法以温补为主，并以保元汤为治痘的主方，立固护气血为治痘之要法，别立一家之法。《疮疡经验全书》卷八小儿痘疹的内容基本来自此书，仅卷首"小儿痘疮图说""禁忌十款""疏痘丹"三节别有来源，其余所刻图像及论述均来自《博爱心鉴·卷上》，仅少量用词有异。卷末所列附方则在《博爱心鉴·卷上》附方基础上有所增加，而方剂主治则较之简略，部分药物剂量有异。

（三）《华佗先生玄门脉诀内照图》

此书首见于宋代官修书目《崇文总目》，署名为华佗。华氏内照图为目前已知最早的描绘人体内脏解剖的医学专著，据考此书大约出现在唐末至五代时期，宋、元、明均有刻本，现存最早者为明嘉靖刻本。《疮疡经验全书》卷十所载内容多辑录自该书，其所载内照图均与该书相同，然解说则或在《玄门脉诀》基础上发挥，或阐发新论与之不同；此外，《疮疡经验全书》卷十所列“十二经络直诀”“七表八里”“四时平脉”“明当脏之病”“明五脏相入”“明脏腑相入”“明脏腑成败”诸节，均直接摘录自该书。

(四)《外科理例》

《外科理例》由明代汪机于嘉靖辛卯（1531）撰成，全书分七卷，附方一卷，共有论154条，方265首。《疮疡经验全书》卷九“疮疡总论”原题窦梦麟撰，其部分内容及部分附方选自或改编自《外科理例》。其中“疮疡总论”三分之一强改编自《外科理例》“七善五恶二”“论阴滞于阳为疽阳滞于阴为痈十五”“疮疽分三治十六”“疮疡呕逆三十三”等；论后附方则有十余首与《外科理例》附方相同，其中有全同者，如内疏黄连汤、忍冬酒、神效托里散等；稍有加减者，如内托复煎散、竹叶黄芪汤、托里温中汤等。

(五)《外科新录》

《外科新录》，明代沈宗学撰，原书已佚，成书年代及内容未详。《吴中名医录》载沈宗学与名医王宾友善，时相切磋。考之王宾，《江苏明代作家文集述考》称“姚广孝作《王光庵传》于永乐七年（1409），并于传中言王宾七十岁卒”。故与王宾相友善的沈宗学亦当生活于1400年左右，《外科新录》亦当大致在此时代写就。窦梦麟辑撰诸书，多不注明出处，但此书是《疮疡经验全书》为数不多明确提及的医籍。《疮疡经验全书》

卷九“疮疡总论”中提及“治法惟东垣、丹溪能臻其奥，悉详载于《外科新录》”，故窦梦麟撰写此篇“总论”时当参看了《外科新录》，惜原书已佚，引用之文已不可知。

除上述较为完整被《疮疡经验全书》摘引的医籍，尚有片段化的引证诸家论述，如朱丹溪及《类证活人书》《奇效良方》《肘后方》《圣惠方》《外台秘要》等。此外，尚有部分篇章未查明出处，引用情况不明，有待进一步考察。

总之，《疮疡经验全书》卷一至卷七当为窦梦麟据家传秘本改编而成；卷八主要辑录《博爱心鉴》上卷的内容；卷九则广辑诸方书并增补新方；卷十则主要引录《华佗先生玄门脉诀内照图》，并附新说；卷十一、十二内容庞杂，体例不一，显系辑录而来，但该书虽为伪托窦默撰定，但其所载内容则渊源自有，除记述窦氏世代业医的临床经验、效方验方外，尚保留了大量明代以前的医籍内容，其临床价值与文献价值不容忽视。

五、学术特点

（一）内容繁复多样，剖析图论结合

明以前外科著作，多以针对“疮疡”进行论述。《疮疡经验全书》则与此不同，除外科疮疡病症外，尚吸纳了口齿咽喉、儿科痘疮等病症，还涉及了诊断学及内景解剖的内容。其书卷一列“口齿咽喉诸症”，凡 96 条；卷二至卷七为诸疮疡、痔漏、瘤毒等症，凡 720 条；卷八述儿科痘疮形症，凡 117 条；卷九为外治诸法及汤散膏丹，凡 94 条；卷十为药物修治、内景图说、脉法、脏腑病状及决生死法，凡 73 条；卷十一、十二为怪症、杂症方及医案，凡 371 条。可见此书虽内容庞杂，却从症形、诊断、生理病理、方药等多个方面对外科病症进行了阐发。窦氏剖析、阐释疾病时，多采用图论结合的方式。先绘外症图

形，展示所论病症的发病部位及形态，进而配合文字解说，论述疾病的病因、病机、症状、治法、方药。既通过外症图形直观描绘病状，又结合文字深入分析疾病的因、症、治、方，深入浅出的解析所载疾病，切合临床实用。

（二）明辨病因病机，临症分经别脏

随着中医外科诊疗经验的不断积累，理论的不断总结，至明代，已不再笼统地以痈疽性质对外科疾病进行分类，转而以发病部位分析诸症，对疾病分类的细化，也促进了对病因病机的剖析。刊刻于明代的《疮疡经验全书》亦有这一特点，记载了大量以发病部位为命名外科。其对病因、病机的分析，重视疾病发生的脏腑经络，进而以此为基础，结合脏腑经络的生理特点，分析致病机理。如其书论述“心肝痈”的病机时，认为“心者，君主之官，神明出焉。肝者，将军之官，谋虑出焉。二官有君臣之分，一身之主宰，其可伤也？此痈受在心，心主行血气。血热伤于经络，此是恶毒之症，不可不审也”。说明了心肝痈发病在心，血热伤及经络是其病机所在，又认为心肝为一身主宰，伤及二脏则预后不佳，是为恶毒之症。又如在论及“瘰疬”时，认为“此症手少阳三焦经主之，大抵二经多气少血，因惊忧思虑，故生此疾”。这指明瘰疬的发病，是以手少阳三焦经“多气少血”为基础，又因“惊忧思虑”伤及情志所致。

（三）治疗内外并举，注重气血盈通

就治疗而言，《疮疡经验全书》往往内外并举，内治善用消托法，外治多用敷围药。内治以煎药与煮散为主，注重疮疡初期治疗，力主消散其于无形，如病情迁延，则加入补益气血之品，消托二法并用以消散痈疡。具体治法总以消法为要，且以流畅气机为要领，用药则常以辛香流动之品宣通气血，如痈疡初起，选牛蒡子、紫苏、桔梗、枳壳、柴胡、连翘等解表消痈；热毒甚者，则加用黄芩、黄连、银花、山栀子、天花粉等内消热毒；血分瘀滞者，选加川芎、当归、赤芍、生地黄等行血消痈。至于邪渐入里，正气不支而无力消散痈疡，则更用参芪之属托毒外出，配合消法，消托并用。如治疗顶门痈、项疽毒、上下肋痈等症，均先用败毒流气饮，如正气不足而痈疡未消，则换用内托流气饮。是方在紫苏、桔梗、枳壳、防风等辛香疏散之品的基础上，加用人参、黄芪等扶助正气，托毒外出。又因口齿、疮疡疾病病位多在体表，故内服药物之外，《疮疡经验全书》较多地采用了外用药物配合应用，以期直达病所，从而消散痈疡。具体方法则以敷围、外洗、掺药等为主，但慎用刀针。其中仅第一至第七卷，围药即使用 30 余处，掺药 50 余处，多与内服药物配合，广泛应用于各类疮疡。此外，刀针的应用较为审慎，口齿喉科相对较多，但审症明确，多在肿毒较甚或呈紫黑时方才使用。而对于疮疡诸症则较少使用，且强调可应用的部位及时机。卷一至卷七仅 4 个病症提及使用刀针，并认为刀针不可用于面部，又需待脓成方可使用。如其认为“面为诸阳之首，禁火、禁刀、禁毒，况耳目口鼻之官总系一处，比四肢不同”。治中发疽则提出“未熟不宜便用刀开”，治肾痈“倘或开刀，须待其熟”。

《素问·生气通天论》认为“营气不从，逆于肉理，乃生痈肿”。即是说明痈疽是在致病因素的影响下，导致气血凝滞，在外则阻隔经络而成外痈，在内则使脏腑不和而生内痈。故《疮疡经验全书》以使气血盈通为准则。内服药物总伍以辛香流动之品，如牛蒡子、荆芥、柴胡、枳壳、紫苏之类，以使气血宣散、营卫之气条达，而不纯用寒凉或辛热之品，既避免了凉遏冰伏而加重气血凝滞，又防止了大辛大热助热毒而伤经络。至于正气减损者，则以人参、黄芪、肉桂、白术之属扶助正气，同时配伍辛香之品宣散气血，兼顾病势变化与痈疡发病之本，从而使气血充盈、条达无碍，营卫复归于平。外治则往往亦针对“血气阻遏不通”，使凝滞之热毒、腐溃之血肉得以祛除，以助气血恢复正常流动，邪去正复。

（四）遣药不拘成方，随病因症加减

《疮疡经验全书》内容切合临床，选方用药灵活多变，强调“凡用药以意消息，切勿执方对症”。如治疗发背，以人参、黄芪、当归、白术、橘红为基础方，肿疡则加当归、连翘、羌活；溃疡则加芍药、川芎、甘草、白芷；酒毒加酒炒黄连；气，加炒香附；痰，加瓜蒌仁；发热，加酒炒黄芩；渴，加麦冬、天花粉；恶心，加半夏、生姜、藿香；解毒，加金银花、甘草节；泻，加苍术、白术，俱土拌炒；在太阳上，加羌活；在少阳上，加柴胡；在阳明经上，加鼠黏子、白芷、升麻。依症状及病症归经不同，分别加用相应药物，变化灵活。

此外，就同一方名的方剂，在治疗不同病症时，依然据疾病特点调整其方剂组成。如败毒流气饮，广泛应用于项疽毒、鬓疽、眉风毒、火腰带毒、上下肋痈、委中毒、腿游风、小肠流注等十余种病症。其以紫苏、桔梗、甘草、枳壳、芍药等为基本组成，病在上者，如项疽毒、眉风毒，则加用连翘、薄荷等清轻之品而走头项；病在中者，如火腰带毒、上下肋痈，则加用茯苓、乌药、陈皮等理气和中；病在下者，如委中毒、腿游风，则加用槟榔、木瓜、牛膝、黄柏等清利湿热。总之，该书所选方剂以其病所在部位、经络、脏腑不同而消息变化，配伍灵活。

方名索引

四画

五画

六画

七画

八画

九画

十画

十一画

十二画

十三画

十四画

十五画以上

总 书 目

医　经

内经博议

内经提要

内经精要

医经津渡

素灵微蕴

难经直解

内经评文灵枢

内经评文素问

内经素问校证

灵素节要浅注

素问灵枢类纂约注

清儒《内经》校记五种

勿听子俗解八十一难经

黄帝内经素问详注直讲全集

基础理论

运气商

运气易览

医学寻源

医学阶梯

医学辨正

病机纂要

脏腑性鉴

校注病机赋

内经运气病释

松菊堂医学溯源

脏腑证治图说人镜经

脏腑图说症治合璧

伤寒金匮

伤寒考

伤寒大白

伤寒分经

伤寒正宗

伤寒寻源

伤寒折衷

伤寒经注

伤寒指归

伤寒指掌

伤寒选录

伤寒绪论

伤寒源流

伤寒撮要

伤寒缵论

医宗承启

桑韩笔语

伤寒正医录

伤寒全生集

伤寒论证辨

伤寒论纲目

伤寒论直解

伤寒论类方
伤寒论特解
伤寒论集注（徐赤）
伤寒论集注（熊寿试）
伤寒微旨论
伤寒溯源集
订正医圣全集
伤寒启蒙集稿
伤寒尚论辨似
伤寒兼证析义
张卿子伤寒论
金匮要略正义
金匮要略直解
高注金匮要略
伤寒论大方图解
伤寒论辨证广注
伤寒活人指掌图
张仲景金匮要略
伤寒六书纂要辨疑
伤寒六经辨证治法
伤寒类书活人总括
张仲景伤寒原文点精
伤寒活人指掌补注辨疑

诊　　法

脉微
玉函经
外诊法
舌鉴辨正
医学辑要
脉义简摩
脉诀汇辨
脉学辑要
脉经直指
脉理正义
脉理存真
脉理宗经
脉镜须知
察病指南
崔真人脉诀
四诊脉鉴大全
删注脉诀规正
图注脉诀辨真
脉诀刊误集解
重订诊家直诀
人元脉影归指图说
脉诀指掌病式图说
脉学注释汇参证治

针灸推拿

针灸节要
针灸全生
针灸逢源
备急灸法
神灸经纶
传悟灵济录
小儿推拿广意
小儿推拿秘诀
太乙神针心法
杨敬斋针灸全书

本　　草

药征
药鉴
药镜
本草汇
本草便
法古录
食品集
上医本草
山居本草
长沙药解
本经经释
本经疏证
本草分经
本草正义
本草汇笺
本草汇纂
本草发明
本草发挥
本草约言
本草求原
本草明览
本草详节
本草洞诠
本草真诠
本草通玄
本草集要
本草辑要
本草纂要
药性提要
药征续编
药性纂要
药品化义
药理近考
食物本草
食鉴本草
炮炙全书
分类草药性
本经序疏要
本经续疏
本草经解要
青囊药性赋
分部本草妙用
本草二十四品
本草经疏辑要
本草乘雅半偈
生草药性备要
芷园臆草题药
类经证治本草
神农本草经赞
神农本经会通
神农本经校注
药性分类主治
艺林汇考饮食篇
本草纲目易知录
汤液本草经雅正
新刊药性要略大全
淑景堂改订注释寒热温平药性赋
用药珍珠囊　珍珠囊补遗药性赋

方　书

医便
卫生编
袖珍方
仁术便览
古方汇精
圣济总录
众妙仙方
李氏医鉴
医方丛话
医方约说
医方便览
乾坤生意
悬袖便方
救急易方
程氏释方
集古良方
摄生总论
摄生秘剖
辨症良方
活人心法（朱权）
卫生家宝方
见心斋药录
寿世简便集
医方大成论
医方考绳愆
鸡峰普济方
饲鹤亭集方
临症经验方
思济堂方书
济世碎金方
揣摩有得集
亟斋急应奇方
乾坤生意秘韫
简易普济良方
内外验方秘传
名方类证医书大全
新编南北经验医方大成

临证综合

医级
医悟
丹台玉案
玉机辨症
古今医诗
本草权度
弄丸心法
医林绳墨
医学碎金
医学粹精
医宗备要
医宗宝镜
医宗撮精
医经小学
医垒元戎
证治要义
松厓医径
扁鹊心书
素仙简要

慎斋遗书

折肱漫录

济众新编

丹溪心法附余

方氏脉症正宗

世医通变要法

医林绳墨大全

医林纂要探源

普济内外全书

医方一盘珠全集

医林口谱六治秘书

识病捷法

温　病

伤暑论

温证指归

瘟疫发源

医寄伏阴论

温热论笺正

温热病指南集

寒瘟条辨摘要

内　科

医镜

内科摘录

证因通考

解围元薮

燥气总论

医法征验录

医略十三篇

琅嬛青囊要

医林类证集要

林氏活人录汇编

罗太无口授三法

芷园素社痎疟论疏

女　科

广生编

仁寿镜

树蕙编

女科指掌

女科撮要

广嗣全诀

广嗣要语

广嗣须知

孕育玄机

妇科玉尺

妇科百辨

妇科良方

妇科备考

妇科宝案

妇科指归

求嗣指源

坤元是保

坤中之要

祈嗣真诠

种子心法

济阴近编

济阴宝筏

秘传女科

秘珍济阴

黄氏女科

女科万金方

彤园妇人科

女科百效全书

叶氏女科证治

妇科秘兰全书

宋氏女科撮要

茅氏女科秘方

节斋公胎产医案

秘传内府经验女科

儿　科

婴儿论

幼科折衷

幼科指归

全幼心鉴

保婴全方

保婴撮要

活幼口议

活幼心书

小儿病源方论

幼科医学指南

痘疹活幼心法

新刻幼科百效全书

补要袖珍小儿方论

儿科推拿摘要辨症指南

外　科

大河外科

外科真诠

枕藏外科

外科明隐集

外科集验方

外证医案汇编

外科百效全书

外科活人定本

外科秘授著要

疮疡经验全书

外科心法真验指掌

片石居疡科治法辑要

伤　科

正骨范

接骨全书

跌打大全

全身骨图考正

伤科方书六种

眼　科

目经大成

目科捷径

眼科启明

眼科要旨

眼科阐微

眼科集成

眼科纂要

银海指南

明目神验方

银海精微补

咽喉口齿

养　　生

医案医话医论

养性轩临证医案

养新堂医论读本

祝茹穹先生医印

谦益斋外科医案

太医局诸科程文格

古今医家经论汇编

莲斋医意立斋案疏

医　　史

医学读书志

医学读书附志

综　　合

元汇医镜

平法寓言

寿芝医略

杏苑生春

医林正印

医法青篇

医学五则

医学汇函

医学集成

医学辩害

医经允中

医钞类编

证治合参

宝命真诠

活人心法（刘以仁）

家藏蒙筌

心印绀珠经

雪潭居医约

嵩厓尊生书

医书汇参辑成

罗氏会约医镜

罗浩医书二种

景岳全书发挥

新刊医学集成

寿身小补家藏

胡文焕医书三种

铁如意轩医书四种

脉药联珠药性食物考

汉阳叶氏丛刻医集二种